シリーズ編集

野村総一郎　防衛医科大学校病院・病院長
中村 純　産業医科大学医学部精神医学・教授
青木省三　川崎医科大学精神科学・教授
朝田 隆　筑波大学臨床医学系精神医学・教授
水野雅文　東邦大学医学部精神神経医学・教授

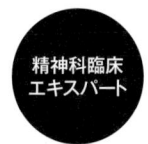

精神科臨床
エキスパート

認知症診療の 実践テクニック
患者・家族にどう向き合うか

編集
朝田 隆
筑波大学臨床医学系精神医学・教授

医学書院

〈精神科臨床エキスパート〉
認知症診療の実践テクニック
――患者・家族にどう向き合うか

発　行　2011年10月15日　第1版第1刷©
　　　　2012年 7月15日　第1版第2刷

シリーズ編集　野村総一郎・中村　純・青木省三・
　　　　　　　朝田　隆・水野雅文

編　集　朝田　隆
発行者　株式会社　医学書院
　　　　代表取締役　金原　優
　　　　〒113-8719　東京都文京区本郷1-28-23
　　　　電話 03-3817-5600（社内案内）

印刷・製本　三美印刷

本書の複製権・翻訳権・上映権・譲渡権・公衆送信権（送信可能化権を含む）
は(株)医学書院が保有します.

ISBN978-4-260-01422-9

本書を無断で複製する行為（複写，スキャン，デジタルデータ化など）は，「私的使用のための複製」など著作権法上の限られた例外を除き禁じられています．大学，病院，診療所，企業などにおいて，業務上使用する目的（診療，研究活動を含む）で上記の行為を行うことは，その使用範囲が内部的であっても，私的使用には該当せず，違法です．また私的使用に該当する場合であっても，代行業者等の第三者に依頼して上記の行為を行うことは違法となります．

JCOPY 〈(社)出版者著作権管理機構 委託出版物〉
本書の無断複写は著作権法上での例外を除き禁じられています．複写される場合は，そのつど事前に，(社)出版者著作権管理機構（電話 03-3513-6969，FAX 03-3513-6979，info@jcopy.or.jp）の許諾を得てください．

■ 執筆者一覧

山田　達夫	蒲田リハビリテーション病院・院長
水上　勝義	筑波大学大学院人間総合科学研究科スポーツ健康システム・マネジメント科学専攻・教授
藤本　直規	藤本クリニック・理事長
奥村　典子	藤本クリニック・デイサービスセンター・所長
横田　修	岡山大学大学院医歯薬学総合研究科精神神経病態学
根本　清貴	筑波大学臨床医学系精神医学・講師
新井　哲明	筑波大学臨床医学系精神医学・講師
松本　一生	松本診療所ものわすれクリニック・院長/理事長
朝田　隆	筑波大学臨床医学系精神医学・教授

（執筆順）

■精神科臨床エキスパートシリーズ 刊行にあたって

　近年，精神科医療に寄せられる市民の期待や要望がかつてないほどの高まりを見せている．2011年7月，厚生労働省は，精神疾患をがん，脳卒中，心臓病，糖尿病と並ぶ「5大疾患」と位置づけ，重点対策を行うことを決めた．患者数や社会的な影響の大きさを考えると当然な措置ではあるが，「5大疾患」治療の一翼を担うことになった精神科医，精神科医療関係者の責務はこれまで以上に重いと言えよう．一方，2005年より日本精神神経学会においても専門医制度が導入されるなど，精神科医の臨床技能には近時ますます高い水準が求められている．臨床の現場では日々新たな課題や困難な状況が生じており，最善の診療を行うためには常に知識や技能を更新し続けることが必要である．しかし，教科書や診療ガイドラインから得られる知識だけではカバーできない，本当に知りたい臨床上のノウハウや情報を得るのはなかなか容易なことではない．

　このような現状を踏まえ，われわれは《精神科臨床エキスパート》という新シリーズを企画・刊行することになった．本シリーズの編集方針は，単純明快である．現在，精神科臨床の現場で最も知識・情報が必要とされているテーマについて，その道のエキスパートに診療の真髄を惜しみなく披露していただき，未来のエキスパートを目指す読者に供しようというものである．もちろん，エビデンスを踏まえたうえでということになるが，われわれが欲して止まないのは，エビデンスの枠を超えたエキスパートの臨床知である．真摯に臨床に取り組む精神科医療者の多くが感じる疑問へのヒントや，教科書やガイドラインには書ききれない現場でのノウハウがわかりやすく解説され，明日からすぐに臨床の役に立つ書籍シリーズをわれわれは目指したい．また，このような企画趣旨から，本シリーズには必ずしも「正解」が示されるわけではない．執筆者が日々悩み，工夫を重ねていることが，発展途上の「考える素材」として提供されることもあり得よう．読者の方々にも一緒に考えながら，読み進んでいただきたい．

　企画趣旨からすると当然のことではあるが，本シリーズの執筆を担うのは第一線で活躍する"エキスパート"の精神科医である．日々ご多忙ななか，快くご執筆を引き受けていただいた皆様に御礼申し上げたいと思う．

本シリーズがエキスパートを目指す精神科医，精神科医療者にとって何らかの指針となり，目の前の患者さんのために役立てていただければ，シリーズ編者一同，望外の喜びである．

　2011 年 9 月

シリーズ編集　野村総一郎
　　　　　　　中村　　純
　　　　　　　青木　省三
　　　　　　　朝田　　隆
　　　　　　　水野　雅文

■序

　高齢化社会の進行とともに認知症患者の増加は著しく，精神科医にとって認知症は避けて通れない疾患となりました．例えば精神科病院に入院中の患者の15%が認知症を主病名とするというデータもあります．

　それだけに精神科医は患者およびそのご家族から，この疾患についてさまざまな質問を投げかけられます．近年はインターネットの普及などにより知識・情報が驚くほど広く普及しましたから，従来の精神科教育では教わってこなかったことへの回答を求められることも少なくありません．例えば日々の生活上の対応のコツを求められたり，最新の前頭側頭型認知症の知識を求められたりします．特に前者では，つい「エビデンスが乏しいので」と口ごもり返事に窮するような事態もしばしばです．一方で，認知症の家族介護者は第二の犠牲者といわれるだけに，介護者へのケアという面からの対応も不可欠です．すべての介護者が，「切れそうになる自分自身の気持ちをどうにかする秘訣」を求めておられるといっても過言ではないでしょう．いずれにせよ，精神療法的アプローチだけでは対応しきれない臨床場面が展開されるといえます．

　《精神科臨床エキスパート》シリーズの一冊である本書では，このような現状において，臨床家が患者さんとそのご家族にどのように対応すればよいのか，技術論として簡易に示すことを原則としています．内容は家族介護者から寄せられやすい質問をベースにした構成としました．そのために認知症医療の現場における代表的な課題と対応について，専門家にエッセンスを抽出していただき，それに対してできる限り会話調で説明してもらうというスタイルをとりました．同時に家族介護者への励まし方が習得できる内容をめざしました．さらに執筆者の豊富な経験がにじみ出た読み物になるようにと欲張りました．

　このように本書は，認知症を医学的，精神病理学的に論じるものではなく，「今ここで」役立つ智恵の源になることを目指したものです．本書がその方向で，読者諸氏の日常診療のお役に立つなら，編者としてこれに勝る喜びはありません．

2011年9月

編集　朝田　隆

目次

第1章　認知症の予防策はあるか？ （山田達夫）　1
　　　　　―危険・防御因子と予防介入の実例紹介

- 認知症予防をめぐる考察 …………………………………………………………… 1
- 認知症発症の危険因子 ……………………………………………………………… 3
    1. 年齢　3
    2. 性　3
    3. 家族歴　3
    4. 遺伝因子　3
    5. うつ　4
    6. 頭部外傷　4
    7. 糖尿病(DM)　4
    8. 高血圧　5
    9. 高脂血症　6
    10. 喫煙　6
    11. 肥満　7
- 認知症発症の防御因子 ……………………………………………………………… 7
    1. 高い教育歴と言語能力，知能指数　8
    2. 高い職業歴　8
    3. 身体運動　9
    4. 知的レジャー活動　10
    5. 社会的に孤立しない(social network)　10
    6. 地中海食　11
    7. 若い頃からの昼寝の習慣　13
    8. 薬物による認知症予防　13
- MCIから認知症への転換予防研究―安心院プロジェクトの紹介 ……………… 13
    1. 安心院プロジェクトとは？　13
    2. 予防活動の内容　15
    3. 予防活動の評価と認知症への転換　16

4. 今後の予防活動の展望　18
　● 認知症予防のための提言……………………………………………………………19

第2章　薬物療法の実際　　　　　　　　　　　　　　　　（水上勝義）　24

● 認知症薬物療法の変遷………………………………………………………………24
● 認知機能障害に対する薬物療法……………………………………………………24
　　1. コリンエステラーゼ阻害薬の作用機序　25
　　2. ドネペジル塩酸塩（アリセプト）　28
　　3. ガランタミン（レミニール）　30
　　4. リバスチグミン（イクセロンパッチ，リバスタッチパッチ）　31
　　5. 他のAD治療薬への変更について　33
　　6. AD治療薬の変更の方法　33
　　7. メマンチン（メマリー）　34
　　8. AD治療薬のレビー小体型認知症（DLB）に対する効果　36
● BPSDに対する薬物治療……………………………………………………………37
● 各症状に対する薬物療法……………………………………………………………38
　　1. 興奮，易刺激性，攻撃性　38
　　2. 幻覚　42
　　3. 妄想　43
　　4. 睡眠障害　43
　　5. うつ状態とアパシー　44
　　6. その他のBPSDに対する治療薬　45
● 薬物療法をするにあたって…………………………………………………………45

第3章　もの忘れ外来における認知症患者とのコミュニケーション　　（藤本直規，奥村典子）　48

● 認知症患者とのコミュニケーションが治療の基本………………………………48
● 外来診療でのコミュニケーションのポイント……………………………………49
　　1. 室内環境を大切にする　49
　　2. 患者同士のコミュニケーションを大切にする　50
　　3. 問診時の配慮　51
　　4. 診察時における認知症患者とのコミュニケーションの実例　52
　　5. 外来心理教育　64
● 本人・家族交流会およびデイサービスでのコミュニケーション………………64
　　1. 本人・家族交流会　64
　　2. 若年・軽度認知症専用自立型デイサービス「もの忘れカフェ」での

　　　　　コミュニケーション　66
- 外来通院時の患者本人の言葉……………………………………………………70
　1. 初診時の本人の言葉　71
　2. 診断後の本人の言葉　71
　3. BPSDについて語る　74
　4. 残存能力について語る　74
　5. 疾患別に特徴的な症状について語る　75
　6. 家族について語る　77
　7. 治療やケアに関することを語る　77
　8. 仲間がいないことへの不安を語る　78
　9. 社会の一員でいたいと語る　78
- 認知症患者とのコミュニケーションで大切なこと…………………………78
　1. 本人のニーズは本人の言葉からアセスメントすること　78
　2. 支持的に関わることと傾聴すること　79
　3. 診断初期に十分なコミュニケーションをとること　80
　4. 発症初期から継続的に関わること　80
- 患者とのコミュニケーションで大切なこと……………………………………81

第4章　非アルツハイマー型の認知症とは？　（横田 修，根本清貴，新井哲明）　82

- そもそも変性性認知症とは？……………………………………………………82
- レビー小体型認知症（DLB）……………………………………………………82
　1. 疾患概念の成立　82
　2. DLBの臨床症状　84
　3. DLBの病理所見　88
　4. 鑑別診断および検査所見　89
　5. DLBの治療および予後　91
- 前頭側頭葉変性症（FTLD）………………………………………………………92
　1. 疾患概念の成立　92
　2. FTLDの臨床症状　96
　3. FTLDの診断　101
　4. 蛋白蓄積によるFTLDの分類とその病態　103
　5. FTLDを呈する各病理学的疾患単位の臨床病理像　109
　6. FTLDの治療とケア　113

第5章　介護者のこころをケアする　（松本一生）　123

- 介護者支援の必要性………………………………………………………………123

- どのような人が介護者になっているか………………………………………123
    1. 多様化してきた介護者の姿　123
    2. 子どもは親への介護で昔の葛藤に再会する　124
    3. 取り残される感覚に陥りやすい同世代の介護　125
    4. 若い世代への介護はより不安に満ちている　125
- 認知症の程度と介護者の過剰ストレス………………………………………126
    1. 初期　127
    2. 中等度　128
    3. 重度　129
- 介護者のこころの段階………………………………………………………129
    1. 驚愕から否認への移行　129
    2. やり場のない怒りがまねく抑うつ　130
    3. 支援により適応，そして再起へ　130
- 告知について………………………………………………………………131
    1. するかしないかの判断は慎重に　131
    2. 告知後のサポートが重要　131
- 家族が特に悩むこと…………………………………………………………132
    1. 認知症の悪化をくい止められないとき　132
    2. 他の親族や周囲の人にわかってもらえないとき　133
    3. 社会制度や支援の手続きがわからないとき　133
    4. 経済的な負担　133
    5. 認知症者のBPSDと向き合うとき　134
    6. 認知症者に「嘘をついた」と感じるとき　134
    7. 終末期のケア　135
- 善意の加害者とは……………………………………………………………135
    1. 無意識のうちに夫を…　136
    2. 熱心な介護者ほど自分を追いつめてしまう　137
- 善意の加害者と本人の死亡…………………………………………………137
- 介護者の行動パターンと介護の破綻………………………………………138
- 介護者自身のストレスケア…………………………………………………139
    1. 注意すべき介護者の発言1:「私は介護で辛い思いをしたことがない」　139
    2. 注意すべき介護者の発言2:「私の人生は〜の介護に捧げる」　139
    3. 注意すべき介護者の発言3:「私は誰の力も借りずに介護する」　140
- 適切な情報提供と共感の支え合い…………………………………………140
- 心理教育アプローチと家族支援プログラム………………………………141
    1. 病気への理解と他者への共感で孤立を防止　141
    2. 専門家が同席することによるメリット　142
- 家族支援が認知症の人の昼夜逆転を改善する……………………………143

- 介護者がおかれている状況から，特に留意しなければならない場合……144
  1. 老老介護の場合　144
  2. 遠距離介護の場合　145
- 悪意のある虐待者への対応……146
- 共感の源としての「家族会」の役割……147
- 介護者を支え，明日の希望につながる言葉がけとは……148
  1. 介護体験がなくても支援者になれる　148
  2. 支援者として自分以外の人の力も借りる　149
  3. 支援者こそ認知症者にとって「伴走者」である　149

第6章　生活上の障害への対処法　（朝田 隆）　151
―家族へのアドバイスを中心に

- 認知症の介護者とは……151
- 介護負担の生まれる背景……151
- 介護殺人と介護心中……153
- 介護者の心のうち……154
- 当事者の心のうち……156
- BPSDへの対応に関するアドバイス……156
  1. BPSDのとらえ方　157
  2. 介護者へのアドバイスの基本　158
  3. 熟練介護者の発言から学ぶ　159
- 生活機能障害と介護者へのアドバイス……160
- 認知症の日常生活……162
  1. 介護者は日常生活障害をこうみている　162
  2. 対応法の原則　163
- 個々の生活機能障害……164
  1. 食事関係　164
  2. 排泄関係　165
  3. 更衣　167
  4. 整容・衛生　169
  5. 家の中で迷う　170
  6. 家の外で迷う―徘徊　170
  7. 洗濯　172
  8. 掃除　172
  9. その他　173
- 切れかかったらどうするか？……173
- 認知症医療に求められているもの……174

Columns ・血管性危険因子について　4
　　　　　・若年アルツハイマー型認知症患者の家族と本人の姿　63
　　　　　・甘いものばかり食べるようになったら要注意　98

●索引……………………………………………………………………………………177

第1章

認知症の予防策はあるか？
危険・防御因子と予防介入の実例紹介

● 認知症予防をめぐる考察

　米国では認知症発症を5年遅延させると医療費は約半分になり，有病率も半減するという推計がある(http://www.alz.org/research/diagnostic_criteria/)．国家戦略からも認知症予防法の確立は重要な意味がある．これまで，特に1990年以降，生活習慣病対策や生活習慣の改善からアルツハイマー病(Alzheimer's disease；AD)を予防しようとする試みが多く報告されてきた．すなわち制御可能な環境因子のなかで，疫学や実験的研究から，何が危険因子なのかを明確化し，栄養，運動やレジャー活動習慣などの効果を検証したものである．しかしながら現在まで，ADに対する確立された一次・二次予防法はない．

　最近出版された山口による認知症予防についての単行本は，科学研究の根拠を示しながら(EBMによって)明解に予防策を提示している[1]．それによれば赤ワイン，地中海食，カロリー制限や運動はAランク(ほぼ確実な効果)であり，緑茶，葉酸と昼寝の習慣はBランク(たぶん確実)に属すると解説しながら，本のまとめでは以下のような記載がある．

　「魚と野菜主体の食事を腹7分目くらいでよく噛んで食べ，ポリフェノールをたくさん含む緑茶やワインを飲み，毎日30分以上運動し，サプリメントは少なめに，タバコは吸わず，楽しく頭を使い，高血圧症や脂質異常症，糖尿病(DM)をきちんと治療し，さらにこれから発見される予防策(薬物含む)を組み合わせていけば，アルツハイマー病(AD)の発症を10～20年遅らせることが可能な時代を迎えるでしょう」

　地域で認知症診療に取り組んでいる多くの指導者はおおよそこのような話をしているのではないかと拝察する．

　2009年のFotuhiによる認知症の危険・防御因子に関するメタアナリシスでは，①強い関連がApoE，脳卒中，中年期の高血圧，肥満，教育歴，運動，②中等度の関連が抑うつ，DM，過剰飲酒，ホモシステイン高値，中年期の高コレステロール血症，閉塞性睡眠時無呼吸，レジャー活動に，③軽度の関連を慢性的ストレス，頭部外傷，インスリン反応異常，葉酸とビタミンB_{12}の低値，喫煙，少量のアルコール，魚，職業，果物と野菜に認めている[2]．

　最近では米国国立衛生研究所(NIH)から認知症予防のシステマティックレビューが

表1-1 ADの危険・防御因子とその機序

要因	リスク	機序
高齢	危険因子	脳予備力を減少させる.
性別	女性の危険因子	長寿,エストロゲンの神経保護効果の喪失.
家族歴	危険因子	APP,プレセニリン1,プレセニリン2遺伝子変異はアミロイドベータ(Aβ)の過剰分泌を引き起こす可能性がある. APOE4アレルは孤発性アルツハイマー病の発症リスクを高める.
うつ	危険因子	脳予備力/神経伝達物質を減少させる可能性がある.
高脂肪食	危険因子	神経の炎症を引き起こし,APPの基質を増加させる可能性がある.
CRP	危険因子	神経の炎症を引き起こす.
ホモシステイン	危険因子	酸化ストレス,フリーラジカル毒性を高め,動脈硬化を引き起こす.
喫煙	危険因子	脳萎縮が進行,脳血流の低下,白質病変.
糖尿病	危険因子	神経細胞の糖取り込みが障害され,小血管病のため血流の供給が減少する.
高脂血症	危険因子	Aβを蓄積させる.
遺伝因子	危険因子	APP,プレセニリン1,プレセニリン2遺伝子変異.
高血圧	危険因子	脳血流の減少,脳虚血,白質病変.
頭部外傷	危険因子	十分に理解されていない. 脳血液関門の障害.
肥満	危険因子	高脂血症,高血圧のメカニズムを解してより早期に発現.
地中海料理	防御因子	神経炎症の減少,酸化ストレスの減少,Aβ42毒性の減少.
高学歴	防御因子	教育は神経結合を増加させる.
高い知的活動	防御因子	認知予備力をよりよく保つことができ,生涯においてより多くのニューロンを生成する.
多い身体活動	防御因子	脳血流の増加,脳由来神経栄養因子(BDNF)を増加させる.

(Kamat SM, Kamat AS, Grossberg GT : Dementia risk prediction : are we there yet? Clin Geriatr Med 26 : 113-123, 2010 より)

発表された[3]. その報告によると,これまで提案されている生活習慣改善による予防法には確実な保証はないという結論であった.

具体的に関連あるとされた因子は栄養(地中海食,野菜,n-3脂肪酸),疾病(DM,メタボリック症候群,うつ),社会経済的因子(レジャー活動),運動,喫煙,ApoE,認知訓練であり,防御因子は認知症予防に"たぶん効果がある"という程度のエビデンスレベルと評価された. 唯一質の高い介入研究として評価されたのがThe ACTIVE研究であった[4]. これは認知機能障害のない住民を対象としたランダム化比較対照研究(RCT)であり,介入によって認知機能が改善し,悪化しなかったというものである. 論文の最後に,「したがって,今後は政府による支援の下で,厳密な臨床試験が多施設共同で行われることが望まれる」と述べられている. わが国においても,J-ADNIのような体制での実証研究が望まれる.

最近発刊された日本神経学会による「認知症疾患治療ガイドライン2010」では,「健康なライフスタイル(運動と栄養),積極的な社会参加,生涯にわたる脳の活性化等の

複数の領域を総合した予防介入が有効」と記述されている[5]．

ここでは上記の総説を参考にしてAD予防に関する比較的エビデンスレベルが高い危険因子および防御因子を概説する．表1-1に文献6に掲載された危険・防御因子一覧を示す．さらに，この総論ではわれわれが実施している複合的・レジャー活動による予防活動—安心院プロジェクト—を紹介する．

認知症発症の危険因子

1 | 年齢[6]

高齢になるとADの危険性が高まることは万国共通である．わが国でのデータは近い将来発表される予定であるが，米国では65歳以上になると5年ごとに発症率と有病率は2倍になるといわれ，85歳で45%が認知症と推定されている．

2 | 性[6]

ADは女性に多いこともよく知られている．特に85歳以上では男女差は明確である．おそらく女性が長命であることとエストロゲンの神経保護作用の欠如が，その差をもたらしているのだろうと推測されている．

3 | 家族歴[7]

両親のいずれかがADである場合，その子どもがADになる危険性は約6倍高いと報告されている．家族歴とApoEの遺伝子型は相乗効果を発揮し，その危険性が変化し，E3/3で29.3%，E4/3で46.1%でE4/4では61.3%になるという．

4 | 遺伝因子[6]

若年性ADを引き起こす3つの原因遺伝子変異〔presenilin-1, presenilin-2とamyloid precursor protein（APP）〕がみつかっている．Presenilin-1の変異では若年発症ADの30〜70%，presenilin-2では5%以下で，APP変異は10〜15%といわれている．ApoEの遺伝子型のなかでε4は高齢期発症の孤発性ADで発症年齢を早める危険因子であり，一方ε2は発症を抑制し，平均発症年齢を高めるといわれている．HDL産生能がε4で最も低く，そのために神経機能修復能が他のアイソフォームをもつ人に比べて不利であり，βアミロイド（Aβ）の分解能が低い結果になると推測されている[8]．一方ε2にはこれらの作用が強いといわれている．single ε4ではε3/ε3を基準にした場合3.2倍，ε4/ε4では11.6倍発症率が高まるといわれる．しかし，ApoEは遺伝的素因の50%程度を説明しているにすぎず，それ以外の遺伝的危険因

子の解析が進行している．

5 | うつ[6]

2006年のメタアナリシスではうつは認知症のリスクであり，ADの前駆症状ではないという分析結果であった[9]．すなわち，これまで多分うつはADの危険因子であると多くの研究者によって報告されてきた．AD発症よりも25年以上前に，うつが起こったとしても，うつ症状はADと有意に関連していた．また，ADの発症前にうつが起こった家族の間ではより強い関連がみられている．うつの治療によって，うつを合併している認知症の発症が減少するかどうかの研究結果はない．

Modregoらは113人のamnestic Mild Cognitive Impairment (aMCI)を3年間追跡した[10]．その結果，うつを合併している群では，そうでない群に比べてADになる者が多かったという．

6 | 頭部外傷[6]

頭部外傷に関する多くの研究は，特に意識障害が起こるほどの外傷の既往はADの危険因子である可能性であると報告している．一部の報告では関連を認めていない．ApoE4非保有者への影響が大であるという[11]．また反復する外傷が多いアメリカンフットボールのプロ選手においては若年発症のADの危険が高まるという研究報告がある[12]．実際，動物実験では反復する頭部外傷がAβ沈着を示した[13]．

7 | 糖尿病（DM）

近年の認知症有病率の急速な上昇は，単に高齢化のみでなく，DMなどの認知症危険因子の有病率増加も関与している．DMでは認知症のリスクが1.5〜4倍となり，脳血管性認知症のみならずADのリスクでもある．さらに，インスリン治療を行っているものにリスクが高いと報告されている．また，HbA1cが7%以上の患者は

---

columns　血管性危険因子について

冒頭に示したFotuhiによる総説にみられるように，ADの危険因子の多くが血管性（心血管や脳血管）のものである[2]．また，CAIDE (Cardiovascular Risc Factors, Aging, and Dementia) studyでは中年期の血管性危険因子が多いほど20年後のAD発症の危険が高まることが示されている[14]．また，AD患者の血管性危険因子の治療は認知機能の低下速度を遅らせるという[15]．高血圧や高脂血症は高齢期から治療するのではなく，中年期から始めるべきであり，高齢期での強力な薬物治療は逆効果を示す可能性も指摘されている．一方，DMについては高齢でも認知症発症リスクであり，どの発見時点においても治療を開始すべきであり[16]，高齢期（70〜81歳）女性の糖尿病治療が，認知機能低下リスクを軽減させたと報告されている[17]．

5.3%の者に比べて4.8倍認知症が起こりやすいという．DMのみでなく境界型DMやメタボリック症候群の背景にあるインスリン抵抗性やインスリン分泌異常においても認知機能低下が起こりうることが示されている[6,7,18]．

他の血管性危険因子同様，DMでも65歳以降のDM発症者に比して，中年期発症群ではAD罹患が125%高いと報告されている[7]．すなわち中年期からの健康管理がここでも重要になってくる．

DMが認知症を起こす機構は高血糖，糖化反応最終産物の蓄積，低血糖，脳梗塞，加齢，高血圧，トリグリセリド高値，肥満，ホモシステイン高値，炎症，高インスリン血症やインスリン抵抗性などが関与すると考えられているが，DMの直接的危険因子なのか血管性危険因子などを介する二次的影響なのかは不明である[18〜20]．最も最近ではMatsuzakiらが，久山町の135人の剖検から，AD病理（古典的老人斑），2型糖尿病とインスリン抵抗性間での関連性を明瞭に示した[21]．すなわちインスリン抵抗性が古典的老人斑の形成を促進したというものである．

インスリンは脳内で記憶や学習機能に関与するが，AD脳ではインスリン量が減少し，インスリンシグナリング障害やインスリン抵抗性がみられ，認知機能低下を引き起こし〔抵抗性の獲得はamyloid beta-derived diffusible ligands(ADDLs)によってもたらされると推測されている〕，このような点から，ADは3型DMともいわれている[20]．

インスリンはAβを細胞外へ分泌する作用があり，高インスリン血症によって起こる脳でのインスリン作用減弱が細胞内でのAβの蓄積を引き起こす．また，インスリン分解酵素のAβ分解が阻害され，Aβは一層蓄積する．さらに，高インスリン血症はタウの増加も引き起こす．治療として行った経鼻的インスリン投与によるインスリンの脳内移行が認知機能を改善させたという報告もある．このように脳でのインスリン抵抗性やインスリン濃度減少がADでの認知機能低下の原因と考えられ，最近ではインスリン抵抗性改善薬(rosiglitazone，ピオグリタゾン)によるADの発症や進行予防のための臨床試験が行われている[18]．

8 高血圧[6,7]

中年期の高血圧は高齢期のAD発症に関連している可能性が高い．高血圧は脳の小血管病理や海馬萎縮と関連する．一方で長期の降圧治療はADや混合型認知症の頻度を低下させることが報告されている．最近のQuiらによる総説は，①中年期高血圧が，高齢期の認知症発症に関連し，②高齢期でも収縮期血圧180 mmHg以上の高血圧は，認知症の危険因子であり，③高齢期の拡張期血圧低下（70 mmHg以下）も危険因子であり，④中年期の高血圧と高齢期の低血圧はADの発症に関連する，というものである[22]．降圧薬による治療が検討され，カルシウム拮抗薬，アンジオテンシン変換酵素阻害薬(ACE-I)やアンジオテンシンⅡ受容体拮抗薬(ARB)についてのRCTが行われ，前2者についてはAD発症抑制が示されたが，2つのメタアナリシスでは降圧薬治療の認知症抑制効果については結論が分かれた[23]．

中枢移行性 ACE-Ⅰと非移行性では移行性のものに効果を認めた東北大学から報告のほか，最近では，睡眠中の高血圧の管理など，認知症予防のための厳密な高血圧管理の必要性が強調され，脳卒中の既往のある患者では，降圧薬治療は認知症発症を抑制する可能性があるという(PROGRESS 研究).

9 | 高脂血症

高コレステロール血症はモデル動物で脳内アミロイド沈着を促進することが報告されている．脂質異常症が，脳血管障害を引き起こし，AD リスクを高めることはよく知られている．したがって中年期の高コレステロール血症はスタチンで厳格にコントロールすることが望ましい[7,24]．しかし，高齢者のコレステロール濃度に関しては高い群(229 mg/dL)のほうが AD になりにくく[25]，中年期の高コレステロール血症は危険因子となるも，高齢期(70 歳以降)ではむしろ発症抑制に働くといわれている[26]ので注意が必要である．

AD 発症予防のために高コレステロール血症を改善させるべく栄養改善を試みるべきか否かは，結論が得られていない．また，スタチンの AD 発症抑制効果についても検討されてきたが，最近のシステマティックレビューの結果，スタチン効果は確実なものとはみなされていない[27]．たぶんスタチンは血管内皮細胞に作用して脳動脈硬化を抑制し，その結果 AD 発症予防に導かれるのではないかと推測されている．

コレステロールは APP 代謝や Aβ の産生と凝集に関係するといわれ，細胞内コレステロールの低下は Aβ の凝集抑制に作用することから，スタチンによる薬物治療も勧められていた．われわれは対照群との比較から AD や軽度認知障害(MCI)では血中総コレステロールと slow migrating low density lipoprotein(sLDL)が高いことを報告した[28]．Helzner らは高コレステロール，高 LDL と DM の合併は AD の早い認知機能低下に関係すると報告している[29]．

10 | 喫煙[1]

1998 年のロッテルダム研究(50 歳以上の 6,870 人を 2.1 年追跡した)で，喫煙が AD の危険因子であることが示された[30]．その後の同研究(7.1 年の追跡)は ApoE4 保因者でない者にはより危険性が高いという結果を示した[31]．それ以前は AD ではニコチン受容体が少ない，ニコチンは Aβ による神経細胞死を抑制し，AD の予防に役立つかのようにいわれ，実際ニコチンパッチによる治療も行われた．

最近のメタアナリシスは，まったく喫煙歴のない者に比べ，喫煙の既往があると認知症や認知機能低下の危険が高まることを明らかにした[32]．また，Luchsinger らは種々の血管因子の組み合わせから，現在の喫煙と DM の組み合わせが最も強い危険因子であると報告している[33]．タバコはラジカルを生成し，大脳皮質細胞にラジカル障害，炎症を引き起こし，今ではアミロイド産生に働くとも考えられている[34]．

11 | 肥満

中年期に肥満であることは後のADへの危険因子でありうると考えられている[35]．最近では中年期の内臓肥満が後の認知症発症に関連すると報告されている[36]．糖/インスリン/脂質代謝は高度に関連し，内臓肥満は高血圧，DM，インスリン抵抗性などを通じてAD発症に関連すると考えられる．また，肥満ではCRPが高値となり，レプチンとCRPが結合する結果，脳内でのレプチンの働きが減弱し，記憶力が低下し，Aβの沈着を亢進させることに導く[37]．

したがって体脂肪や内臓脂肪を減少させるような運動療法のみならず食事療法によってインスリン抵抗性を改善させ，動脈硬化症や糖尿病を予防することは同時にAD予防に寄与すると考えられる．メタボリック症候群の改善・予防のための食の改善には，①体脂肪を減らすための指導，②野菜不足に注意，③毎日3食をほぼ同時刻に摂る，④低エネルギーで脂肪分の少ない食材選びなどが有用であろう．

高エネルギーを摂取し，ApoE ε4を有する者はADのリスクが高いという報告があるが，ただ摂取カロリーが多いだけでもAD罹患の危険が1.5倍高まる[38]．ADになるとカロリー摂取は増加し，甘い物を好む傾向にある．この種の研究では認知症前状態ですでにそのような状況にあった可能性も否定できないが，カロリー制限は何よりも酸化ストレスを減少させ，神経細胞死を減少させ，神経栄養因子の産生を促し，認知症予防的に働くと考えられている．

認知症発症の危険因子は先天的なものを除くと，生活習慣病の危険因子とほぼ共通のものである．それらはいまだ確定的ではないが，薬物・非薬物療法による介入可能性が実証されつつある．特に中年期での厳密な管理が必要と考えられている．

認知症発症の防御因子

Yaffeらは8年間にわたって，70〜79歳，2,509人の高齢者の認知機能を追跡し，約30%が認知機能を維持，50%が軽度認知機能低下（1SD以内），16%が重度（1SD以上）と変化した結果を示した[39]．そのなかの認知機能を維持できた群は軽度障害群に比べ，教育歴が長く，運動を行い，禁煙をしていた．また，重度群との違いは仕事やボランティア活動をしていることと独居でないことが指摘された．

このように教育歴，職業歴やIQが高く，運動，知的レジャーを遂行し，社会的に孤立しない生活習慣の重要性が指摘され，これらを実証するデータが数多く報告されている．前5因子は認知予備能力（cognitive reserve；CR）を高める活動であり，CRを鍛えることで認知症の発症を遅らせるという理論から議論されている．

長期にわたる豊かな生活環境は高齢であっても新たな神経細胞やシナプスを新生させ，脳の可塑性に影響を与えるという実験結果が示されている[40,41]．CRが高いとより効率的に神経ネットワークが利用でき，あるいは障害を受けたネットワークとは別

な代償的ネットワークを有効に使用できると推定されている．すなわち病理学的変化がADを起こすのに十分であっても，ほかに貯蔵してある能力を使って健常のように行動できるので，CRが高い患者ではAD発症が遅れることになる．

一方で教育レベルや読み書きのレベルが高いと，いったんADになったときには進行が速いといった点も指摘されている．同様に，知的レジャー活動を熱心に行った群ほどADの進行は速いと報告されている[42]．

生活習慣因子が認知症予防に有効か否かの研究デザインの作成には困難が伴う．例えば二重盲検の状態や対照群の選定も難しい．運動などでの介入では，退屈なプログラムであれば，長期に持続できないことが多い．したがってエビデンスレベルの高いRCT研究論文が少ない．また，以下に述べる生活習慣因子は複雑に影響しあい，それぞれの因子による固有の効果なのかどうかが明らかにできないことも解析を困難にさせている．NIHの論文にも指摘されているように，このような根拠で生活習慣改善による確実な予防法はいまだないのである[3]．

以下にそれぞれの防御因子について解説する．

1 | 高い教育歴と言語能力，知能指数

高学歴の人はADの発症が少ないという報告が多くみられる．CR仮説がその説明根拠であり，高学歴であるとADでの神経変性病理進行過程で，遅れて臨床症状が出現するというものである[43]．この仮説に対する傍証には画像[44]や剖検例[45]を用いた研究がある．前述したように高学歴な者でのAD罹患後は認知機能の悪化が早くみられるという．一方で生存期間の短縮はシステマティックレビューでは否定された[43]．低学歴で頭囲が小さいとAD罹患の可能性は4倍高まるという[46]．平均22歳頃の修道女の言語能力を過去にさかのぼって調査した研究では，言語能力が低いものほど75〜95歳になった時点で認知機能の低下が示され（MCIを含む），加えて脳萎縮や神経原線維変化との関連もみられている[47]．

IQの高齢期での認知機能への影響についてはよく証明されている[48]．低いIQは低学歴であることよりも強い認知症に対する危険因子であり，2005年のFritschらによる質の高い研究でも同様，小児期のIQと高齢期のMCIと認知症の関連が明瞭に示されている[48]．

2 | 高い職業歴

Smythらの症例対照研究によると，高い知的レベルが要求され身体活動が少ない職業に従事している者はADになりにくいという[49]．脳血流量の測定から高い対人技術を要求され，同時に高い身体活動を要求される職業についている者にAD発症の遅延が起こるとも報告されている[50]．スウェーデンでの双生児研究では，複雑な仕事に従事している者に認知症の発症が少なかったという[51]．

3｜身体運動

　観察研究や少数の介入研究から，フィットネス（健康のための運動）や散歩も含めた身体活動の認知機能維持や認知症予防への効果が報告されている[3]．ただし，それらは認知症を確実に予防できたというものではない．例えばAD発症者は健常者に比し，中年期に運動量が低く，活動量が低いと，AD発症は3.85倍高いという報告などである[52]．長期にわたる運動による予防効果を検討した16研究論文のうち，7論文では運動の効果を認めていない[53]．これまでの観察研究では身体活動の評価，経過観察期間，運動の種類，頻度や持続期間，運動の開始時期とその後の認知機能評価時期などもさまざまであり，比較困難な点が問題である[53]．

　運動はMCIの発症予防に有効であると報告され[54]，女性のaMCIでは6か月間の強い強度のエアロビクスによって遂行機能が改善したという[55]．MCIとは明瞭に定義されていないが，記憶障害を訴える311人を対象としたRCTで，半年の歩行やエアロビクスによる介入で，18か月にわたる認知機能の改善が得られたという報告もある[56]．

　ColcombeとKramerによるメタアナリシスでは，1966～2001年の18の介入研究から，有酸素運動は認知機能のなかで遂行機能向上をもたらすと結論されている（記憶には効果はない）[57]．ここでは31分以上の運動が必要と記されている．一方，無酸素運動でも認知機能への効果を認める報告もある[58]．どちらがより有効かという観点からの研究はKramerらの1報告のみで，有酸素運動のみが遂行機能改善効果を示した[59]．

　また，以前活発な身体活動を行ってこなかった者は4か月の運動で認知機能が改善するという〔Angevarenらによるメタアナリシス[60]〕．認知症予防効果を認めたという報告では，少なくとも週2～3回（3回以上がよいという論文が多い），中等度の強さの（例：ダブルステニスくらいの強度，少し汗をかく）運動が有効との報告が多く，中年期からの運動を強調している論文も認める[53,61]．

　下肢の運動機能が障害されているMCI住民はADへの危険が2～3倍高まるといわれている[62]．その意味で認知症予防には運動機能維持は重要である．MCIの有病率の推計，早期発見と予防活動を展開する利根プロジェクトでは，有酸素運動によるMCI住民の記憶能力の改善効果が示されている[63]．

　臨床・基礎研究などから，運動には前頭前野の機能改善，脳血流増大，神経伝達物質や神経栄養因子の増加，肥満抑制，血清脂質の低下，血小板凝集能の抑制あるいは脳内Aβ濃度の減少効果やAβの分解にかかわるneprilysinの酵素活性の亢進などがあることが示されている[64]．さらに，Kramerらのグループによって高齢者においてもエアロビクス訓練は前頭，側頭の灰白質容積の増大を引き起こすという事実が示された[65]．もちろん，運動の効果は肥満，糖尿病などのメタボリック症候群の改善・予防などによって認知機能低下や認知症発症予防に寄与している．

4 | 知的レジャー活動

　平均年齢80歳の高齢者775人を5年間追跡したWilsonらの報告では，MCIへの移行が31.7%でみられ，精神賦活活動（読書，新聞を読む，チェスなどのゲーム，図書館に通うなど）をあまりしていない群にMCI移行の確率が高いことが示されている[66]．このような社会的活動やレジャー活動が認知症やMCI予防に有益であるとする論文は数多くみられる．すなわち，高頻度のレジャー活動を実行している高齢者は認知機能低下が軽減され，ADの危険を下げるということである[67]．

　レジャーとは拘束活動以外の時間を意味し，積極的レジャーと受動的レジャー（ただ何もしないでくつろいでいる）に分けられ，活動的に自由時間をすごす前者はレクリエーションとも表現される．精神障害者への広義の心理療法としてレクリエーション療法があるが，自発性を増進させ，情緒を解放し，対人関係を改善させる目的で行われる治療法と定義されている．認知症との関連を述べている多くの論文に記載されているレジャー活動の中身は，クロスワード，カードゲーム，囲碁，麻雀，会合への出席，映画鑑賞，劇鑑賞，芸術活動，友達に会う，訪問する，園芸活動，旅行，ボランティア，散歩，スポーツをする，テレビを観る，ラジオを聴く，編み物などで，週2回以上の人とのつながりを通した積極的レジャー活動が認知症予防には役立つと結論されている[68]．前述した後3者（テレビを観る，ラジオを聴く，編み物）は消極的なレジャー活動とも考えられ，テレビを観るのは予防には役立たないとする論文もある[69]．

　レジャー活動がなぜ有効かについては，①動物実験による神経可塑性の証明，②CR，③社会ネットワーク，④身体機能との関連から考察されることが多い．あるいはレジャーによるストレスの軽減も影響しているのかもしれない．次項とも関連するが，知的刺激・運動・社会的要素を強く有するレジャー活動ほど認知症予防効果が高いという[70]．したがって例えば園芸活動では，何人かの仲間と，あるいは指導者に導かれながら，話し合い，目標をもって取り組み（動き），達成感を得る，といった活動にすべきであろう．

5 | 社会的に孤立しない（social network）

　社会的つながりの質や量が高いと死亡リスクが低く，孤独でないことは認知機能維持にとって重要であることが指摘されている[67]．Fratiglioniの論文では結婚せず，一人暮らしで，子どもがいない，友達がいないなどの社会ネットワークが乏しい高齢者ほど認知症発症の危険が高いと報告されている[71]．社会ネットワークをしばしば使用することがストレスの軽減を生み，AD発症に予防的に作用し，認知機能維持に貢献するといった仮説が提案されている[72]．一方で，社会活動への参加と認知機能とは関係ないという論文も少数認められる[73]．

6 │ 地中海食

個別のサプリメントの摂取が認知機能低下に対して予防的には働かないことが明らかになり，個々の栄養素よりも食事パターンが重要視されるようになった結果，地中海食が注目されるようになった．地中海食によって，①血管性危険因子を予防し，②抗酸化作用を期待し，③抗炎症作用により AD 予防を，という根拠によるが，同時に，より本質的なアミロイド産生抑制に寄与するアプローチであるとも指摘されている．特に最近しばしば取り上げられているのが，アミロイドやタウの凝集抑制のための栄養成分である．

地中海食とは，野菜，豆，果物，シリアルを多く摂取し，n-3系不飽和脂肪酸をオリーブ油から高摂取，飽和脂肪酸の低摂取，比較的多い魚摂取と低中等量の乳製品，肉や家禽類の低摂取，中等量の赤ワインの摂取（食事中）である．2つの大規模なコホート研究から，このような食事を摂取することは認知機能の低下を遅延させ，MCI から AD への変換も減少させることが明らかとなった[74,75]．それぞれの栄養分の認知症予防に関わる根拠について以下に概説する．

(1) 野菜・果物

脳は高いエネルギーを必要とするためミトコンドリア呼吸から発生する多量の内因性フリーラジカルにさらされ，AD ではとりわけ高エネルギー消費が行われる海馬などの場所から障害が起こる．このような点から酸化ストレスを抑制し，神経変性過程を回復させる栄養改善が求められている．

RCT 研究で葉酸，ビタミン B_6，B_{12}，ビタミン E やビタミン C のサプリメントの効果はないことが示された[76]．むしろ，食事として野菜と果物から多く摂取することが，認知機能によい影響を与えると考えられている．

葉酸は疫学調査でしばしば取り上げられ，これが欠乏すると神経細胞毒性を発揮するホモシステインの増加を引き起こす．葉酸は緑色葉野菜に多く含まれる．Morris らによる Chicago Health and Aging Project (CHAP) は，野菜，とりわけ緑色葉野菜が認知機能低下を抑制し，AD への進展を予防することを示した[77]．果物摂取は効果がなかったという．この理由として葉酸濃度の差（野菜のほうが高い）が重大な影響を与えていると想定している．Kang らの 13,388 人を対象とした Nurses' Health Study (2005) も CHAP とほぼ同様の結論であった[78]．緑色葉野菜（ホウレンソウ，レタスなど）とアブラナ科野菜（ブロッコリーなど）がとりわけ有効であったとしている．

(2) 赤ワイン

PAQUID study によると，赤ワインの中等度飲酒（ワイングラス 3～4 杯/日）で，AD 発症リスクが 30% 減少し，中等量のワイン飲酒には AD 予防効果を示したとされている[79]．

ポリフェノール類には赤ワインに含まれるレスベラトロル，ミリセチン，アントシ

アニン，大豆のイソフラボン，カレースパイスのクルクミンなどがあり，活性酸素に攻撃されやすい細胞膜上で抗酸化作用やフリーラジカル除去作用を発揮する．特にレスベラトロルはAβ誘発性の酸化ストレスに対して神経細胞保護的に働くことが細胞培養実験で明らかになった[80]．ブドウ種のポリフェノールはビタミンC，Eよりも強いフリーラジカル除去作用を有していると考えられている．そのほかミリセチン，ケルセチンやクルクミンは *in vitro* でAβ線維化を抑制し，さらに分解することが示されている[81]．ポリフェノール類にはシクロオキシゲナーゼ抑制という抗炎症作用も認められている．カテキンではAPPからのnon-amyloidogenic pathwayが活性化されると報告されている[82]．

またADの病態に関わるタウの凝集性がポリフェノール（この論文ではミリセチンの強い効果を示した）によって阻害されうるという報告もあり[83]，ADの2大病理に対する治療がミリセチンによってなされる可能性を示唆している．

(3) 魚とオリーブ油

飽和脂肪酸やトランス脂肪酸を多く摂取し，不飽和脂肪酸が少ないと，AD発症の危険性を高めるといわれているが，さらに銅の高摂取が組み合わされると，認知機能の退行が加速されると報告されている[84]．一方で，魚，海草やオリーブ油に含まれるn-3系多価不飽和脂肪酸(PUFA)であるdocosahexaenoic acid(DHA)は脳の膜リン脂質の主要成分であり，代謝活動の活発な大脳皮質，ミトコンドリア，シナプトゾームやシナプス小胞に特に多く存在し，膜の興奮性をよりよく調整し，神経伝達や神経成長にも関連する物質といわれる．したがってn-3系PUFAはサイトカインやマイトジェンの合成を抑制することによる抗炎症作用のみでなく，心血管疾患の予防と神経膜の可塑性に寄与するという意味で認知症，とりわけADの発症を抑制すると考えられる．ここで重要なのは，n-6系とn-3系脂肪酸のバランスであり，eicosapentaenoic acid(EPA)(n-3)由来のエイコサノイド，アラキドン酸(n-6)由来のエイコサノイドの比が変わり，例えばn-6/n-3比が高いほど血栓形成，炎症が起こってくる．しかるに一般的栄養指導では植物油に含まれるリノール酸(n-6)の摂りすぎに注意して魚介類，海藻類の摂取を勧めることだろう．

疫学調査で魚とAD発症とが逆相関する報告がなされている．PAQUID studyでは，全く魚を食べない人は毎日魚を消費する人の5倍，ADの発症率が高かった[85]．肉の摂取との関連は認めていない．2003年のCHAPは，魚摂取で4年後のAD発症への危険性を60%減少させたというものであった[86]．しかしIANA Task Forceによる検討によると，魚の抑制作用はいまだ証拠不十分という結果であった[87]．またn-3系PUFAを軽度中等度のADにサプリメントとして6か月投与した(RCT)が，効果は認められなかった．ただし，MMSEが27点以上の32症例には効果が認められたという[88]．

7 | 若い頃からの昼寝の習慣

認知症高齢者の睡眠パターンはその特徴として，徐波睡眠やレム睡眠の減少，夜間の中途覚醒の回数や覚醒時間の増加，睡眠持続時間の減少，睡眠効率の悪化，日中の午睡回数や総午睡時間の著明な増加があげられる．さらに，午睡は認知症が進行するほど目立ち，睡眠覚醒リズムの障害が顕著な場合は昼夜逆転に至る．また，一般的に午睡は悪いこと，怠け者の証左と思われがちであり，健常高齢者では特にそう考える傾向が強い．しかし，認知症を発症していない高齢者に関しては，短時間の午睡が認知症に対して予防効果をもつ可能性が報告されている[89]．この報告によれば，1日30分以内の午睡の習慣のある人は，ない人に比べてADの発症が1/5程度であったという．なぜこのような効果があるのかは明らかではないが，日中の短時間の午睡がストレスの軽減やリフレッシュ効果から神経細胞に対して防御的に作用しているものと推察されている．

8 | 薬物による認知症予防[90]

非ステロイド性抗炎症薬(non-steroidal anti-inflammatory drugs；NSAIDs)，ビタミンとエストロゲン投与が検討されてきたが，いずれも否定的な結果であった．NSAIDsは最近のセレコキシブ，ナプロキセンを用いたRCTで効果が認められなかった．最近のシステマティックレビューでビタミンCとEの使用にはADのリスク低下効果はないと報告された．ビタミンEの大量投与には心血管障害の問題が起こる．エストロゲン補充療法は，むしろ認知症が増加するという結果であった（Women's Health Initiative Memeory Study, RCT研究）．

MCIから認知症への転換予防研究—安心院プロジェクトの紹介

1 | 安心院プロジェクトとは？

MCIに対する非薬物療法の有効性について検討した研究論文はきわめて少なく，それらは認知訓練が多く，有効と報告されてはいるが，認知症への転換率をみた研究ではない．そのなかでRCTを用いた研究は調べえた範囲では6研究あった．それらは①サンプルサイズが多くて60名，②介入は長くて6か月，③多施設共同研究ではないが，④全研究で介入効果を認めている．

近年，わが国でも長期にわたる認知症予防研究が各地で進行中であるが，3年間で389名の住民に予防活動を展開した矢冨らの先駆的研究では，知的活動と運動の複合的プログラムを小グループで行うことが認知症発症に先立つ認知機能低下を遅らせる効果を示すと述べられている[91]．この研究（非ランダム化比較試験）では，健常高齢住民と広い意味での最近のMCIの定義〔矢冨は ageing-associated cognitive decline

(AACD)の住民と定義］に従った住民をも対象とし，記憶・注意力の改善を認めている．

そのような流れのなか2002年に安心院プロジェクトは始まった．福岡大学神経内科教室が大分県安心院町の保健師と地元医師会からの要請を受け，福岡大学の倫理審査を通過し，安心院町で町の行政と協力してMCI有病率調査と認知症予防活動を行うことが了承された．

本研究でのMCIは，1996年のPertersenの定義に基づき，①診察の結果DSM-ⅣおよびNINCDS-ADRDAの診断基準による認知症がないこと，②自身で物忘れの訴えがあること，③CDR(Clinical Dementia Rating)0.5と判定されること，④基本的なADLに障害のないこと，⑤ファイブ・コグ(記憶，視空間，言語，注意，抽象的思考の5つの認知機能項目によって構成されている)の成績で記憶は－1 SD以下であり，他の4つの認知機能は1 SD以内であることとした(したがっていわゆるaMCIである)．

プロジェクト開始当初は各種団体組織との協議や認知症予防講演会を頻繁に開催し，この地区での調査・予防研究の合意形成を得た．その後，2003年6月から2004年11月まで，地域に在住している65歳以上の高齢者を対象に一次調査が行われた．毎週1～2回，各地区の公民館を巡回し，家族構成や教育歴，疾病の既往歴や日常生活動作障害(IADL)を聴取し，Geriatric Depression Scale(GDS)によるうつの有無を問診によって評価した．住民の認知機能評価はファイブ・コグによって行った．検査後には認知症啓発活動を目的とした教育講演を実施し，こうした活動を含め，一次調査を「いきいき元気教室」と名づけた．問診，テストと講演で約2時間の教室であった．

一次調査終了時，1,251名の地域住民への調査が完了した(男性439名，女性812名，平均年齢75.0歳，平均教育歴9.9年)．住民登録していた当時の65歳以上の人口は2,725名であったが，町以外に生活の場を移していたり，入院・入所していた住民を考慮すると実質調査対象者は1,782名となり，約70％の調査率と考えられた．一次調査でファイブ・コグの1項目のみ標準より低下していると判定された住民(AACD)は293名(23.4％)で，これら住民に二次調査が行われた．

二次調査は認知症診療を専門とする神経内科医と老年科医による詳細な問診と診察，血液検査，頭部CT，脳血流SPECTおよび詳細な心理検査と一般的な血算，生化学のほか，ビタミンB_{12}濃度や甲状腺ホルモン濃度測定を含んだ血液検査であった．その結果，明らかに記憶のみが障害され，aMCIと判定された住民は64名であり，全調査者の5.1％であった．二次調査で施行した脳血流SPECTでは，脳血管性と脳外傷性の3名を除く全例で，初期ADで認められる帯状回後部，楔前部と頭頂葉皮質での血流低下が認められた．

この64名の住民に対し，認知症進行予防活動研究への参加を呼びかけた．そのうち本プロジェクトの趣旨に同意した32名を，予防活動参加群と対照群にランダムに割り当てた．その結果，18名が予防活動群となり，従来通りの生活を行う14名が対

照群となった．両群の年齢，教育年数に有意差は認めなかった．

2 予防活動の内容

　2004年4月，参加住民間の相談により「安心院けんこうクラブ」と命名した組織が設立され，活動が開始された．活動内容も参加者の話し合いにより，計画を立て，結果を点検し，達成感を得ることができるものを実行することとした．活動開始から3か月の間では，①使用されていなかった古家をリフォームし，活動の拠点(安心院けんこうクラブ)となるように整備する作業，②栄養士の指導を受けた，自分たちでメニューを決め，食材の手配から調理までを行う料理教室，③スポーツインストラクターの指導の下で踏み台昇降やケアビクスなどの運動療法を行った(図1-1, 2)．①②は午前中，③は午後施行した．補佐役として，安心院町役場のスタッフである保健師や看護師3名が見守り活動に参加した．

　一貫してこの活動は，1人のファシリテーターと1人の運動指導員によって見守られた活動であり，最近での関わりはかなり減少し，完全に自主的な活動に近づいている．いずれにせよ，自主的・創造的な点が特徴で，その原則的活動方法は東京都老人総合研究所(現・東京都健康長寿医療センター研究所)の矢冨直美主任研究員に従ったもので，地域で行い，注意力・記憶力の向上を目指した．現在，主として午前中行われている社会的・積極レジャー活動の内容は，NHK「ご近所の底力」でも取り上げられた料理活動，小旅行，有酸素運動(ケアビクスやステップ運動)，運動会，囲碁，ゲーム，パズル，トランプ，ビンゴ，折り紙，連想ゲーム，学習レジャー(図1-3)などである．いずれも参加者が企画し，役割分担し，各自が準備して，さまざまな組み

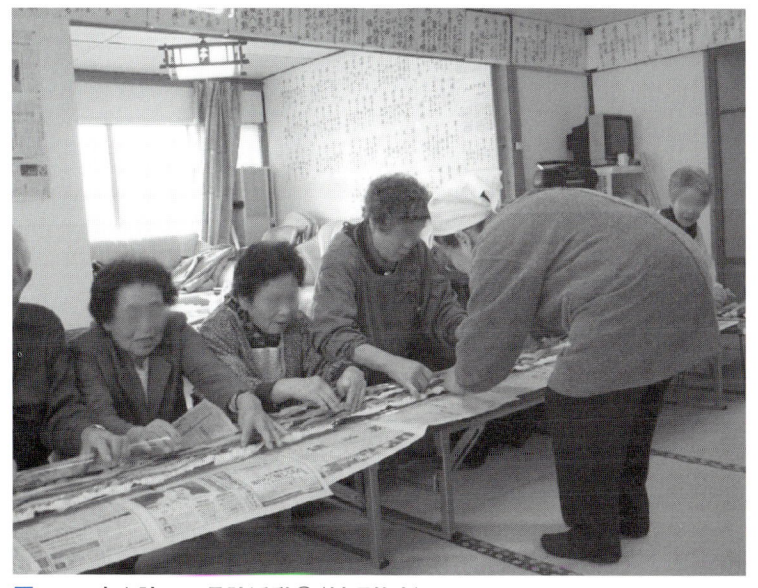

図1-1　安心院での予防活動①(料理教室)

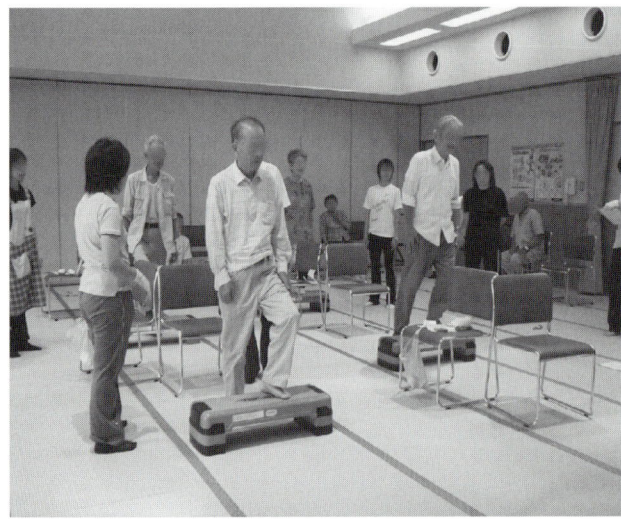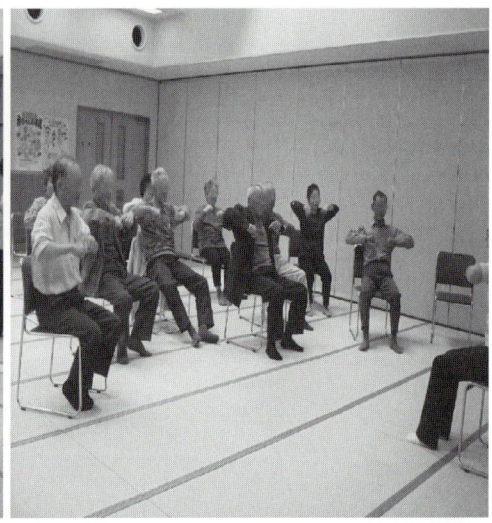
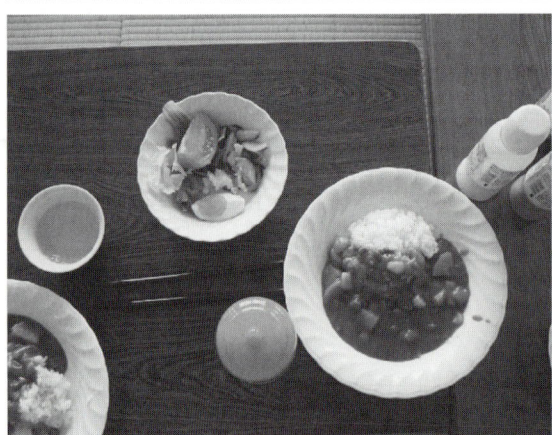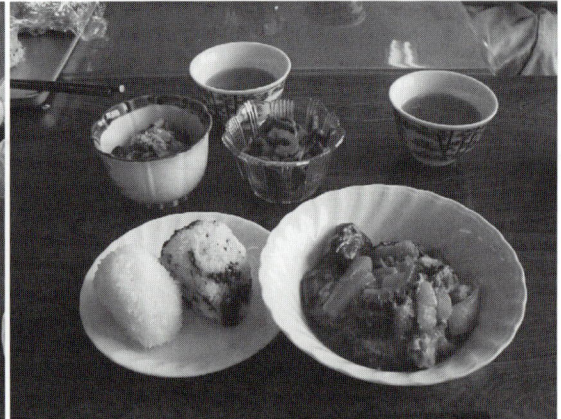

図 1-2　安心院での予防活動②〔運動療法(上)と自分たちで作った料理(下)〕

合わせで複合的に行われている．朝9時に健康チェックを行い，会費(500円)を徴収．その後活動が開始され，午前11時からは昼食準備(前の週にメニューは相談して決める)，昼食後は有酸素運動でおよそ15時には終了．週に1回であり，構成員は1グループが8〜10人を原則としている．またすべてがMCIではなく，現在の3グループ(火，木，金曜グループ)には健常者も数名加わっており，時に介護認定で自立と判定された超早期AD住民も含まれることもあった．

3 | 予防活動の評価と認知症への転換

　福岡大学の医師と心理士によって問診，ファイブ・コグと脳血流SPECTを用いた評価が毎年行われた．特に1年後の評価は詳細に行われ，その成果は論文に記載されている[92,93]．先に述べた予防活動群18名と対照群14名を対象にして，1年後の予防活動の効果を解析した．それによると，予防活動群は対照群に比べて，記憶と言語の項目で有意な得点の上昇が認められ，一方，対照群においては記憶と言語では悪化す

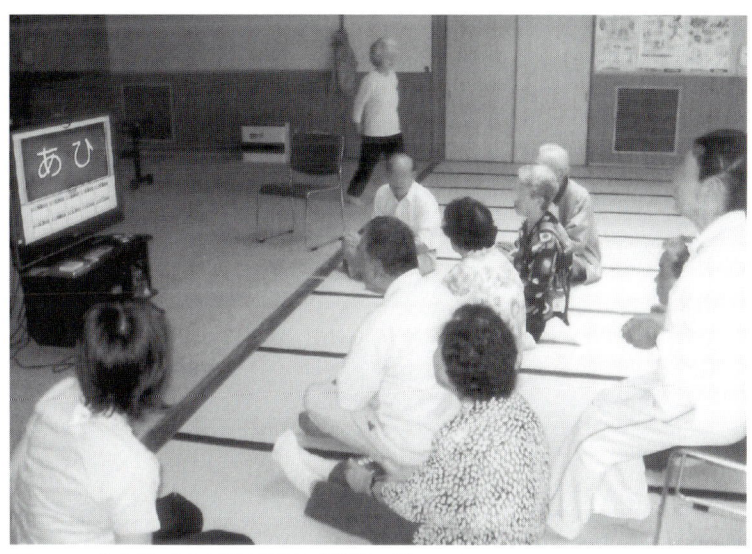

図 1-3　安心院での予防活動③（学習レジャー）
テレビ画面に問題が提示され，各人はモニターを持ち，回答が得られたらボタンを押す．誰が早く問題を解けるか競い合って行う課題である．「頭クラブ」という名前で発売されているソフトウェアを用いている．

表 1-2　安心院プロジェクトの転帰（3 年後）

群	予防活動群	対照群	非予防活動群（対照群含む）
n	18	14	46
認知症への転換例	0(0%)	3(21%)	12(26%)
正常化例	16(89%)	6(43%)	※

予防活動と対照群は 5-Cog と CDR によって評価
対照群を除く非予防活動群は CDR のみで評価
※この時点では正常化例の評価は行わなかった．

表 1-3　安心院プロジェクトの転帰（6 年後）

群	予防活動群	非予防活動群
n	18	40
M：F	8：10	15：25
年齢	79.7±4.6	82.5±8.2
教育年数	10.2±1.9	10.1±2.1
認知症への転換例	2(11%)	21(53%)
死亡例	1	6

非予防活動群の一部は CDR によってのみ評価

　る傾向を認めた．また，脳血流 SPECT においては，対照群の血流低下部位の拡大がみられたのに対し，予防活動群では血流改善を認めた．対照群 14 名からは，1 年後に 2 名が AD に転換し，予防活動群からは AD への転換はなかった．また，2 年後には対照群からさらに 1 名が AD に転換した．

　非予防活動群 46 名（aMCI と判定された 64 名－18 名）の 3 年目以降の経過については，CDR を利用した保健師の聞き取りによって認知症への転換の有無が調査された．それによると，3 年目の評価時点では 12 名（26%）が認知症に転換したと評価された．内訳は AD が 10 名であり，混合型認知症が 1 名，レビー小体型認知症が 1 名であった．この時点での対照群 14 名の正常への復帰者（リバーター）は 6 名であった（43%）．非予防活動群 46 名全員のリバーター率は正確に求められなかった（表 1-2）．

　6 年目現在（表 1-3），保健師による十分な調査が行われた非予防活動群に属する 40 名中，6 名が死亡し，そのうちの 5 名が生前認知症を呈していた．そのほかの 34 名

中16名が認知症に転換していた．すなわち，6年目で21名(53%)が認知症に転換したことになる．これはこれまでの報告(地域での転換率は年に4〜15%)と一致している[94]．

一方，予防活動群18名からは，3年目で16名(89%)が正常化し，4年目の時点においても1人も認知症への移行はなかった．しかし，5年目になって1人がADに，他の1人が脳血管性認知症に転換した．現在(6年目の評価済み)，当初から追跡している予防活動群の住民は15名で(最近1名が死亡したが，認知症はなし)，すべて認知症を呈さず，MCIの住民は5名(aMCIが2名，multi-domain MCIが3名)となった．また，この時点での正常への復帰は10名で，リバーターは56%と減少した．このように6年間で予防活動群18名中2名のみ(11%)が認知症に転換し，非予防活動群との間に認知症への転換率で明らかな相違が認められた．

以上のように，長期にわたる安心院プロジェクトの認知症予防効果は明らかであった．

4 今後の予防活動の展望

すべての高齢者を対象にした認知症啓発活動とそれに引き続くMCI早期発見，認知症予防プロジェクトは，安心院町のみでなく，九州各地で実施されるべきと考え，われわれは現在，6地域(安心院町，福岡市，北九州市2か所，都城市，杵築市)で安心院方式による認知症予防活動を立ち上げ，指導している．認知症への転換予防効果を示した安心院プロジェクトの教訓から，認知症予防の取り組みは，①健常者や広い意味のMCI住民を対象とし，②参加者全員に認知症予防を目的とした活動で，町づくりにも貢献するものとしっかり認識させ，③ファシリテーターに見守られながら，④参加者間の社会的つながりを重視し，⑤週に一度，小集団で，自主的・創造的で各人の企画力を高める複合的活動を展開し，有酸素運動はそのなかに必ず組み入れ，⑥大学によって定期的評価を受け，時に認知症予防に関する新知見を学びながら，⑦初期には専門家による支援があったとしても，徐々に自立していくプロジェクトであるべきである．プロジェクトの前提として地域住民教育，地域調査が不可欠であり，成功に向けては各種団体や多くの住民の協力，そのためにも十分な準備期間が必要であることも強調したい．

将来の認知症医療・福祉に関しては，早期発見から見守り，治療，介護など多面的に医療と福祉が強く連携した活動が展開されねばならない．まずは①全国的に統一された診断・評価法による予防活動の結果判定などを検討していくこと，すなわち冒頭で述べた多施設・共同のRCTによる介入効果の検討が望まれる．また，②高齢住民と健常な状態から予防活動を展開し，MCIやAD状態に移行した段階でスムーズに予防・見守り・介護・医療を展開可能にならしめるために地域高齢者全体を対象とした取り組みにするべく実行組織を確固たるものにする必要がある．

北九州市八幡東区では，地域の病院・介護施設が中心となってNPOを結成し，地

域ぐるみの認知症予防プロジェクトが進行し，成果をあげている．こうした取り組みが，将来の小単位の地域で施設や医療機関を中心として認知症予防を町づくりと考えるグリッド・コミュニティ構想と一致した流れとなり，理想的な，世界の見本となる高齢社会を実現すると確信する．

認知症予防のための提言

山口の認知症予防のための生活習慣改善に関する提言[1]を，以下のように一部改変してみた．

「家族と食卓を囲み，魚と野菜主体の食事を腹7分目くらいでよく噛んで食べ，ポリフェノールをたくさん含む緑茶や赤ワインを食間に飲み，食後は果物を摂り，毎日31分以上やや疲れる程度の運動をし，タバコは吸わず，楽しく頭を使い，5～9人ぐらいの仲間をつくり，皆で話し合って町づくりやレジャー活動に取り組み，高血圧症，脂質異常症，糖尿病，肥満やうつをきちんと治療し，さらにこれから発見される予防策(薬物含む)を組み合わせていけば，アルツハイマー病(AD)の発症を10～20年遅らせることが可能な時代を迎えるでしょう」

これが現状における予防のための提言といえるのではないか，と考える．

●文献

1) 山口晴保：読めば納得！ 認知症予防—脳を守るライフスタイルの秘訣．協同医書出版，2008
2) Fotuhi M, Hachinski V, Whitehouse P : Changing perspectives regarding late-life dementia. Nat Rev Neurol 5 : 649-658, 2009
3) Plassman BL, Williams JW, Burke JR, et al : Systematic review : Factors associated with risk for and possible prevention of cognitive decline in later life. Ann Int Med 153 : 182-193, 2010
4) Ball K, Berch DB, Helmers FK, et al : Effects of cognitive interventions with older adults. JAMA 288 : 2271-2281, 2002
5) 日本神経学会(監修)，「認知症疾患治療ガイドライン」作成合同委員会(編)：認知症疾患治療ガイドライン2010．医学書院，2010
6) Kamat SM, Kamat AS, Grossberg GT : Dementia risk prediction : are we there yet? Clin Geriatr Med 26 : 113-123, 2010
7) 植木 彰：危険因子と予防．Clin Neurosci 28：2010-2019, 2010
8) 道川 誠：AB代謝における脂質の意義—アルツハイマー病発症におけるCholesterol paradoxの視点から．Dementia Japan 24：29-36, 2010
9) Qwnby RL, Crocco E, Acevedo A : Depression and risk for Alzheimer disease ; systematic review, meta-analysis, and metaregression analysis. Arch Gen Psycchiat 63 : 530-538, 2006
10) Modrego PJ, Ferrandez J : Depression in patients with mild cognitive impairment increases the risk of developing dementia of Alzheimr type. Arch Neurol 61 : 1290-1293, 2004
11) Guo Z, Cupple LA, Kurz A, et al : Head injury and therisk of AD in the MIRAGE study. Neurology 54 : 1316-1323, 2000
12) Guskiewicz KM, Marshall SW, Bailes J, et al : Association between recurrent concussion and late-life cognitive impairment in retired professional football players. Neurosurgery 57 : 719-726, 2005
13) Uryu K, Laurer H, McIntosh T, et al : Repetitive mild brain trauma accelerate Abetadeposition, lipid peroxidation, and cognitive impairment in a transgenic mouse model of Alzheimer amyloidosis. J Neurosci 22 : 446-454, 2002
14) Kivipelto M, Laatikainen T, Winblad B, et al : Risk score for the prediction of dementia risk in 20 years among middle aged people : a longitudinal, population-based study. Lance Neurol 5 : 735-

741, 2006
15) Deschaintre Y, Richard F, Leys D, et al : Treatment of vascular risk factors is associated with slower decline in Alzheimer disease. Neurology 73 : 674-680, 2009
16) 梅垣宏幸：生活習慣病予防．Moderen Medicine 28：1472-1475, 2008
17) Logroscino G, Kang JH, Grodstein F : Prospective study of type 2 diabetes and cognitive decline in women aged 70-81 years. BMJ 6 : 548, 2004
18) 荒木 厚：糖尿病患者における認知症とインスリン抵抗性．日本臨床 68：569-574, 2010
19) Carlsson CM : Type 2 diabetes mellitus, dyslipidemia, and Alzheimer disease. J Alzheimer Dis 20 : 711-722, 2010
20) Kroner Z : The relationship between Alzheimer's disease and diabetes : Type 3 diabetes? Alt Med Rev 14 : 373-379, 2009
21) Matsuzaki T, Sasaki K, Tanizaki Y, et al : Insulin resistence is associated with the pathology of Alzheimer's disease. The Hisayama Study. Neurology 75 : 764-770, 2010
22) QuiC, Winblod B, Fratiglioni L : The age-dependent relation of blood pressure tocognitive function and dementia. Lancet Neurol 4 : 487-499, 2005
23) Nagai M, Hoshide S, Kario K : Hypertension and dementia. Am J Hypertens 23 : 116-124, 2010
24) Solomon A, Kareholt I, Ngandu T : Serum cholesterol changes after midlife and late-life cognition. Neurology 68 : 751-756, 2007
25) Reitz C, Tang MX, Luchsinger J, et al : Relation of plasma lipids to Alzheimer's disease and vascular dementia. Arch Neurol 61 : 705-714, 2004
26) Weverling-Rijnsburger AWE, Blauw GJ, Laggay AM, et al : Total cholesterol and risk of mortality in the oldest old. Lancet 350 : 1119-1123, 1997
27) McGuiness B, Passmore P : Can statins prevent or help treat Alzheimer's disease. J Alzheimer Dis 20 : 925-933, 2010
28) Zhang B, Matsunaga A, Saku K, Nakano S, Yamada T : Associations among plasma lipoprotein subfractions as characterized by analytical capillary isotachophoresis, apolipoprotein E phenotype, Alzheimer's disease, and mild cognitive impairment. Atheroscler Thromb Vasc Biol 24 : e144-146, 2004
29) Helzner EP, Luchsinger JA, Scarmeas N, et al : Contribution of vascular risk factors to the progression in Alzheimer's disease. Arch Neurol 66 : 343-348, 2009
30) Ott A, Hofman A, van Harskamp F, et al : Smoking and risk of dementia and Alzheimer's disease in a population-based cohort study : the Rotterdam study. Lancet 351 : 1840-1843, 1998
31) Reitz C, den Heijer T, van Duijn C : Relation between smoking and risk of dementia and Alzheimer's disease. Neurology 69 : 999-1005, 2007
32) Anstey KJ, von Sanden C, Salim A : Smoking as a risk factor for dementia and cognition decline : A meta-analysis of prospective studies. Am J Epidemiol 166 : 367-378, 2007
33) Luchsinger JA, Reitz C, Honig LS, et al : Aggregation of vascular risk factors and risk of incident Alzheimer disease. Neurology 65 : 545-551, 2005
34) Sabbagh MN, Walker DG, Reid RT, et al : Absence of effect of chronic nicotine administration on amyloid beta peptide levels in transgenic mice overexpressing mutated human APP(Sw, Ind). Neurosci Lett 448 : 217-220, 2008
35) Whitmer RA, Gunderson EP, Zou QJ, et al : Body mass index in midlife and risk of Alzheimer disease and vascular dementia. Curr Alzheimer Res 4 : 103-109, 2007
36) Whitmer RA, Gustafson DR, Barret-Conner E, et al : Central obesity and increased risk of dementia more than three decade later. Neurology 71 : 1057-1064, 2008
37) Fewlass Dc, Noboa K, Pi-Sunyer F, et al : Obesity-related leptin regulates Alzheimer's Aβ. FASEB J 18 : 1870-1878, 2004
38) Luchsinger JA, Tang M-X, Shea S, et al : Caloric intake and the risk of Alzheimer disease. Arch Neurol 59 : 1258-1263, 2002
39) Yaffe K, Fiocco AJ, Lindquist K, et al : Predictors of maintaining cognitive function in older adults. Neurology 72 : 2029-2035, 2009
40) Kempermann G, Gast D, Gage FH, et al : Neuroplasticity in old age : Sustained fivefold induction of hippocampal neurogenesis by long-term environmental enrichment. Ann Neurol 52 : 135-143, 2002

41) Nakamura H, Kobayashi S, Ohashi Y, et al : Age-changes of brain synapses and synaptic plasticity in response to an enriched environment. J Neurosci Res 56 : 307-315, 1999
42) Helzner EP, Scaremeas N, Cosentin S, et al : Leisure activity and cognitive decline in incident Alzheimer disease. Arch Neurol 64 : 1749-1754, 2007
43) Paradise M, Cooper C, Livingston G : Systematic review of the effect of education on survival in Alzheimer's disease. Int Psychogeriat 21 : 25-32, 2008
44) Stern Y, Alexender GE, Prohovik I, et al : Inverse relationship between education and parietotemporal perfusion deficit in Alzheimer's disease. Ann Neurol 32 : 371-375, 1992
45) Bennett DA, Wilson RS, Schneider JA, et al : Education modifies the relation of AD pathology tolevel of cognitive function in older persons. Neurology 60 : 1909-1915, 2003
46) Mortimer JA, Snowdon DA, Markesbery WR : Head circumference, education and risk of dementia : findings from the Nun Study. J Clin Exp Neuropsychol 25 : 671-679, 2003
47) Riley KR, Snowdon DA, Desrosiers MF, et al : Early life linguistic ability, late life cognitive function, and neuropathology : findings from the Nun Study. Neurobiol Aging 26 : 341-347, 2005
48) Borenstein AR, Copenhaver CI, Mortimer JA : Early-life risk factors for Alzheimer disease. Alzheimer Dis Assoc Disord 20 : 63-72, 2006
49) Smyth KA, Fritsch T, Cook TB, et al : Worker functions and traits associated with occupations and the development of AD. Neurology 63 : 498-503, 2004
50) Stern Y, Alexander GE, Prohonvnik I, et al : Relationship between lifetime occupation and parietal flow. Neurology 45 : 55-60, 1995
51) Andel R, Crowe M, Pedersen NL, et al : complexity of work and risk of Alzheimer's disease : A population-based study of Swedish twins. J Gerontr 60B : 251-258, 2005
52) Friedland RP, Fritsch T, Smyth KA, et al : Patients with Alzheimer's disease have reduced activities in midlife compared with healthy control-group members. PNSA 98 : 3440-3445, 2001
53) Rolland Y, van Kan GA, Vellas B : Healthy brain aging : Role of exercise and physical activity. Clin Geriatr Med 26 : 75-87, 2010
54) Geda YE, Roberts RO, Knopman DS : Physical exercise, Aging, and mild cognitive impairment. Arch Neurol 67 : 80-86, 2010
55) Baker LD, Frank LL, Foster-Schuber K, et al : Effects of aerobic exercise on mild cognitive impairment. Arch Neurol 67 : 71-79, 2010
56) Lautenschlager NT, Cox KL, Flicker L, et al : Effect of physical activity on cognitive function in older adults at risk for Alzheimer disease. JAMA 300 : 1027-1037, 2008
57) Colcombe S, Kramer AF : Fitness effects on the cognitive function of older adults : A meta-analytic study. Psychol Sci 14 : 125-130, 2003
58) Cassihas R, Viana VAR, Grassmann V, et al : The impact of resistance exercise on the cognitive function of the elderly. Med Sci Sports Exerc 39 : 1401-1407, 2007
59) Kramer AF, Hahn S, Cohen NJ : Ageing, fitness and neurocognitive function. Nature 400 : 418-419, 1999
60) Angevaren M, Aufdemkampe G, Verhaar HJ, et al : Physical activity and enhanced fitness to improve cognitive function in older people without known cognitive impairment. Cochrane Database Syst Rev 3 : CD005381, 2008
61) Larson EB, Wang L, James MS, et al : Exercise is associated with reduced risk for incident dementia among persons 65 years of age and older. Ann Int Med 144 : 73-81, 2006
62) Aggarwal NT, Wilson RS, Beck TL, et al : Motor dysfunction in mild cognitive impairment and the risk of incident Alzheimer disease. Arch Neurol 63 : 1763-1769, 2006
63) 征矢英彰, 加藤守匡, 逆巻裕史, ほか：アルツハイマー病予防と運動. Prog Med 26：387-392, 2006
64) Lazarov O, Robinson J, Tang Y-P et al : Enviromental enrichment reduces Abeta levels and amyloid deposition in transgenic mice. Cell 120 : 701-713, 2005
65) Colcombe SJ, Erickson KI, Salf PE, et al : Aerobic exercise training increases brain volume in aging humans. J Geront 61A : 1166-1170, 2006
66) Wilson RS, Bennett DA, Bienias JL, et al : Relation of cognitive activity to risk of developing Alzheimer disease. Neurology 69 : 1911-1920, 2007
67) Fratiglioni L, Paillard-Borg S, Winbland B, et al : An active and socially integrated lifestyle in late

life might protect against dementia. Lancet Neurol 3 : 343-353, 2004
68) Akbaraly TN, Portet F, Fustinoni S, et al : Leisure activities and the risk of dementia in the elderly. Neurology 73 : 854-861, 2009
69) Wang JYJ, Zhou DHD, Li J, et al : Leisure activity and risk of cognitive impairment : The Chongqing aging study. Neurology 66 : 911-913, 2006
70) Karp A, Paillard-Borg S, Wang H-X, et al : Mental, physical and social components in leisure activities equally contribute to decrease dementia risk. Dement Geriatr Cogn Disord 21 : 65-73, 2006
71) Fratiglioni L, Wang H-X, Ericsson K, et al : Influence of social network on occurrence of dementia : a community-based longitudinal study. Lancet 355 : 1315-1319, 2000
72) Zunzunegui M-V, Alvaddo BE, Der Ser T, et al : Social networks, social integration, and social engagement determin cognitive decline in community-dwelling Spanish older adults. J Geront 58B : S93-S100, 2003
73) Coley N, Andrieu S, Gardette V, et al : Dementia prevention : methodological explanations for inconsistent results. Epidemiol Rev 30 : 35-66, 2008
74) Scarmeas N, Stern Y, Mayeux R : Mediterranean diet and mild cognitive impairment. Arch Neurol 66 : 216-225, 2009
75) Scarmeas N, Stern Y, Mayeux R, et al : Mediterranean diet and mild cognitive impairment. Arch Neurol 66 : 216-225, 2009
76) Luchsinger JA : Diet and Alzheimer's disease. Curr Neurol Neurosci Rep 7 : 366-372, 2007
77) Morris MC, Tangney CC, Evans DA, et al : Fruit and vegetable consumption and change in cognitive function in a large biracial population. Am J Epidemiol 166(suppl) : S63, 2004
78) Kang JH, Ascherio A, Grodstein F : Fruit and vegetable consumption and cognitive decline in aging women. Ann Neurol 57 : 713-720, 2005
79) Lemeshow S, Letenneur L, Dartigues JF, et al : Ilustration of analysis taking into account complex survey considerations ; the association between wine consumption and dementia in the PAQUID study. Am J Epidemiol 148 : 298-306, 1998
80) Savaskan E, Olivieri G, Meier F, et al : Red wine ingredient resveratrol protects from β-amyloid neurotoxicity. Gerontology 49 : 380-383, 2003
81) Ono K, Yoshiike Y, Takashima A, et al : Potent anti-amyloidogenic and fibril-destabilizing effects of polyphenols in vitro : implications for the prevention and therapeutics of Alzheimer's disease. J Neurochem 87 : 172-181, 2003
82) Mandel S, Weinreb O, Amit T, et al : Cell signaling pathways in the neuroprotective actions of the green tea polyphenol (−)-epigallocathechin-3-gallate : implications for neurodegenerative diseases. J Neurochem 88 : 1555-1569, 2004
83) Taniguchi S, Suzuki N, Masuda M, et al : Inhibition of heparin-induced tau filament formation by phenothiazines, polyphenols, and porphirins. J Biol Chem 280 : 7614-7623, 2005
84) Morris MC, Evans DA, Tangney CC, et al : Dietary copper and high saturated and rtrans fat intakes associated with cognitive decline. Arch Neurol 63 : 1085-1088, 2006
85) Barberger-Gateau P, Letenneur L, Deschamps V, et al : Fish, meat, and risk of dementia : cohort study. BMJ 325 : 932-933, 2002
86) Morris MC, Evans DA, Bienias JL, et al : Consumption of fish and n-3 fatty acids and risk of incident Alzheimer disease. Arch Neurol 60 : 940-946, 2003
87) Gillette-Guyonnet SG, van Kan GA, Barberger-Gateau PB, et al : IANA task force on nutrition and cognitive decline with aging. J Nutr Health Aging 11 : 132-152, 2007
88) Freund-Levi Y, Friksdotter-Jonhagen M, Cederholm T, et al : ω-3 fatty acid treatment in 174 patients with mild to moderate Alzheimer disease : Omega AD study. Arch Neurol 63 : 1402-1408, 2006
89) Asada T, Motonaga T, Yamagata Z, et al : Associations between retrospectively recalled napping behavior and later development of Alzheimer's disease : association with APOEgenotypes. Sleep 23 : 629-634, 2000
90) Patterson C, Feightner JW, Garcia A, et al : Diagnosis and treatment of dementia. CMAJ 178 : 548-556, 2008
91) 矢冨直美：認知症予防．総合リハ 34：104-1053, 2006

92) 杉村美佳，中野正剛，木之下徹，ほか：非薬物療法による Mild Cognitive Impairment(MCI)から認知症への進行予防効果に関する検討．老年精神 16：1387-1393, 2005
93) 杉村美佳，松田博史，中野正剛：MCI の抽出に用いられる記憶検査と局所脳血流の関係—安心院プロジェクト．老年精神 18：1113-1122, 2007
94) Manly JJ, Tang MX, Schupf N, et al：Frequency and course of mild cognitive impairment in a multiethnic community. Ann Neurol 63：494-506, 2008

〈山田達夫〉

第2章 薬物療法の実際

認知症薬物療法の変遷

　認知症の治療環境はここ10年でかなりさま変わりした．介護保険が導入され，社会で認知症高齢者を支えるシステムが構築された．そして何より代表的な認知症であるアルツハイマー病（Alzheimer disease；AD）であっても進行をある程度遅らすことができる治療薬が登場した．1999年からドネペジル塩酸塩（アリセプト®）が本邦で用いられるようになってからすでに10年以上が経過したが，2011年になりガランタミン，リバスチグミン，メマンチンの3剤の認知症治療薬が新たに加わった．これまでは，ドネペジルを服用して効果がなくても，また副作用のため服用が続けられなくても，ほかに選択肢がなかったが，これからはほかの薬に変更することができる（表2-1）．この新薬の登場は，認知症医療にとって大変大きな出来事である．しかし認知症の薬物療法の変化は，認知症治療薬だけにとどまらない．

　認知症患者には，幻覚，妄想，興奮，不眠，徘徊などさまざまな行動・心理症状（behabioral and psychological symptoms of dementia；BPSD，以前は周辺症状ともよばれた）とよばれる症状がしばしば現れ，介護家族を疲弊させる（表2-2）．BPSDには対しては，介護の工夫をしたり，デイサービスなどのさまざまなサポートを用いて，症状の緩和をはかるが，それだけではなかなか治まらないことが少なくなかった．そのような場合，これまでは統合失調症に用いられる抗精神病薬という薬がしばしば用いられてきた．ところが2005年に認知症患者に対して非定型抗精神病薬を使用すると死亡率が上昇するとの警告が出されたことをきっかけに，抗精神病薬の代わりになる比較的安全で効果的な薬物治療の可能性が検討されるようになった．ここでは，BPSDに対する薬物療法の最近の動向についても紹介する．

認知機能障害に対する薬物療法

　新薬のうちガランタミン，リバスチグミンはいずれもドネペジルと同じコリンエステラーゼ阻害薬というグループの薬剤である．そしてもう1剤の新薬メマンチンはその作用機序からNMDA受容体拮抗薬とよばれ，コリンエステラーゼ阻害薬とは全く作用が異なる．3種類のコリンエステラーゼ阻害薬は軽度のADに対して処方できる

表 2-1 アルツハイマー型認知症治療薬

一般名 (商品名)	ドネペジル (アリセプト)	ガランタミン (レミニール)	リバスチグミン (イクセロン/リバスタッチ)	メマンチン (メマリー)
作用機序	アセチルコリンエステラーゼ阻害	アセチルコリンエステラーゼ阻害およびニコチン性受容体増強作用	アセチルコリンエステラーゼ阻害およびブチリルコリンエステラーゼ阻害	NMDA受容体阻害作用
アルツハイマー型認知症の適応	軽度〜高度	軽度〜中等度	軽度〜中等度	中等度〜高度
剤型	錠剤，口腔内崩壊錠，細粒剤，ゼリー剤	錠剤，口腔内崩壊錠，経口液剤	パッチ剤	錠剤
投与回数	1日1回	1日2回	1日1回	1日1回
1日用量	開始 3 mg 1〜2週間後 5 mg 高度 10 mg まで可	開始 8 mg 4週間後 16 mg 最大 24 mg まで可	開始 4.5 mg 4週ごとに 4.5 mg 増量 維持量 18 mg	開始 5 mg 1週ごとに 5 mg 増量 維持量 20 mg

表 2-2 代表的な BPSD

精神症状	行動面の症状
・幻覚(幻視，幻聴，体感幻覚，幻嗅) ・妄想(物盗られ妄想，被害妄想，嫉妬妄想，人物誤認症候群) ・睡眠覚醒障害(不眠，レム睡眠行動異常)， ・感情面の障害(抑うつ，不安，興奮，感情失禁) ・人格面の障害(多幸，脱抑制，易怒性，アパシー，無関心，依存)	・攻撃的言動(暴行，暴言)，焦燥，叫声，拒絶 ・不適切あるいは無目的な言動(仮性作業，火の不始末，不潔行為，脱抑制行為，徘徊，繰り返し質問，つきまとい，独語) ・食行動の異常(異食，過食，拒食，盗食)

が，メマンチンは，中等度および高度の AD に対する治療薬なので，まだ症状が軽いうちは処方できない．外来を初診される患者はまだ軽症の場合が多く，まずはコリンエステラーゼ阻害薬から開始することが多いと思われる．そこでまずはコリンエステラーゼ阻害薬について説明する．

1 コリンエステラーゼ阻害薬の作用機序

コリンエステラーゼ阻害薬の作用を理解する前に，アセチルコリン神経伝達系について知っておく必要がある．

大脳前方部の底面に近い領域にマイネルト基底核という神経細胞の集団がある(図2-1, 2)．マイネルト基底核の大型の神経細胞によってアセチルコリンが産生され，神経細胞体から伸びた神経線維を通って大脳全体に送られる(図2-3)．マイネルト基底核から伸びた神経線維の末端と，大脳皮質にある受け手側の神経細胞の間にはシナ

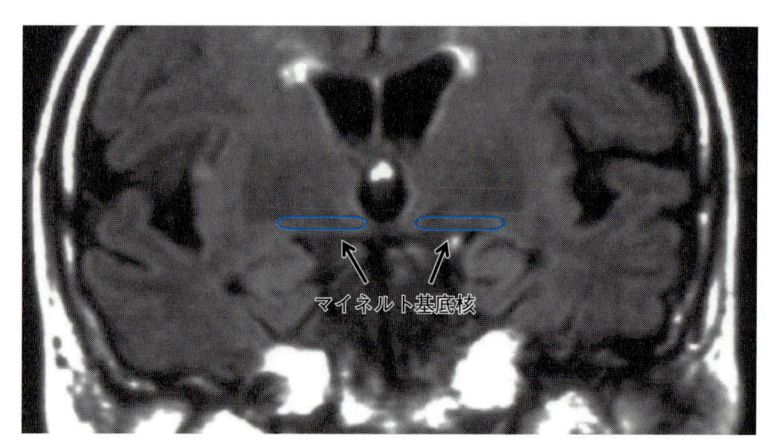

図2-1 マイネルト基底核

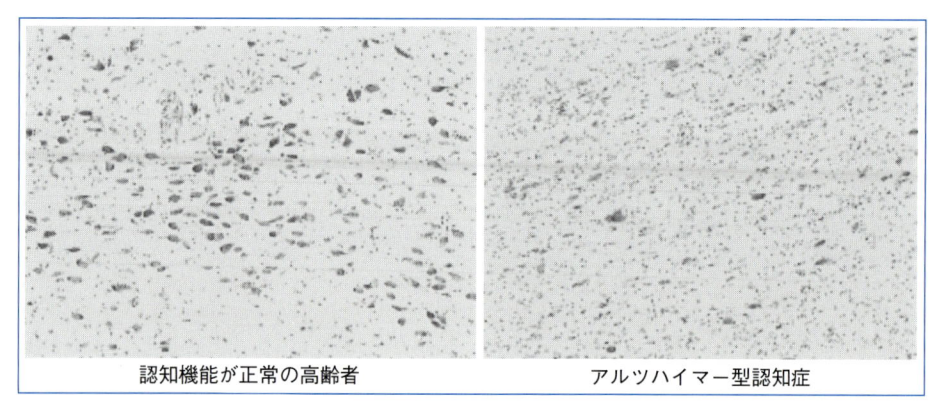

図2-2 マイネルト基底核の神経細胞
アルツハイマー型認知症では神経細胞が著明に減少している．

プスという情報をやりとりする部位があり，マイネルト基底核の神経末端からアセチルコリンがシナプス間隙を通って受け手側の神経細胞上にあるアセチルコリン受容体に結合することで，情報が伝達される仕組みになっている（図2-4）．このようにアセチルコリンを神経伝達物質として用いる情報伝達系をアセチルコリン神経伝達系とよぶ．

1980年前後にAD脳では，マイネルト基底核のアセチルコリン産生細胞の数が著明に減少していることやAD脳内のアセチルコリン濃度が著しく低下していることが明らかになった（図2-2）．実験的にマイネルト基底核を破壊した動物やアセチルコリン神経伝達系の働きを抑える薬剤（抗コリン製剤）を投与した動物では，記憶や学習能力の低下が認められたため，アセチルコリンの欠乏がADの臨床症状と密接に関連すると考えられるようになった．これをADのコリン仮説と呼んでいる．

その頃すでにパーキンソン病がドパミンという神経伝達物質の欠乏によって発症し，ドパミンを補充することでパーキンソン病の症状が劇的に改善することが知られていたため，脳内のアセチルコリンを増やすことで，ADの臨床症状が改善すると考

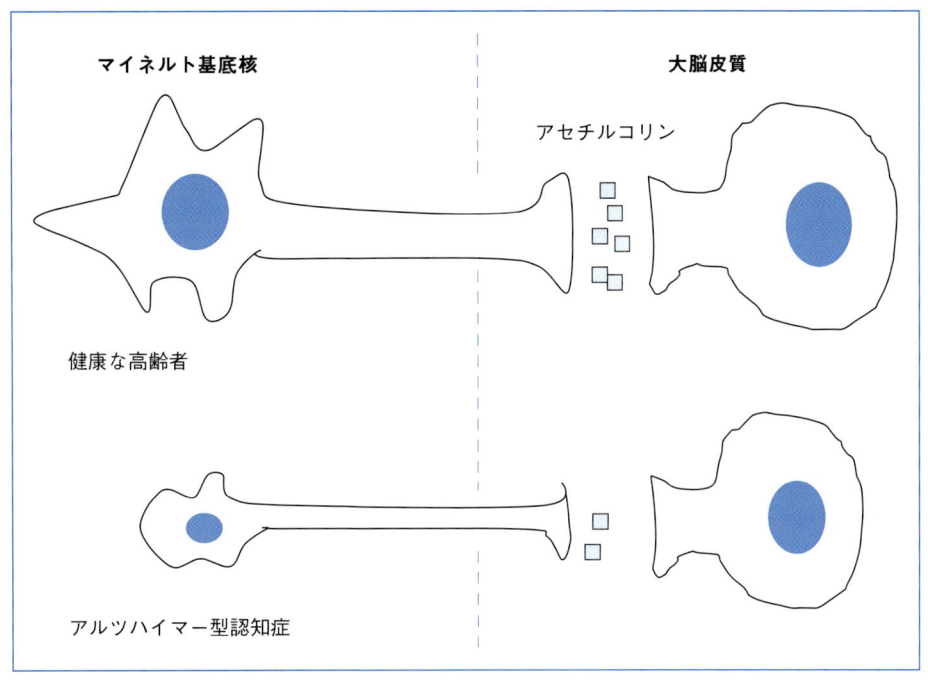

図 2-3 アセチルコリンの産生と伝達のメカニズム

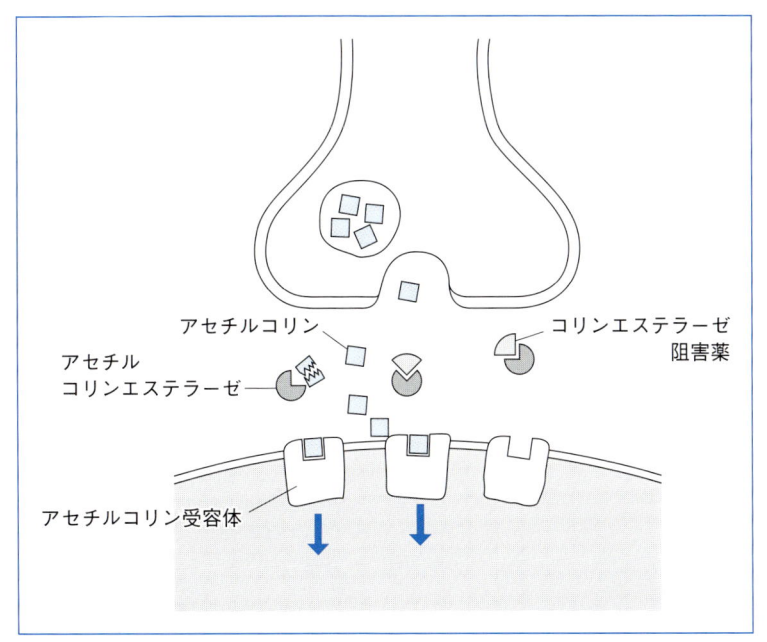

図 2-4 アセチルコリン神経伝達系とコリンエステラーゼ阻害薬
コリンエステラーゼ阻害薬は，アセチルコリンの分解酵素を阻害する．

えられ，世界中で脳内のアセチルコリンを増加させる薬剤の開発がさかんに行われるようになった．このような経緯で，コリンエステラーゼ阻害薬が開発されたのである．コリンエステラーゼとは，アセチルコリンを分解する酵素のことで，コリンエス

テラーゼ阻害薬は，分解酵素の働きを抑えることで，結果的に脳内のアセチルコリンの量を増やす薬剤である(図2-4)．

ただし，コリンエステラーゼ阻害薬にも弱点はある．ADではアセチルコリン神経伝達系以外にも，ノルアドレナリン系，セロトニン系，ドパミン系をはじめ多くの神経伝達系の働きが低下している．したがって，アセチルコリン神経伝達系を賦活するだけではAD脳の機能の低下を完全にカバーすることはできない．またアセチルコリン神経伝達系は，脳以外にも消化管，心臓，膀胱など多くの内臓に分布する．このため，いずれのコリンエステラーゼ阻害薬にも，胃部不快感，食欲不振，悪心，下痢などの消化器症状の副作用がみられる．このほか①洞不全症候群，心房内および房室接合部伝導障害などの心疾患のある患者，②消化性潰瘍の既往歴のある患者，非ステロイド性消炎鎮痛薬投与中の患者，③気管支喘息または閉塞性肺疾患の既往歴のある患者に対しては慎重投与となっている．またアセチルコリン神経伝達系の賦活によって錐体外路症状が悪化する可能性があるため，錐体外路症状を呈する患者に対しても慎重に投与することとなっている．

コリンエステラーゼ阻害薬は，マイネルト基底核の神経細胞が変性，脱落していくことを防ぐ根本治療薬ではない．したがってマイネルト基底核の神経細胞がアセチルコリンを産生できなくなったら，コリンエステラーゼ阻害薬を投与しても意味がなくなってしまう．以上のようにコリンエステラーゼ阻害薬にはいくつか限界はあるが，それを差し引いてもAD治療に活路を開いた社会的意義はきわめて大きい．

2 ドネペジル塩酸塩(アリセプト®)

(1)最もメジャーな治療薬

日本人の研究者が開発した治療薬であり，世界で最も用いられているAD治療薬でもある．日本では1999年に上市された．この薬剤の登場によって，早期から治療を開始することで，ADの進行をある程度遅らせることが可能となり，認知症の早期発見，早期治療の重要性が認識されるようになった．

これまでの報告から，認知機能や日常生活動作(ADL)に対するドネペジルの効果が認められている[1]．国内の臨床試験では，軽度～中等症のAD患者にドネペジル5 mg/日を24週間投与した結果，ADAS-Jcogという認知機能を評価する尺度を用いて評価した認知機能が，開始時より有意に改善した[2]．また全般的な臨床症状についてCIBIC-Jを用いて評価したところ，これについても改善がみられた．実際の薬効がない偽薬を服用すると認知症の重症度はその間悪化したが，ドネペジルを服用した患者は，認知症の重症度が若干改善した．

(2)適用は軽度から高度まで

ドネペジルは軽症から中等症のADに対して，1日3 mgから開始し，1～2週間観察し特に副作用がみられなければ1日5 mgに増量し維持する．作用時間が長いの

で，1日1回の服用であり，通常は朝食後に服用する．ただし，家族が確実に服用をチェックできるのが昼食後あるいは夕食後であれば，そのときに服用してもかまわない．その後，高度に進行したADに対しても，認知機能やADLに対するドネペジルの効果が示され，現在は高度AD患者に対してドネペジルを1日10 mgまで使用することが可能となっている．錠剤，口腔内崩壊錠，細粒剤，ゼリー剤などいろいろな剤型があるので，嚥下の状態や患者本人の希望に添って剤型を選ぶことができる．ただし，いくら高度ADに対する適応があっても，漫然と継続使用するのではなく，寝たきり状態やそれに近い意思疎通困難な進行例には投与を終了すべきであろう．本剤は，主として薬物代謝酵素CYP3A4および一部CYP2D6で代謝される．したがって，これらの代謝酵素を阻害する薬剤との併用に注意が必要である．

　ドネペジルはBPSDのいくかの症状に対しても効果が認められている．自発性や意欲がなくなっても，本人は自覚や苦痛を感じていない状態をアパシーというが，ドネペジルはアパシーに対してしばしば効果的である．海外で行われた中等度〜高度ADを対象とした臨床試験の結果から，うつ，不安，アパシーに対する効果が報告されている[3]．

(3) ドネペジルについての質問：「副作用が現れたらやめたほうがよい？」

　副作用は通常開始後，あるいは増量後早期にみられることが多く，投与を継続すると次第に治まってくることが多い．ただし，副作用が強く生活に支障をきたす場合は減量中止すべきであろう．例えば，胃部不快感が強く食欲低下がめだつ場合，胃薬を併用するか，いったん減量あるいは中止する．錐体外路症状として，振戦や歩行障害のほかに頸部や体幹が左右のどちらかに傾いたり，前方に倒れるような姿勢の異常がみられることがある．このような場合は中止する．ドネペジルの服用後，多動となって落ち着かなくなったり，易怒的になったりすることがある．これらの症状も開始後早期にみられる．もともと易怒性や問題行動が目立つ場合，まずその精神症状に対処してから，ドネペジルを開始するのがよいであろう．もし中等度ADでメマンチンの適応があれば，メマンチンには易怒性や攻撃性を緩和する作用があるので，選択するのがよいであろう．

　循環器系の副作用ではときに徐脈がみられる．服用前から脈拍傾向があったり，心血管系の既往症がある場合，内科医師の判断を仰いでから服薬を開始したほうがよい．

(4) 中断期間は短めに

　ドネペジルが有効な場合，2週間以内の中断なら，再開後もとの状態に復帰可能だが，それ以上長く中断すると，中断前のレベルまで回復しないことが報告されている．中断期間は可能な限り短いことが望ましい．副作用のため十分量が使用できない場合，他のAD治療薬に変更する．副作用消失後に，開始量の半分程度から開始し，少しずつ維持量まで増量すると，うまくいくことがある．

(5) 効果はあるが過度の期待は禁物

　本剤はすでに使用されて 10 年以上になる．したがって，医師側も効果の手応え，副作用出現時の対応など，ある程度把握している．本剤で一番効果があると思われるのは，意欲や自発性が低下した患者に対する効果である．表情にも精彩が戻ることがしばしば観察される．一方で，AD 治療薬といっても，記憶障害がめざましく改善することは経験しない．せいぜい意欲，集中力，注意力の改善によって，忘れっぽさが多少よくなった，といった程度である．したがって認知機能改善効果に対して多大な期待は禁物である．進行が抑えられているならよし，と考えるべきである．

3 ガランタミン（レミニール®）（図 2-5）

(1) アロステリック賦活作用をもつ薬

　ガランタミンもコリンエステラーゼ阻害作用をもつが，同時にアセチルコリン受容体の活動性を強める作用をもっている．アセチルコリンの受容体にはニコチン性受容体とムスカリン性受容体があるが，ニコチン性受容体にはアセチルコリンが結合する部位とは別にガランタミンが結合する部位があり，そこにガランタミンが結合すると，ニコチン性受容体の活動性が増幅する．この作用をアロステリック賦活作用という．ガランタミンの AD への効果は，ニコチン性受容体に対するアロステリック賦活作用が大きく寄与すると考えられる．この作用によって神経終末からドパミン，ノルアドレナリン，グルタミン酸，GABA などの遊離の増加が示されており[4]，アセチ

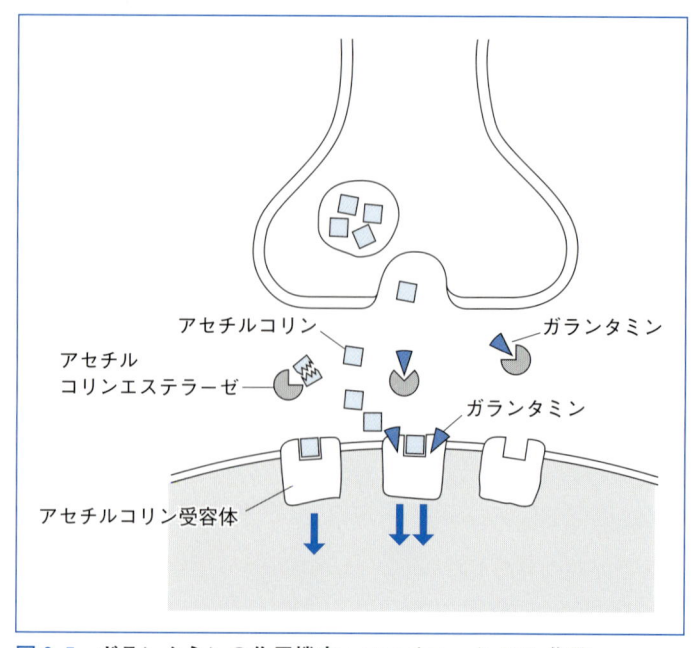

図 2-5　ガランタミンの作用機序：ニコチニック APL 作用

ルコリン神経伝達系以外の神経伝達系への作用も臨床効果に影響すると考えられる．

軽度〜中等度のADを対象にした24週間の国内臨床試験の結果から，ガランタミン16 mg/日群および24 mg/日群では投与期間すべての時点でベースラインよりも認知機能の改善を認めた．国内の臨床試験では，BPSDやADLに対する有意な効果は認めていないが，海外の臨床試験のメタ解析[5]では，ADLに対する効果も認められ，またBPSDに関してもAD患者の焦燥，不安，脱抑制，異常運動行動に対する効果が報告されている[6]．

軽度〜中等度のADに対して1日8 mg（1回4 mgを1日2回）から開始し，4週間後に1日16 mg（1回8 mgを1日2回）に増量する．さらに4週間後，症状に応じて1日24 mg（1回12 mgを1日2回）まで増量できることになっている．剤型には，錠剤，口腔内崩壊錠，経口液剤がある．本剤は代謝酵素のCYP2D6とCYP3A4により代謝される．したがって，これらの代謝酵素を阻害する薬剤との併用に注意が必要である．

(2) 効果はドネペジルに類似？

直接比較のデータは少ないので，ドネペジルとの効果の違いについてはいまだ不明の点が多い．アセチルコリン受容体に対するアロステリック賦活作用がある，といってもそれが臨床効果にどのように反映されているのか不明である．おおむねドネペジルと効果は似ているといってよいだろう．ただし，ドネペジルで消化器症状が現れ，服用が続けられなかったケースをガランタミンに変更すると，順調に維持用量まで増量できることが少なくない．またガランタミンは，本邦の臨床試験において，BPSDに対する効果を認めなかったが，海外の臨床試験のメタ解析から，AD患者の焦燥，不安，脱抑制，異常行動に対する効果が報告されている．投薬前からこのような症状が認められるケースにおいても，それほど気にせず投与できるといえる．

(3) 服薬管理が重要に

短所を挙げればこの薬は1日2回に分けて服用する点である．他のAD治療薬はいずれも1日1回投与であるから，家族が忙しく本人の内服に2回つきあえない場合など，服薬管理の課題がある．繰り返しになるが，どの医師もこの薬剤に対する臨床経験がないので，どのような例に効果が期待できるか，どのような症状に効果があるのか，手探りの状態である．おそらくドネペジルと同様，記憶障害がめざましく改善することは期待できないだろう．

4 リバスチグミン（イクセロン®パッチ，リバスタッチ®パッチ）(図2-6)

(1) 唯一のパッチ薬のAD治療薬

アセチルコリンを分解するコリンエステラーゼにはアセチルコリンエステラーゼのほかに，ブチリルコリンエステラーゼという酵素がある．通常，コリンエステラーゼ

阻害薬は，アセチルコリンエステラーゼとブチリルコリンエステラーゼの両者に作用するが，ドネペジルやガランタミンはブチリルコリンエステラーゼへの作用が非常に弱い．一方，リバスチグミンはブチリルコリンエステラーゼに対する阻害作用が強いことが特徴である．ブチリルコリンエステラーゼは，神経細胞のほかグリア細胞に多く存在する．ブチリルコリンエステラーゼ阻害作用が脳内でどのような臨床効果をもたらすのか詳細は明らかではない．ただし，ADの進行とともに脳内のアセチルコリンエステラーゼは減少し，ブチリルコリンエステラーゼが増加するため，進行しても薬効が維持できることが期待される．

　もう1つの特徴は，本剤は経口薬ではなくパッチ薬という点である．パッチ薬に日付を記入できるので，服用忘れや服用したことを忘れ2回服用するなどのリスクを下げることが可能である．またパッチ薬は，経口薬に比較して血中濃度の日内変動が少ないためか，消化器症状の出現率が経口薬と比較して低い．ただし，貼付薬特有の副作用として貼付部位皮膚の発赤やかゆみがみられることがある．

　24週間の国内臨床試験の結果から，リバスチグミンパッチ18 mgは，最終評価時，ADAS-J cogで評価した認知機能と，DADで評価したADLの悪化を有意に抑制した．また海外の多施設共同無作為比較対照試験においても，24週後の認知機能は，18 mg投与群は，対照と比較して有意差を認め，開始時よりも良好に保たれていた[7]．なお，BPSDに対しては，オープン試験においては抑制効果が認められているが，二重盲検試験の結果は報告されていない．

　軽度〜中等度のADに対して，1日1回4.5 mgから開始し，原則4週間ごとに4.5

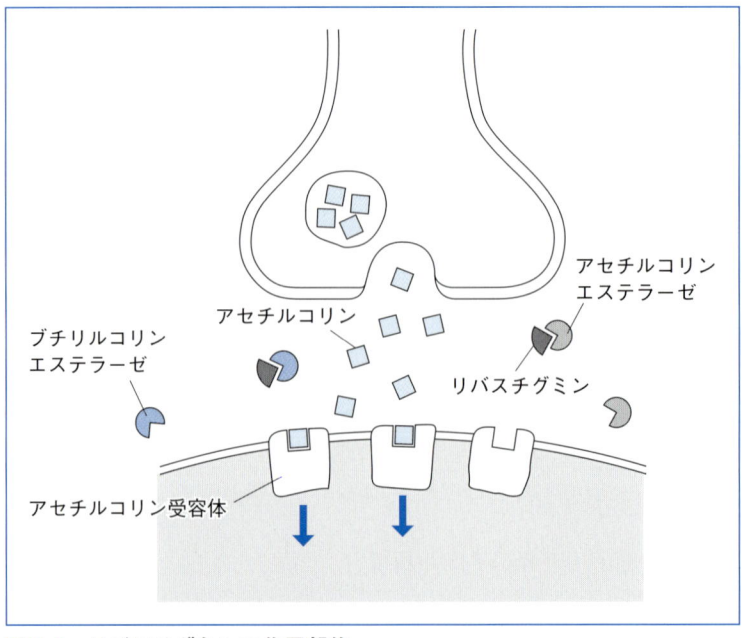

図2-6　リバスチグミンの作用部位

mgずつ増量する．維持用量は18mgである．臨床試験の結果，9mgでは明らかな効果が認められていない．本邦では，パッチ薬のみが発売される．上腕部，背部，胸部のいずれかに貼付する．

(2) パッチ薬のメリット・デメリット

　パッチ薬という剤型がこの薬剤の最大の特徴である．したがって，まずパッチ薬という点から長所と欠点をみていこう．これまでいくつかの臨床試験で介護者に対するアンケート調査が行われているが，6～7割程度の介護者が経口薬よりもパッチ薬のほうが扱いやすい，と好評であった．内服に手間がかかる場合でもパッチ薬は比較的スムーズに貼ることができ，日常生活への影響が少ないというのである．1日1回貼るパッチ薬にしたことで，薬剤の飲み間違いが少なくなり，また血中濃度の変動が少ないため，他のコリンエステラーゼ阻害薬に比較して消化器系の副作用の発現率が低い．またCYP450への影響が少ないことも利点である．このほか臨床試験の結果から，ADLの改善効果も期待できるようである．すなわち「今までできていたことがだんだんできなくなってきた」と家族が訴えるようなら，本剤を試みてもよい．

　一方，パッチ薬のもつ最大の欠点は，副作用に皮膚症状がみられる点である．高齢者はもともと乾燥肌で，刺激に対して接触性皮膚炎も起こしやすい．現に臨床試験では消化器症状以上に皮膚症状が高率であった．ただし，皮膚症状で使用の継続ができなくなったのは1割弱であり，それほど高くはない．翌日貼付領域を保湿すると副作用の発現が低く抑えられる．また発赤や瘙痒感が強い場合，ステロイド軟膏や抗ヒスタミン薬の軟膏で対処することで大多数は使用を維持できる．また継続していくうちにしだいに皮膚症状が目立たなくなってくることも多い．本剤のもう1つの欠点は，増量のペースが遅いことである．他の薬剤は5週後には維持量に達するのに対して，本剤は原則に沿って使用すると13週後に維持量になる．今後の課題である．

5│他のAD治療薬への変更について

　患者や家族は，それまで1種類の認知症治療薬をずっと使用し，その間次第に進行すると，どうしても新しい薬なら何とかなるのではないか，と考え，新薬への変更を希望する．変更してみると，確かに症状が改善する場合もあれば，あまり変わらない場合もあり，あるいは悪化することもあるだろう．現段階でどの薬が最も患者に適しているか，事前に判定する方法はない．いいかえれば，このように変更が可能になったことが，患者や家族にとって大きなベネフィットだといえる．

6│AD治療薬の変更の方法

　たとえばAというAD治療薬からBという治療薬に変更する場合，両方の併用は認められていないので，Aを漸減，Bを漸増という方法はとれない．Aを中止し，

その日からBを開始することになる．変更後の薬剤の効果を確認するには，少なくとも維持量まで増量して3か月程度観察する必要があるだろう．ただし，変更後明らかに状態が悪化した場合，結局前薬に戻すことになる．

なお，βブロッカー服薬者，徐脈がある患者でドネペジルから切り替える場合，1週間程度休薬が必要である．

7 | メマンチン（メマリー®）

(1) コリンエステラーゼ阻害薬との併用が可能

メマンチンは，これまで述べてきたコリンエステラーゼ阻害薬と作用機序が全く異なるNMDA受容体拮抗薬というAD治療薬である（図2-7）．この薬剤の作用機序を知るには，グルタミン酸神経伝達系を理解することが必要である．ADの神経細胞が変性し死滅していく機序についてはいくつか仮説が考えられており，そのうちの1つに興奮性神経毒性仮説がある．これは神経細胞がグルタミン酸受容体を介して過剰な興奮刺激を受けることにより，神経細胞内に過剰なカルシウムイオンが流入し，その結果，神経細胞が障害を受け，やがては回復不可能な状態になって細胞死するという仮説である．グルタミン酸と結合する受容体の1つがNMDA型グルタミン酸受容体であり，メマンチンはNMDA型グルタミン酸受容体の働きを抑える薬剤である（図2-8）．グルタミン酸神経伝達系は通常は記憶などの認知機能に重要な働きをしているが，AD脳ではNMDA受容体の活動が過剰になっていると考えられている．このNMDA受容体は前頭葉，辺縁系，視床下部に高頻度に発現している．シナプスの情報伝達や可塑性に関与することで，記憶や学習にかかわっている．そこで本剤はNMDA受容体の過剰の活動を抑制することで，神経細胞保護作用と記憶・学習機能

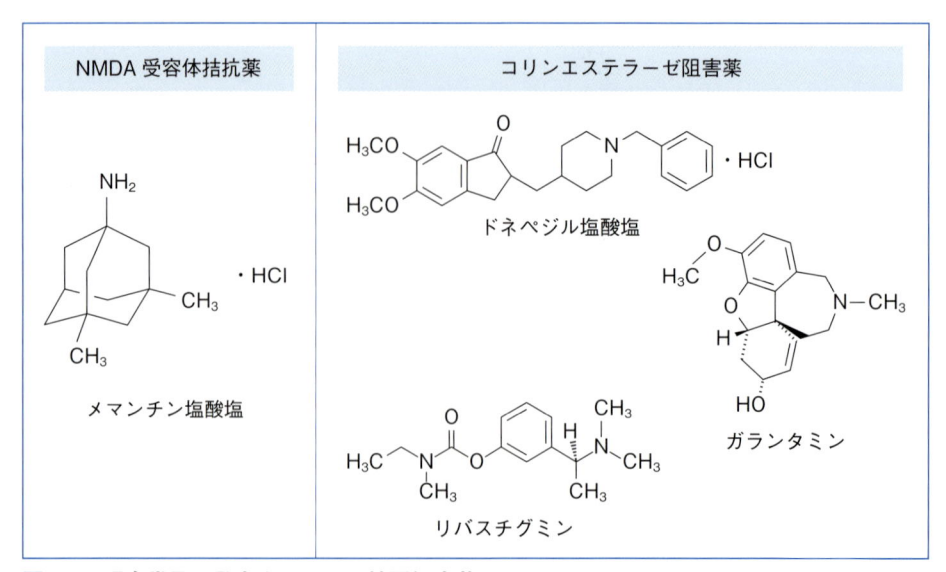

図2-7 現在世界で発売されている抗認知症薬

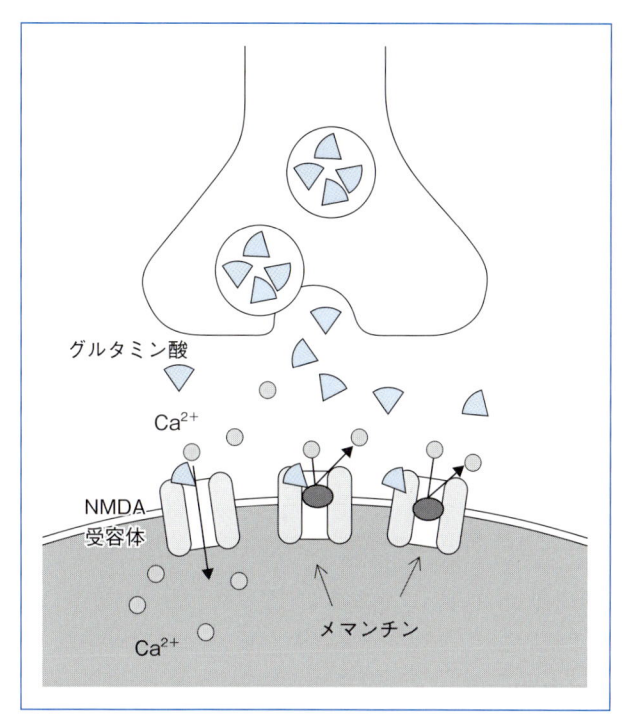

図 2-8 グルタミン酸神経伝達系とメマンチン
メマンチンは過剰な NMDA 受容体の活動を抑制する．

障害抑制作用を示すと考えられている[8]．

24週間における国内臨床試験の結果，SIB-Jスコアで評価した中等度～高度のAD患者の認知機能障害の進行を抑制した．またBehave-ADで評価したBPSDに関しても，攻撃性や異常行動の改善を認めた．

本剤はコリンエステラーゼ阻害薬との併用が可能であり，また併用した場合の効果について検討されている．中等度～高度のAD患者のドネペジルを服用中の患者にメマンチンを併用することにより，ドネペジル単独治療よりも有意に認知機能の改善を示し[9]，またADLや攻撃性，易刺激性，食行動の変化などのBPSDにも有意な改善がみられたことが報告されている[10]．

中程度～高度のAD患者に対して1日1回5mgの錠剤から開始し，1週間に5mgずつ増量し，1日1回20mgで維持する．高度の腎機能障害（クレアチニンクリアランス値：30mL/分未満）のある患者には慎重に投与し，維持量は1日1回10mgとなっている．主な副作用はめまい，便秘，頭痛，傾眠などである．

臨床現場においては，軽症の段階からすでにコリンエステラーゼ阻害薬が使用されているので，ほとんどの場合，コリンエステラーゼ阻害薬に上乗せして用いることになる．

(2) 認知機能障害とBPSDの治療を同時に

本剤は，コリンエステラーゼに特徴的な消化器系，錐体外路系あるいは循環器系の

副作用がみられないため，コリンエステラーゼ阻害薬が服用できない場合でも本剤なら服用可能である．攻撃性，易刺激性などの BPSD に対して効果が報告されているのも本剤の特長の1つである．これまではこれらの BPSD が目立つ場合，まず BPSD の治療を優先することが多かったが，本剤に関していえば，認知機能障害の治療と易怒性や攻撃性などの治療が同時にできる．また薬剤代謝酵素への影響がないのも長所である．

(3) 適用は中等度以上

軽症例には適用がない．したがって原則に従えば，多少進行しないと投与できない．本人や家族にしてみれば早くから使ってほしいと思うのが当然であり，難しい場面もあるだろう．しかし実際の臨床場面では，まずは軽度から投与可能なコリンエステラーゼ阻害薬の投与から開始することになるだろう．現在コリンエステラーゼ阻害薬が3剤になったので，1剤ずつ効果を検討していると，ある程度の時間が必要である．その間患者の状態に応じてメマンチンを投与する．ただし，新薬同士の併用は安全性の面から慎重な観察が求められる．例えばメマンチンとリバスチグミンはともに腎排泄の薬剤であり，腎障害のある患者の併用には特に慎重さが求められる．

8 | AD 治療薬のレビー小体型認知症 (DLB) に対する効果

レビー小体型認知症 (dementia with Lewy bodies ; DLB) は AD や血管性認知症 (vascular dementia ; VD) に次いで多い認知症疾患である．DLB の認知機能障害に対して，コリンエステラーゼ阻害薬が有効との報告は多い．実際 AD 以上にコリンエステラーゼ阻害薬に対する反応が大きい．その背景として DLB 脳では AD 脳よりもアセチルコリン伝達系の障害が強く，このためコリンエステラーゼ阻害薬の効果が得られやすいと考えられる．DLB では，幻視，妄想，焦燥，うつ，あるいは夜間睡眠中に大声で寝言を言ったり手足を激しく動かすなどの異常行動がみられるレム睡眠行動障害 (REM sleep behavior disorder ; RBD) など，さまざまな BPSD を示す．DLB の BPSD に対してもコリンエステラーゼ阻害薬の効果が認められている[11]．

実際の臨床現場では，多くの DLB 例に対して，コリンエステラーゼ阻害薬はすでに使用されている．しかし，あくまでそれは適用外使用である．保険病名にレビー小体型認知症と書くと査定される．したがって今後コリンエステラーゼ阻害薬が DLB に対して保険適用され，正式に治療薬として認可されることが強く望まれる．本邦で大規模な臨床試験が行われたので，その結果が判明すれば適応追加が期待できる．なお，最近ではメマンチンも海外の二重盲検試験により RBD に対する効果が報告された．

BPSDに対する薬物治療[12]

　BPSDに対しては，まず非薬物療法が行われるべきであり，それで改善しない場合に限って慎重に薬物療法が行われる(表2-3).すでに認知症治療薬はいくつかのBPSD症状に対しても有効なことを述べた.したがって，BPSDに対する対症治療薬を用いる前に，認知症治療薬のBPSD改善効果について評価することが必要である.それで効果が得られない場合，BPSDに対する対症治療薬が用いられる.BPSDに対する薬物療法は，安全性に対する配慮が最も重要である.たとえBPSDが軽減しても，認知機能や身体機能が悪化しては意味がない.

　高齢者の代謝能，排泄能を考え，安全性が高く半減期が比較的短い薬剤を少量から用いるのが原則である.薬物療法の目標は，症状を完全に取り除くことではなく，たとえある程度症状が残存しても患者や家族が日常生活を大過なく送れればよしとする.薬剤の副作用としては，抗コリン症状，日中の覚醒度の低下，身体機能の低下などに注意が必要である.抗コリン症状とは，口の渇き，便秘，眼のかすみなどの身体症状が代表的であるが，高齢者の場合しばしば物忘れが激しくなり，注意力が低下する.またせん妄を誘発することもある.長時間作用の睡眠薬を服用した場合，日中も作用が持続することで，日中の覚醒度の低下が生じやすい.また日中ベンゾジアゼピンの投与で，さらに認知機能が低下したり，せん妄が誘発されたり，筋弛緩作用によるふらつきがみられたりするので，できる限り控えたほうがよい.BPSDに対して抗精神病薬が投薬されることがあるが，錐体外路系の副作用で体の動きが悪くなり，転倒しやすくなるので注意が必要である.

　また認知症高齢者には身体疾患をもつものが多い.身体疾患によっては用いてはいけない薬剤があるので，チェックが必要である.たとえば糖尿病患者にクエチアピンやオランザピンは使用禁忌であり，緑内障，心筋梗塞の回復期などでは三環系抗うつ薬やマプロチリンは禁忌である.またセロトニン選択的再取り込み阻害薬(SSRI)には，CYP450の阻害作用があり，併用薬剤の血中濃度が上昇する可能性がある.いくつかの科を受診すると，薬剤の数が非常に多くなる場合がある.他科の薬剤を常にチェックし，薬剤数の減少に努めるべきである.

表2-3　BPSDへの対応

第1段階；非薬物療法
　発症誘因の検討と対応
　　環境，介護，身体疾患，治療薬などが誘発していないか
　　誘因の除去
　　行動学的アプローチ
　介護者への指導，環境調整
　　介護保険を介したサポートシステムの活用
・非薬物療法で改善なし
・認知機能障害治療薬もBPSDに効果なし
→第2段階；BPSDに対する薬物療法

各症状に対する薬物療法

1 | 興奮,易刺激性,攻撃性

これらの症状に対しては,元来抗精神病薬がしばしば用いられてきた.しかし通常の投与量であっても認知症高齢者では副作用が発現しやすい.また抗精神病薬服用中の認知症患者の死亡率の上昇が指摘されたことから[13],抗精神病薬の使用は,重症例などかなり使用が限られてきた.その代わりにいくつかの代替治療薬の効果が検討され,報告されている.以下に述べることを表2-4にまとめた.

(1) 漢方薬

漢方薬は,体に優しいがあまり効かない,と考える人が多いが,認知症治療の世界では,漢方薬は非常に重要な治療薬の1つである.認知機能や運動機能に影響が少ない漢方薬はBPSDの治療によく用いられる.なかでも抑肝散のBPSDに対する臨床報告が蓄積されつつある.

a 抑肝散

抑肝散のBPSDに対する効果は,原が,易怒性,興奮,不眠,せん妄に特に有効とした報告に始まる[14].2005年に東北大学の岩崎らは,AD,VD,混合型,DLBを含む52例の認知症患者を対象に抑肝散投与群と非投与群に無作為に分け,4週間の治療効果を検討した[15].その結果,抑肝散7.5 g/日投与群は有意にBPSDが改善した.なかでも幻覚,興奮,易刺激性などの改善効果が著明だった.同時に抑肝散服用群は,ADLも有意に改善した.一方,抑肝散を服用しなかった群では,このような改善はみられなかった.

また筆者らは,関東地区20施設の共同研究により106例(AD 78例,混合型13例,DLB 15例)に対して前半4週間抑肝散7.5 g/日を服用し後半4週間服用しないA群と,前半4週間抑肝散を服用せず後半4週間服用したB群に無作為に分け,BPSD,ADL,認知機能に対する効果を検討した[16].その結果,A群,B群とも抑肝散服用時にBPSDが改善した.妄想,幻覚,興奮,うつ,不安,易刺激性など多岐にわたり効果が認められたが,特に興奮や易刺激性はA群,B群ともに改善した.

表2-4 BPSDに効果が報告されている薬剤

易刺激性,興奮,攻撃性	抑肝散,バルプロ酸,ガランタミン,メマンチン,タンドスピロン,非定型抗精神病薬
幻覚,妄想	非定型抗精神病薬
	DLBの幻覚,妄想:コリンエステラーゼ阻害薬,抑肝散
うつ	ドネペジル,SSRI,SNRI
アパシー	ドネペジル,ドパミン作動薬
RBD	クロナゼパム,抑肝散,メラトニン製剤
	コリンエステラーゼ阻害薬,メマンチン
FTDのBPSD	SSRI,抑肝散

これまでの報告と考え合わせると，抑肝散は興奮や易刺激性に対して特に有効なことがわかる．興味深いことにA群では抑肝散の服用を中止した後半4週間も効果が持続した．したがって抑肝散をすぐに中止しても，それによって症状がすぐに悪化することはないといえる．ただし抑肝散はあくまでもBPSDに対する治療薬であって，認知機能に対する改善効果はない．

その後も抑肝散のBPSDに対しては，さまざまな検討が行われ，抑肝散と抗精神病薬を併用すると，効果も得られやすく，また抗精神病薬の使用量も少なくてすむ可能性についての報告[17]や，ドネペジルと抑肝散の併用によって，ドネペジルのみの治療よりも，BPSDの改善効果が大きいことなどが報告されている[18]．

その後筆者らは，BPSDに対して抑肝散を7.5g/日ではなく5g/日からの開始でも効果が得られることが多く，また多くの症例では1～2週間以内の早期に効果が発現することを報告した[19]．その一方で，抑肝散は4週間を超えて新たに効果が発現することはほとんどみられなかった．このことから4週間経ても無効な場合，他の薬剤に変更したほうがよい，ということになる．

b 抑肝散の使用にあたって注意すること

抑肝散は認知症の薬と誤解している方も多いが，あくまで認知症のBPSDに対する薬剤であって，認知症の認知機能障害に対する薬剤ではない．また抑肝散には抗コリン作用や錐体外路症状はみられず，その点で抗精神病薬に比較して安全だが，それでも副作用について一定の注意が必要である．筆者らの106例の検討では3例に消化器症状が出現し，服用を続けられなかった．また2例に低カリウム血症を，1例に過鎮静を認めた．抑肝散には甘草が含まれており，偽アルドステロン症による低カリウム血症をきたすことがある．抑肝散投与後に血圧上昇，下肢の浮腫，あるいはふらつきなど身体症状が現れた場合，低カリウム血症の発現を疑ったほうがよい．少なくともときに電解質の検査が必要であろう．通常臨床研究では投与量を1日7.5gに統一して行うため，副作用が発現しやすい．筆者らの検討では，1日5gでも効果が得られる場合が多いことから，安全性の面を考慮すれば5gあるいはそれ以下の開始でもよいであろう．仮に低カリウム血症が出現した場合，抑肝散の投与を中止すれば速やかに低カリウム血症は改善する．一方，症状はある程度の期間悪化しないので，症状の悪化を気にせず即中止できる．

c 抑肝散加陳皮半夏（よくかんさんかちんぴはんげ）との使い分けが有用

抑肝散に陳皮と半夏が加わった，抑肝散加陳皮半夏という漢方薬がある．この薬は抑肝散とほぼ同じ症状に効果がある漢方薬である．体力の低下が目立つ例や，消化器系の副作用が出現しやすい例，副作用で抑肝散を断念した例に，抑肝散加陳皮半夏が有効な場合がある．また仰臥位にしてお腹をさわると，抑肝散がよいか，抑肝散加陳皮半夏がよいか，判断がつくことがある．抑肝散はへそのわきにある腹直筋に張りがある場合に有効なことが多く，抑肝散加陳皮半夏は，腹直筋に張りがなく，へその左側に腹部大動脈の拍動（臍傍悸）を触れる場合に効果が得られることが多い．

d 抑肝散の作用機序

抑肝散は基礎研究から，セロトニン神経伝達系やグルタミン酸伝達系の調節作用が確かめられており，これらの作用が攻撃性や易刺激性などの精神症状の緩和作用に関連すると考えられる．ということは，メマンチンの項で述べた作用機序や作用と一部類似していることになる．

e その他の漢方薬

抑肝散のほかにBPSDに用いられる漢方薬として釣藤散と黄連解毒湯がある．釣藤散は二重盲検プラセボ対照比較試験の結果，VDのBPSD（睡眠障害，せん妄，幻覚・妄想）に対する効果が認められた[20]．また黄連解毒湯もVDや脳梗塞後の興奮，うつ，不安に対する効果が報告されている[21]．黄連解毒湯は体格ががっちりした実証タイプで，かつ赤ら顔の場合，効果が得られやすい．釣藤散は虚証者に対する薬剤だが，虚証の薬は証を特に気にせず用いることができる．釣藤散と黄連解毒湯は，ADに血管障害を認める場合や血管障害以外のBPSDに用いることも可能である．DLBの不眠，物盗られ妄想，興奮に釣藤散が奏効した症例を経験した．また虚証の女性の更年期障害や生理不順に頻用される当帰芍薬散という漢方薬がある．この薬の認知症に対する効果が検討され，感情不安定，焦燥，落ち着きのなさ，睡眠障害（入眠，熟眠）に改善をみたと報告されている．

ここに示した漢方薬以外にもBPSDに用いる薬剤はある．また中には，認知機能の改善効果が報告されている漢方薬もあるが，紙面の都合で省略する．いずれにしても漢方薬はBPSDの治療に，いまや欠かすことができない治療選択肢になりつつある．ここに紹介した漢方薬について表2-5にまとめた．

(2) 抗てんかん薬，抗不安薬など

カルバマゼピンやバルプロ酸などは，てんかんの治療に用いられる抗てんかん薬で

表2-5 BPSDに用いられる漢方薬

	抑肝散	釣藤散	黄連解毒湯	当帰芍薬散
対象疾患	AD, DLB, VD, FTD	VD（ただし他の疾患でも有効な場合がある）	VD（ただし他の疾患でも有効な場合がある）	AD, VD
証	中間〜虚症（虚証では抑肝散加陳皮半夏）	虚証	実証	虚証
対象症状	易怒性，興奮，うつ，不安，幻覚・妄想	睡眠障害，せん妄，多動，幻覚・妄想	易怒性，不機嫌，うつ，不安	感情不安定，焦燥，睡眠障害
認知機能への影響	なし	改善の報告あり	改善の報告あり	改善の報告あり
ADLへの影響	改善の報告あり	改善の報告あり	改善の報告あり	改善の報告あり
時にみられる副作用	消化器症状，低カリウム血症	消化器症状	消化器症状，肝障害	消化器症状

ある．これらの薬剤もBPSDに対する効果が報告されている．臨床場面ではバルプロ酸(デパケン®，セレニカ®)が用いられることが多い．海外では多数の報告があり，オープン試験で有効性が示されているが，二重盲検試験というより厳密な試験では明らかな効果は示されていない．本邦では堀口らが6例の入院例に対してバルプロ酸600 mg/日を使用し，せん妄，易怒性，暴力に対する効果を報告している[22]．筆者らもAD，VD，DLBを含む110名の外来患者を対象にバルプロ酸のBPSDに対する効果を診療録をもとに調査したところ，100～200 mgの低用量でも，易刺激性，興奮，攻撃性，不眠などの症状にしばしば効果を認めた[23]．認知症のBPSDに対しては，てんかんの治療で調べられるバルプロ酸の血中濃度はそれほど参考にならない．すなわち血中濃度がてんかんの治療の有効濃度に達していなくても，効果を認めるからである．

抗てんかん薬の最近の話題の1つに，ゾニサミドがパーキンソン病の治療薬として認可されたことが挙げられる．パーキンソン病と関連の深いDLBに対する臨床効果も報告されるようになり，パーキンソン症状の改善とともに，易刺激性や興奮，さらにはアパシーが改善した例が報告されている．抗てんかん薬は，このように認知症高齢者の易怒性や興奮などを改善するのに有効であるが，幻覚や妄想などの症状に対して効果は期待できない．また安全面からみると，抗てんかん薬には抗精神病薬でみられる錐体外路系の副作用がみられない点は長所である．ただし，眠気やふらつきを時にみることがあるので，服用中は注意が必要である．またバルプロ酸服用中に血清アンモニアの上昇や血小板数の減少など血液検査所見に変化がみられることがある．このため，時に血液検査が必要になる．

またAD剖検脳の検討から，セロトニン1A受容体の減少と易怒性が関連することが報告され，海外ではセロトニン1A受容体の部分作動薬であるbuspironeの効果が報告されている．本邦ではセロトニン1A受容体の部分作動薬としてタンドスピロン(セディール®)がある．この薬剤は抗不安薬に属するが，代表的な抗不安薬であるベンゾジアゼピン系薬と比べると眠気やふらつきなどの副作用が軽い．したがって高齢者には適しているといえる．そこで筆者らはタンドスピロンを用いて8週間のオープン試験を行ったところ，1日服用量およそ20 mg程度で攻撃性，易刺激性，不安，うつに効果を認めた[24]．特に目立つ副作用は認められなかった．比較的安全な薬剤であり，上記の症状に対して試みてもよいであろう．

(3) 抗精神病薬

症状が激しい場合，前述の代替治療薬が無効で，抗精神病薬を用いざるを得ない場合があることも事実である．抗精神病薬の効果については，海外でいくつか二重盲検比較試験が行われ，リスペリドン(リスパダール®)[25,26]，クエチアピン(セロクエル®)[27]などの効果が報告されている．これらの検討は，主に入院・入所例を対象に行われている．したがって外来患者に対して抗精神病薬を用いる場合は，特に副作用に注意が必要である．どの抗精神病薬でも，使用量が増えれば錐体外路症状や日中の傾

眠などの副作用が出現しうる．治療によって興奮状態が治まってくると次第に鎮静が目立つようになり，錐体外路系の副作用もみられると体の動きが遅くなり，歩行の障害も目立つようになる．転倒のリスクも高まる．このような状態が現れたら薬剤の減量・中止が必要である．リスペリドンの開始量は 0.5 mg/日前後で，1 mg/日を超えると副作用が発現しやすくなる．オランザピンの開始量は 1.25～2.5 mg/日で，5 mg を超えると副作用が現れやすくなる．クエチアピンは 25 mg/日前後から開始し 75～100 mg/日程度を目安とする．外来 AD 患者を対象に，リスペリドンとクエチアピンを比較した 8 週間の単盲験試験から，リスペリドン（0.5～2 mg/日，平均 0.9 mg）とクエチアピン（50～400 mg/日，平均 77 mg）がともに興奮に有効だったと報告されている[28]．クエチアピンは比較的錐体外路症状が出現しにくいため，DLB に対して他の非定型抗精神病薬よりは使用しやすい．ただし，クエチアピンとオランザピンは糖尿病が悪化する可能性があるので，糖尿病患者に禁忌であり，使用する前には，糖尿病の有無についてチェックが必要である．筆者らは外来の AD および VD 患者の BPSD に対するペロスピロン（ルーラン®）の効果を 6 週間のオープンスタディで検討し，平均最大使用量 7.4（2～12）mg/日の低用量で，暴言，興奮が改善したことを報告した[29]．ペロスピロンの統合失調症に対する初回投与量は 1 日 8～12 mg であるから，BPSD の最大使用量が，統合失調症の初回投与量にも満たないことになる．この検討では，MMSE も 12.3 点から 15.6 点へ改善した．すなわち抗精神病薬であっても，少量を適切に使用すれば，精神症状が落ち着くとともに認知機能が回復する場合があることが示された．ところで DLB の場合，抗精神病薬の副作用が特に現れやすい．当初は AD と診断されても，後に DLB と判明することがしばしばあるので注意が必要である．

　いくつかの治療薬について紹介したが，認知症の BPSD に対して承認されている薬剤は 1 つもない．すなわち，いずれの薬剤も本来の薬の治療目的とは異なる使用を行っていることになる．処方するときにはこのことについて話し，さらに副作用についても十分説明しておく必要がある．抗精神病薬の副作用であれば，中止すれば通常症状は改善することを話しておくとよい．

2 幻覚

　認知症の幻覚では幻視の頻度が高く，なかでも DLB は診断基準にもあるように，高頻度に幻視が出現する．時に幻視がみられても生活上，特に大きな支障がなければ薬物療法を行う必要はない．ただし頻繁で，患者本人の苦痛が大きい場合や，生活上の支障が大きい場合，薬物療法が行われる．

　DLB の幻視に対して，ドネペジルをはじめとするコリンエステラーゼ阻害薬の効果が報告されている．コリンエステラーゼ阻害薬が無効な場合，抑肝散が有効な場合が多い．Iwasaki らは幻視を呈し最低 6 か月間ドネペジルを服用したが，幻視やその他の精神症状に改善が認められなかった 14 例と，ドネペジルを服用したが消化器症

状で服用が続けられなかった1例の計15例のDLBに対してオープンスタディを行い，抑肝散 7.5 g/日投与後2週間以内に15例中12例の幻視が消失したという[30]．幻聴に対しても抑肝散が奏効する例がある．ただし，抑肝散で効果が得られない場合，少量の非定型抗精神病薬を用いることがある．

3 | 妄想

　ADでは物盗られ妄想や被害妄想などが，記憶障害や家庭内の人間関係のもつれから生じることが多い．患者に対する対応の工夫や環境調整で妄想が改善することが多いため，まずは非薬物的対応が行われる．程度が激しく興奮や周囲への攻撃性を伴う被害妄想や物盗られ妄想に対しては，非定型抗精神病薬が必要となることがある．ADの物盗られ妄想に1 mg/日程度のリスペリドンが有効と報告されている[31]．

　DLBでも物盗られ妄想はみられるが，幻の同居人などの誤認妄想がみられることが多い．幻の同居人から物盗られ妄想に発展したり，「布団に見知らぬ女性が寝ている」という幻視から嫉妬妄想に発展することがある．DLBの妄想に対しても，コリンエステラーゼ阻害薬や抑肝散の効果が報告されている．興奮を伴う激しい妄想に対しては，少量のクエチアピンやリスペリドンを慎重に用いる．

4 | 睡眠障害

　通常の不眠に対しては睡眠衛生指導を徹底して行う．定時の離床および就寝，朝方の日光浴，日中散歩などの適度な運動，午睡の時間を限定，就寝前の過剰な水分摂取を控える，アルコール，ニコチンなどの制限，静穏な寝室環境などについて指導する．日中の活動性を維持するには，介護保険を介したデイサービスの利用も効果的である．

　補助的に睡眠薬も用いられる．ベンゾジアゼピン系睡眠薬は持ち越し効果による日中の眠気や筋弛緩作用によるふらつき，転倒のリスクがあるので十分注意が必要である．持続時間が短く，比較的筋弛緩作用が軽いゾピクロン，ゾルピデムや，メラトニン製剤（ラメルテオン）などが用いられる．ラメルテオンはふらつきの副作用が目立たず高齢者には比較的安全である．抑肝散は不眠症に対しても適応があるが，認知症高齢者の不眠に対してもしばしば効果を認める．不眠が高度で不穏，興奮状態がみられる場合，クエチアピンなどの抗精神病薬が少量用いられる．DLBでみられるRBDにはベンゾジアゼピン系のクロナゼパムが用いられるが，ふらつきや日中の眠気が残存することがあり，注意が必要である．メラトニン製剤，コリンエステラーゼ阻害薬，抑肝散などの効果が報告されている．またメマンチンも二重盲検試験によりRBDに対する効果が報告されている[32]．ドパミン作動薬のプラミペキソールの有効性を示唆する報告もあるが，さらなる検討が必要である．

5 | うつ状態とアパシー

　認知症では，うつ状態が高頻度に出現する．ADのおよそ2割，DLBのおよそ半数にうつ状態を認め，大うつ病エピソードを満たすうつ状態も少なくない．認知症ではアパシーがうつ状態よりもさらに高率にみられる．

　ADのうつ状態は，環境を調節し，ケアを工夫すると改善されることが多い．しかしうつ状態が遷延する場合，あるいは強い場合，薬物療法が必要となる．筆者らの検討結果では，ADのうつ状態でも希死念慮は少なくないため，決して見逃さないように努めるべきである．ドネペジルも中等度〜高度ADのうつに対する効果が報告されているため[3]，まずはドネペジルの効果を見定める．それで効果がみられない場合，抗うつ薬が必要となる．その際，三環系抗うつ薬は抗コリン作用が強いため使用は控え，より安全性が高いSSRIやセロトニン・ノルアドレナリン再取り込み阻害薬(SNRI)を最低量から使用する．ADのうつ状態に対する二重盲検試験から，セルトラリン(ジェイゾロフト®)の効果が報告されている．ただし，対照と有意差なしとする報告もある．筆者らはミルナシプラン(トレドミン®)を用いてオープン試験を行い平均40.4 mg/日の低用量で効果がみられた[33]．

　しばしばうつ病性仮性認知症と認知症の鑑別が強調される．仮性認知症はうつ病を背景とした病像であり，自覚的なつらさを訴える．そして仮性認知症では，うつ病の治療が必要である．認知症でしばしばみられる，意欲はなく自発性も低下するが，自覚的な苦痛感に乏しい，という病像はアパシーを指している．認知症においても抗うつ薬を必要とするほどのうつ状態が現れるので，仮性認知症であっても認知症のうつ状態であっても，結局はうつ状態を見逃さず，うつの対応をすることが重要である．アパシーに対して抗うつ薬は無効のことが多く，むしろコリンエステラーゼ阻害薬のほうが効果を認める．またドパミン伝達系を賦活するアマンタジン塩酸塩(シンメトレル®)，プラミペキソール(ビ・シフロール®)などが有効な場合がある．

　DLBでは前駆状態としてうつが先行し，うつ病と診断され経過を追っていくうちに次第にDLBの症状が出現してくることがある．筆者らの検討では，50歳以上で発症し，入院を必要とする程度のうつ病のうち，およそ14%がその後DLBと診断された[34]．ドネペジルはDLBのうつに対しても効果を認めるが，強いうつ状態に対してはSSRIやSNRIを最低使用量から開始する．少量でも振戦などの副作用がみられることがある．最近ミルタザピンが奏効したDLBの症例が報告された．ただしDLBのうつ状態は幻覚，妄想，不安，易刺激性などが併存したり，アパシーが前景になるタイプが多く，オーソドックスな抗うつ治療が奏効しない場合も少なくない．DLBの難治性うつ状態に対しては，専門医へ紹介が必要となる場合が多い．外来の薬物療法で難治の場合，入院したうえで修正型電気けいれん療法(mECT)が必要になることがある．ECTの結果パーキンソン症状の改善もみられることがある

　DLBのアパシーに対してもコリンエステラーゼ阻害薬の効果が報告されている．DLBでは，ドパミン作動薬で幻覚，妄想症状が悪化することがあるため注意が必要

である．

6 | その他のBPSDに対する治療薬

　前頭側頭型認知症（frontotemporal dementia；FTD）の行動異常に対しては，患者の行動パターンを利用したケアが重要だが，薬物療法の効果についても報告されている．FTDでみられる常同行動や食行動異常に対してSSRI（フルボキサミン50～75 mg/日）の効果が報告されている[35,36]．また抑肝散を用いた4週間のオープンスタディの結果から，FTDの興奮，易刺激性，異常行動，アパシー，脱抑制，妄想に対する効果が報告されている[37]．

● 薬物療法をするにあたって

　以上，認知症の薬物療法について概観した．新たにAD治療薬が上市され治療選択肢が増えたことは，認知症医療にとって大きな前進である．それと同時に，医師には的確な診断のもとで，臨床効果を判定しながら適切に使用していくことが求められる．BPSDの治療に際しては，まず非薬物療法を十分に行うことが重要であり，そのうえで薬物療法の適否を判断し，慎重に行うことが求められる．BPSDの薬物療法に関するエビデンスはいまだ十分ではないが，安全に配慮した適切な薬物療法は，認知症患者が在宅生活を続けるためにしばしば必要となる．

● 文献

1) Birks J, Harvey RJ : Donepezil for dementa due to Alzheimer's disease (Review). The Cochrane Database Syst Rev CD001190, 2009
2) Homma A, Takeda M, Imai Y, et al : Clinical efficacy and safety of donepezil on cognitive and global function in patients with Alzheimer's disease : A 24-week, multicenter, double-blind placebo-controlled study in Japan. Dement Geriatr Cogn Disord 11 : 299-313, 2000
3) Feldman H, Gauthier S, Hecker J, et al : A 24-week, randomized, double-blind study of donepezil in moderate to severe Alzheimer's disease. Neurology 57 : 613-620, 2001
4) 鍋島俊隆：ガランタミンの薬理作用．老年精神医学 22（増刊号Ⅱ）：33-39, 2011
5) Loy C, Schneider L : Galantamine for Alzheimer's disease and mild cognitive impairment. Cochrane Database Syst Rev CD001747, 2006
6) Herrmann N, Rabberu K, Wang J, et al : Galantamine treatment of problematic behavior in Alzheimer disease : post-hoc analysis of pooled data from three large trials. Am J Geriatr Psychiatry 13 : 527-534, 2005
7) Winblad B, Grossberg G, Frölich L, et al : A 6-month, double-blind, placebo-controlled study of the first skin patch for Alzheimer disease. Neurology 69(4 Suppl 1): S14-22, 2007
8) Parsons CG, Stöffler A, Danysz W : Memantine : a NMDA receptor antagonist that improves memory by restoration of homeostasis in the glutamatergic system —too little activation is bad, too much is even worse. Neuropharmacology 53 : 699-723, 2007
9) Schmitt FA, van Dyck CH, Wichems CH, et al : Cognitive response to memantine in moderate to severe Alzheimer disease patients already receiving donepezil : an exploratory reanalysis. Alzheimer Dis Assoc Disord 20 : 255-262, 2006
10) Cummings JL, Schneider E, Tariot PN, et al : Memantine MEM-MD-02 Study Group. Behavioral effects of memantine in Alzheimer disease patients receiving donepezil treatment. Neurology 67 :

57-63, 2006
11) Bhasin M, RowanE, Edwards K, et al : Cholinesterase inhibitors in dementia with Lewy bodies-A comparative analysis. Int J Geriatr Psychiatry 22 : 890-895, 2007
12) 水上勝義：BPSD の治療．Dementia Japan 24：453-459, 2010
13) Schneider LS, Dagerman KS, Insel P : Risk of death with atypical antipsychotic drug treatment for dementia : meta-analysis of randomized placebocontrolled trials. J Am Med Assoc 294 : 1934-1943, 2005
14) 原敬二郎：老人患者の情緒障害に対する抑肝散およびその加味方の効果について．日本東洋医学雑誌 35：49-54, 1984
15) Iwasaki K, Satoh-Nakagawa T, Maruyama M, et al : Randomized, observer-blind, controlled trial of the traditional Chinese medicine Yi-Gan San for improvement of behavioral and psychological symptoms and activities of daily living in dementia patients. J Clin Psychiatry 66 : 248-252, 2005
16) Mizukami K, Asada T, Kinoshita T, et al : A Randomized Crossover Study of a Traditional Japanese Medicine (Kampo) "Yokukansan" in the Treatment of the Behavioral and Psychological Symptoms of Dementia. Int J Neuropsychopharmacol 12 : 191-199, 2009
17) Monji A, Takita M, Samejima T, et al : Effect of yokukansan on the behavioral and psychological symptoms of dementia in elderly patients with Alzheimer's disease. Prog Neuropsychopharmacol Biol Psychiatry 33 : 308-311, 2009
18) Okahara K, Ishida Y, Hayashi Y, et al : Effects of Yokukansan on behavioral and psychological symptoms of dementia in regular treatment for Alzheimer's disease. Prog Neuropsychopharmacol Biol Psychiatry 34 : 532-536, 2010
19) 水上勝義，畑中公孝，田中芳郎，ほか：認知症にみられる周辺症状に対する抑肝散の効果について―17 自験例の検討から．漢方医学 33：419-422, 2009
20) Terasawa K, Shimada Y, Kita T : Choto-san in the treatment of vascular dementia : a double-blind, placebo-controlled study. Phytomedicine 4 : 15-22, 1997
21) 大友英一，東儀英夫，小暮久也，ほか：脳血管障害に対するツムラ黄連解毒湯の臨床的有用性―Ca hopantenate を対照とした封筒法による Well controlled study. Geriat Med 29：121-151, 1991
22) 堀口 淳，秋田清実，塩田一雄，ほか：痴呆患者のせん妄や情動障害に対するバルプロ酸の治療効果．精神医学 39：189-191, 1997
23) Mizukami K, Hatanaka K, Ishii T, et al : A low dose of sodium valproate in the treatment of outpatients with behavioral and psychological symptoms of dementia. Geriatr Gerontol Int 10 : 324-326, 2010
24) Sato S, Mizukami K, Asada T : A preliminary open-label study of 5-HT1A partial agonist tandospirone for behavioural and psychological symptoms associated with dementia Prog Neuropsychopharmacol Biol Psychiatry, 10 : 281-283, 2007
25) Katz IR, Jeste DV, Mintzer JE, et al : Comparison of risperidone and placebo for psychosis and behavioral disturbances associated with dementia : a randomized, double-blind trial. Risperidone Study Group. J Clin Psychiatry. 60 : 107-115, 1999
26) De Deyn PP, Rabheru K, Rasmussen A, et al : A randomized trial of risperidone, placebo, and haloperidol for behavioral symptoms of dementia. Neurology 53 : 946-955, 1999
27) Tariot PN, Ismail MS : Use of quetiapine in elderly patients. J Clin Psychiatry 63 (Suppl 13)：21-26, 2002
28) Rainer M, Haushofer M, Pfolz H, et al : Quetiapine versus risperidon in elderly patients with behavioural and psychological symptoms of dementia : efficacy, safety and cognitive function. Eur Psychiatry 22 : 395-403, 2007
29) Sato S, Mizukami K, Moro K, et al : Efficacy of perospirone in the management of aggressive behavior associated with dementia. Prog Neuropsychopharmacol Biol Psychiatry 30 : 679-683, 2006
30) Iwasaki K, Maruyama M, Tomita N, et al : Effects of the traditional Chinese medicine Yi-Gan San for cholinesterase inhibitor-resistant visual hallucinations and neuropsychiatric symptoms in patients with dementia with Lewy bodies. J Clin Psychiatry 66 : 1612-1613, 2005
31) Shigenobu K, Ikeda M, Fukuhara R, et al : Reducing the burden of caring for Alzheimer's disease through the amelioration of "delusions of theft" by drug therapy. Int J Geriatr Psychiatry 17 : 211-217, 2002

32) Larsson V, Aarsland D, Ballard C, et al : The effect of memantine on sleep behaviour in dementia with Lewy bodies and Parkinson's disease dementia. Int J Geriatr Psychiatry. 25 : 1030-1038, 2010
33) Mizukami K, Hatanaka K, Tanaka Y, et al : Therapeutic effects of the selective serotonin noradrenalin reuptake inhibitor milnacipran on depressive symptoms in patients with Alzheimer's disease. Prog Neuro-Psychopharmacol Biol Psychiatry 33 : 349-352, 2009
34) Takahashi S, Mizukami K, Yasuno F, et al : Depression associated with dementia with Lewy bodies (DLB) and the effect of somatotherapy. Psychogeriatrics 9 : 56-61, 2009
35) 西川 隆, 池尻義隆, 正木慶大, ほか：Pick病の反復行動に対する選択的セロトニン再取込み阻害剤の効果―強迫スペクトラム障害の観点から. 精神医学 43：251-258, 2001
36) Ikeda M, Shigenobu K, Fukuhara R, et al : Efficacy of fluvoxamine as a treatment for behavioral symptoms in frontotemporal lobar degeneration patients. Dement Geriatr Cogn Disord 17 : 117-121, 2004
37) Kimura T, Hayashida H, et al : Pilot study of pharmacological treatment for frontotemporal dementia : effect of Yokukansan on behavioral symptoms. Psychiatry Clin Neurosci 64 : 207-210, 2010

〔水上勝義〕

第 3 章

もの忘れ外来における認知症患者とのコミュニケーション

● 認知症患者とのコミュニケーションが治療の基本

　認知症の診断を行うための「もの忘れ外来」は，大学病院・地域中核病院・精神科単科病院・診療所などいろいろな医療機関に広がっており，専門医としての診断後の関わり方も，「診断後は必ずかかりつけ医に紹介する」「かかりつけ医には戻すが，3，6，12か月ごとに診察する」「毎月定期的に通院してもらう」など，医療機関の状況などによって異なっている．しかし，認知症専門医が不足しているため，受診が長期間の予約待ちの場合は，診断後にかかりつけ医に経過観察を依頼することが多い．そして，専門医が定期的に診療を行うとしても，BPSD（behavioral and psychological symptoms of dementia）などが認められるとき以外は，もの忘れなどの症状の変化や体調，薬の副作用の有無，介護サービスの利用状況と家族の介護負担について尋ねて診察を終わることも少なくない．そして，認知症診療が家族支援を中心に行われているため，患者本人への支持療法的な関わりや本人のための心理教育を行っている医療機関は少ないのが現状である．

　ところで，長年ドネペジル塩酸塩（アリセプト®）1種類しかなかった抗認知症薬であるが，2011年3月から7月にかけて，新たに3種類の抗認知症薬が日常診療で使用できるようになり，BPSDの治療で用いられるさまざまな非定型抗精神病薬や抑肝散なども含めて，専門医はさまざまな治療薬を病型や症状に合わせてどのように適切に投与できるかの治療技術を問われることになる．

　一方，認知症治療として，薬物治療と同様に重要であると考えられる非薬物療法では，アルツハイマー型認知症，脳血管性認知症，レビー小体型認知症，前頭側頭型認知症など，各疾患の特徴的な症状に合わせながら，認知症患者本人の思いに配慮した関わりが重要であると考えられるようになり，"病気"と"人"に配慮したケアの実践も始まっている[1,2]．また，日常の診察場面や外来での患者本人への心理教育などで，患者と十分なコミュニケーションをとることによって，彼らの語りの中から，認知機能障害によって起こる生活障害や，BPSDによって起こっている不安感，仲間や支援者の存在を知らないことによる孤立感，家族との間で起こる心理的な葛藤などをくみとり，中核症状への関わり方を支援したり，患者同士の交流の場を設定したりすることも，重要な非薬物療法と考えられる．

われわれのもの忘れクリニックでは，診断後の患者本人および介護家族への心理教育を重要な非薬物療法として位置づけているが，本章では，認知症患者への看護師による受診前面接，診察，外来心理教育，本人・家族交流会，自主活動型デイサービスなどにおける認知症患者との具体的な対話によって，彼らの抱える生きるうえでの不安や困難を知り，それに対してどのように支援しているかを紹介する．

外来診療でのコミュニケーションのポイント

1 | 室内環境を大切にする[1)]

　われわれのクリニックでは，認知症患者や家族が自分の気持ちを話しやすいように，内装は明るい色彩と"木"の暖かな質感になるように，室内の雰囲気にはこだわっている．その結果，受診について不安をいっぱい抱えて来られた患者が，「きれいな部屋ですね．病院ではないみたい．ホッとします」などと話してくれている．

　外来の自動ドアが開くと目に入るのが，右手の棚の中に置かれた，紙の箱に入った手縫いの雑巾や牛乳パックで作った栞で，その上に「私たちの作った雑巾をもらって下さると励みになります」「お持ち帰りの方は記念に台紙に1枚シールを貼って下さい」という，外来通院患者に向けて少したどたどしい文字の張り紙が貼ってある（図3-1）．これらはいずれもデイサービスに参加している認知症の人たちが作ってくれたものである．外来患者や家族に持って帰ってもらうための物づくりは，彼らの社会参加のためでもある．そして，台紙に手作りのシールを貼ってもらうのは，作品が誰かの家で役に立っていることを実感したいことと，やり遂げたことを忘れないように証拠を残しておきたいからだ．台紙は季節によって変わっていき，例えば3月はひな祭りのひな壇が描かれた台紙に，デイサービスの参加者たちの手描きの雛人形や菱餅やぼんぼりなどの小さな絵がシールのように貼られていく．外来に来た人たちが協力して下さるので，台紙はすぐにいっぱいになる．時々，古布を寄付して下さる方がい

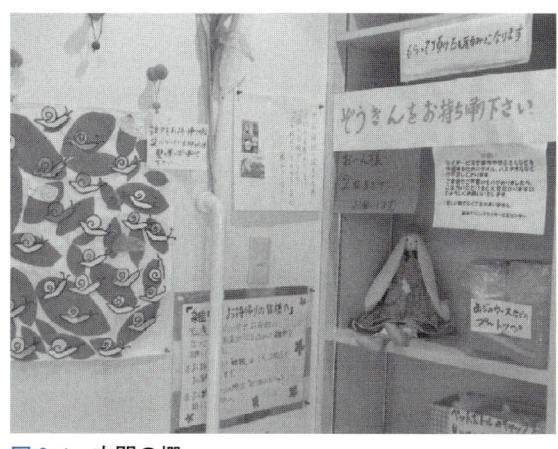

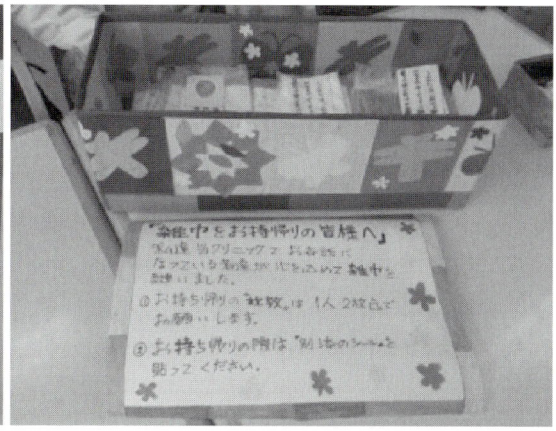

図 3-1　玄関の棚

て，雑巾づくりにも精が出る．待合室の隣の部屋は彼らの作品の展示スペースで，入り口の「デイのみんなでつくった作品です」という張り紙と矢印に誘われて，外来患者や家族たちが待ち時間に次々と覗いていく．

2 患者同士のコミュニケーションを大切にする[1]

　午前10時くらいになるとデイサービスのグループのうち，若年・軽度の認知症患者が外来にやってくる．彼らは，健康管理は自分ですると決めていて，みんなで外来の自動血圧計の前に並び，順番に血圧を測る．血圧が記録された紙に自分の名前を書いて，デイルームに戻っていくが，文字が書けなくなった人は，遠慮なく受付事務員に「僕の名前を書いて下さい」とお願いをする．患者たちが助け合いながら，時に事務員の力を借りても自分たちが決めたことを堂々とやり抜いていこうとする姿は，不安をいっぱいに抱えながら外来に来られた患者や家族を勇気づけるようだ．

　待合室のソファーの前のテーブルの上には，スタッフが用意したお手玉や折り紙，万華鏡，パズルが置いてあるが，いずれも好評で，なかでも折り紙は家族たちも夢中に折っている．時々，折り方を聞きたくなるような高度な作品が残されていたり，折り方を書き残して下さることなどもある（図3-2）．

　以前こんなことがあった．認知症の女性にはお手玉の上手な人が多いのだが，初診で来られた80歳代の女性が診察後待合室の床の上にしゃがみ込んでしまった．気分でも悪いのかとスタッフともども駆け寄ったが，床の上でお手玉の華麗な技を披露して下さったときのひと言，「忘れていたねえ，こんな楽しいことを」．そのとき待合室にいた他の認知症の女性たちが，先を競ってお手玉を始めた．

　また，もの忘れ外来の待合室は，認知症患者と家族が定期的に通ってきて時間をともに過ごす場所であるため，待合室のアメニティを工夫することで，患者同士がコミュニケーションをとる機会をつくることができる（図3-3）．「先生から日にちを聞

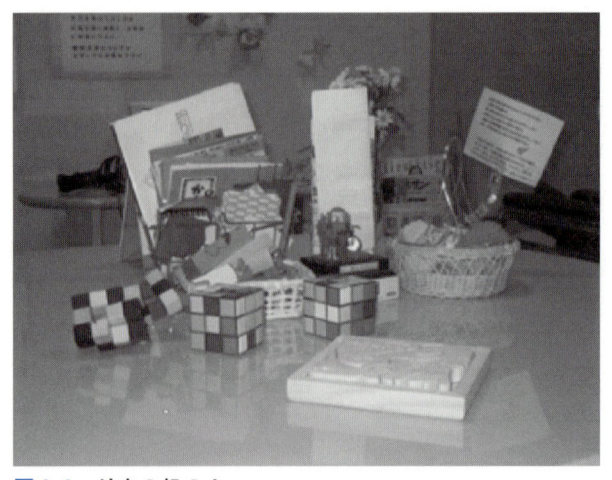

図3-2　外来の机の上

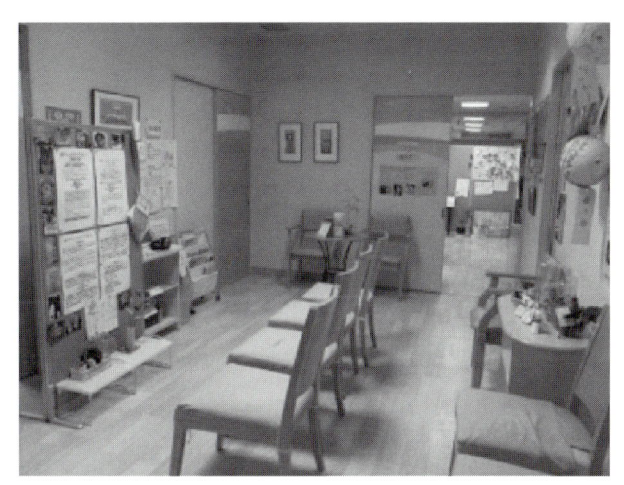

図 3-3　外来待合風景

かれるもんな．おたくさん，今日が何月何日かわかりますかね？」とその日に偶然同じ時間帯に同席することになった見ず知らずの患者同士が，日付を教え合っている．

3 | 問診時の配慮―問診はまず患者から[1]

　国を揚げての「認知症を知り地域を作る」キャンペーン，新聞・TVの情報などによる啓発活動の広がりによって自らの意思で受診する患者は増加しているが，そうした患者はもちろん，家族に付き添われて来院した場合であっても，まずは患者から先に面接を行うことが重要である．そして患者に受診の目的を尋ねると，ほとんどの場合がもの忘れに対する心配を訴える．また，本人がもの忘れの存在を否定し，診察に連れてこられたことへの不満を訴える場合でも，面接によってゆっくりと話を聞いていくと，記憶障害や実行機能障害に基づく生活上の不具合などを"本音"で話すようになる．その後，困っていることはないか，もの忘れについて家族はどう言っているかなどをゆっくり聞いていくことで，本人との信頼関係を築いていく．場合によっては，作話や妄想に基づく話の可能性もあるが，それらの話の中にも"事実"や"本当の気持ち"は織り込まれているので，否定や訂正はしないで受けとめておく．自分の意思で受診した人はもちろんのこと，自分の本意ではなく連れてこられた人ならなおさら，家族の話を先に聞かれることは納得いかないであろう．もし，本人がもの忘れの存在を否定し，診察に連れてこられたことの不満を訴える場合には，「ご家族からも聞いてみますね，安心してもらわないとね」と言って，家族と交代してもらう．自分の気持ちを優先的に聞いてもらえる場所と分かると，後述する心理教育や自助グループへの参加を促すことが容易になる．

　診察が始まるときに看護師から渡されるA4の紙には，事前に聴取した本人の言葉と家族の話が上下に記されているが，「本人の思い」と「家族の思い」との共通点や違いが浮きぼりになる．そして，その記録を見るたびに，クリニックの診療が「家族支援

を中心にすること」から「患者と家族の両方を支援すること」へと変わったことを実感する．「もの忘れはあります．何度も聞いて(家族を)困らせています」と受診したほとんどの人が，自分自身のもの忘れのことを訴える．少し困難なことではあるが，本人と家族とそれぞれに100%の支援ができることを目標にしておきたいと思う．

4｜診察時における認知症患者とのコミュニケーションの実例

(1) 症例1：診断から外来心理教育につながったアルツハイマー型認知症(78歳男性)

　日常生活をサポートしていた妻が亡くなった後，別居している子どもたちが認知機能障害に基づく生活障害に気づいての受診となった．面接直後は記憶障害の存在を否定していたが，看護師との面談を続けているうちに，もの忘れというより，実行機能障害に基づくと思われる生活上の居心地の悪さと，そのことを他人からどのようにみられているかについての不安感を訴えた．

a 診断まで

1) 看護師と本人との面接

　── どこから来ました？
「○○からです．近所のA内科の先生から紹介です」
　── どなたと一緒に来られましたか？
「嫁と長女とが一緒に来ました．長女は○県から来てくれました」
　── どなたと一緒に暮らしていますか？
「長男夫婦と孫とね．2階にいて，私が1階です．家内が先月急に亡くなったので，寂しくてたまりませんわ．何もかも家内にしてもらっていたので，何がどこにあるのかもわかりませんわ」
　── 優しい奥さんだったのですね．
「そうですね．若い頃は仕事ばかりで，迷惑かけっぱなしで．恩返しができなかった」
　── そうか，それで，今日は娘さんとお嫁さんが一緒に来てくれたのですね．
「はい．一緒に行こうって言うもんで」

　── A内科では何の治療ですか？
「血圧，コレステロールが高くて，10年前から通っています」
　── うちはもの忘れを調べる診療所なのですけど，お聞きになっていますか？
「はい，話をよく聞いてくれる先生と看護師さんがいるって，嫁が近所の人から聞いてきてね」
　── それで，もの忘れはありますか？
「私はないと思います．しまったものが出てこないことはありますが」
　── 置き場所を忘れるのですか？
「はい」
　── 周りの方はどう言っておられますか？

「お嫁さんと嫁いだ娘が帰ってきては，またなくしたのと言いますね．多くはないと思いますけどね」
　──　そうですか．ご家族が心配し過ぎですかね．
「いやでもね，本当は自分でも，頭の具合がすっきりせんと思います．脳がやられているのかなって思うのですよ．人からボケていると言われたらどうしようと，ちょっと悩んでます．家内が亡くなったからだけではなく，人と喋るのに自信がなくて，外へ出るのを控えています．家族には言っていないけど，なぜか看護師さんには言えましたね」
　──　では，もの忘れのこと，安心のためにも調べておきますか？
「そうですね．ドキドキしますが，いいですよ．じゃあ，お手柔らかにお願いします」

コメント
　簡易心理テストを行うときには，もの忘れに対する検査をすることを必ず伝えて，同意を得る．ほとんどの場合，もの忘れはないと主張されていても，「わかりました」と了解される．「ドキドキしますが，いいですよ」という発言のように，これから検査を受けるという心づもりをしてもらうことは大切なことであり，そうすることで真剣に検査に向き合ってくれる．簡易心理テストに向き合う態度の違いが，病気の原因を気づかせるヒントになることもある．

2) 簡易心理テスト(MMSE)
　──　今日は平成何年ですか？
「21年か22年ですね」
　──　季節は？
「冬ですね」
　──　曜日は？
「水曜日でしたかね．木曜日かな」
　──　日付は？
「12月16か17日ですかね」
（中略）
　──　さっきの3つの単語は何でしたか？
「あれ，わからんなあ．食べ物かなあ？」
　──　花と動物と乗り物です．
「わからんなあ」
（中略）
「文章って，何でもいいの？」
「孫ってこんな字やったかな」
「図形を写すんやね．線が歪んだね．これでできたかね」

　──　30点満点の21点ですね．そんなに悪くはないですよ．
「そうかよかった．でも，思い出せないなあ」

── 先生に調べてもらって，何かあれば治療してもらうこと，たくさんありますよ．

「そうだね．悩んでいても仕方ないか」

　　── 今日お会いできてよかったです．先生の診察が終わったら，またお会いしましょう．

> コメント

　検査の途中や終了後に「できなかった」と落ち込んでしまわないように，次につながる話をして終了する．外来での診療の流れを考えると，医師へつなぐ大切な部分なので，診療への不安をやわらげることを大切にする．

3) 看護師と家族（嫁と娘）との面接

　　── ご様子はどうですか？

「以前から，内科の先生には受診を勧められていたのですが，そんなにもの忘れが悪いとは思っていなくて，父も渋るし，ここの受診が延び延びになっていました．実は同居の母が1か月前に急に亡くなって，それから父のもの忘れが目立ってきました．母が健在なときは，父の代わりにお金の管理や予定のチェックをしていたのだと思います．今日も駅で待ち合わせをしたのですが，不安でしたが予定通り来てくれました」

　　── もの忘れが気になるのですね？

「はい．買い物で，あれ買ったかな，どこに置いたかな，と忘れることがあるのです．買い物へ行って，ついでに郵便局へというのが難しいと思います．生活はなんとかできていますが，新しいことが予定に入ると，不安ですね」

　　── 診察までに何かお聞きになりたいことはありますか？

「何度も同じことを言うので，どうしてよいかわからないのです．怒ってはいけないとは思うのですが，病気の症状とも思えず，イライラして怒ってしまいますが，その後落ち込んでしまって，悲しくなります」

　　── 誰でも，同じことを何度も言われると腹は立つと思いますよ．怒ってしまうことも，人間として普通のことだと思います．もし，病気の症状とわかっても，それでも腹は立ちますよ．みなさん同じことで腹を立て，その後，それを悔やんで落ち込んでおられますよ．腹が立ったら，無理して抑えようとしないで下さいね．少しずつ腹が立つ回数が減ればよいのかなくらいに思っておいて下さい．お嫁さん自身の気持ちを大事にして下さいね．では，診察の後でお会いしましょう．

> コメント

　日常の様子を尋ねていくが，最初は家族から思っていることや考えていることを自由に話してもらう．そこで，介護家族と本人との関係，介護家族同士の関係，現在の介護負担などがわかってくる．その後，家族が話していない日常生活での様子について，看護師から質問していく．しかし，介護家族の感情がそのまま発露されることや，認知症に対する家族の理解度がわかるので，まず最初に受容的な態度で話をきく

ことが重要である．

4）医師による診察

—— こんにちは．どちらからいらっしゃいましたか？

「○○から」

—— 遠いところからご苦労様です．電車ですか？

「いや，車です」

—— 今日のお連れの方たちを紹介してもらえますか？

「娘と嫁です．家内が急に亡くなって，その後ボケが出たと心配しているみたいです」

—— それぞれのお名前は何とおっしゃいますか？

「△△と××です．それくらいはわかりますよ」

—— 失礼しました．寒いですけど，風邪とかひいていらっしゃいませんか？　最近風邪を引き込む方が多くて心配です．

「大丈夫です．ほとんど風邪はひかないのです」

—— 食欲とか睡眠とかは大丈夫ですか？　体調はいかがですか？

「体はピンピンしていますよ．頭以外はね」

—— 頭ってなんですか？

「もの忘れですよ．家族がそう言うし，自分でも少しはあると思いますけどね．でも，そんなにボケてはいませんよ」

—— それはそうです．これだけご自分のことを言えるのですから．

（神経学的検査は省略）

—— 手足の麻痺もありませんし，身体の動きもよいです．文章も書けていますね．図形が少し曲がっているのは，得手不得手もありますから，ご心配なく．実は私も絵は苦手です．では，今後のことを説明させて下さい．

> **コメント**

医師の診察では，身体所見や神経学的所見を確認したあと，本人が認知機能障害についてどのように考えているかを尋ねる．診察時にBPSDが認められるケースや前頭側頭型認知症などを除いて，家族に無理に受診させられたと言っていても，「そんなにボケていないが，もの忘れはある」ともの忘れの存在を認めることが多い．看護師の面接と医師の診察ともに，本人が悩んでいる症状について自ら訴えることができることで，診断のための検査やその後の治療を受け入れやすくなる．

5）診察後の，医師から本人・家族への説明

—— もの忘れチェックテストの点数は，30点満点の21点ですから，境界線の少し下くらいですね．そんなに悪い点数ではないですよ．このくらいのもの忘れで止まれば生活にもそんなに困りませんし，いいですね．でも，この点数ではこれから先，少しずつもの忘れが進んでいくと困ることになるかもしれません．今のうちに脳の検査をしておきましょう．まず，脳の中の海馬という記憶を担当する場所が萎縮しているかどうかを調べましょう．あと，脳梗塞や脳腫瘍などが知らないうちに起こっていることもありますので，それも調べましょうね．採血検査も大切です．いくつかの内科

の病気によっても認知症は起こりますので忘れずに検査しましょう．場合によっては，脳の血流検査，スペクトというのですが，受けていただくようにお願いするかもわかりません．心配するような検査ではありませんし，異常がなかったら安心です．その検査をすることで認知症の一歩手前やごくごく初期の認知症の時期に脳の異変をみつけてくれることがありますので，そのときは早めに治療を始めましょう．もしも認知症だったとしても，今はたくさんの治療法があり，悪化を遅らせる薬を使えると思います．また，同じようにもの忘れで少し困っている人たちと一緒に，頭のリハビリ的な治療も受けられますし，できることはたくさんあります．今後，いろいろな検査を行いますが，診断がつく前でも，必要があれば相談にのりますから，相談用の携帯電話の番号が書いてあるカードを持って帰ってください．クリニックでできる治療の一覧表を渡しておきますね．

「治療があるのだったら，検査受けてみますわ．先生たちにまかせるわ」

── では，ご家族と検査日の予定を相談しますから，待合室で待っていて下さい．

▪ コメント

　診断のための検査とその後の治療(薬物治療・非薬物治療)について，家族だけでなく本人にも詳しく説明しておくことは，本人よりも家族に対する説明が優先されがちな認知症医療において，本人を中心に診療を進めるために重要であるが，進行した時期に初めて受診した患者においても同様である．

6) 医師からの家族への説明

── 今皆さんに説明した通りです．認知症の可能性はあると思いますが，もしそうであっても，薬だけでなく，いろんな治療が可能ですので，早く受診して下さってありがたかったです．血液検査や脳の画像検査を予定しますので，大変でしょうがよろしくお願いします．結果が出るまでに何かお聞きになりたいことがあれば，いつでも電話をかけてきて下さいね．

「思い切って受診させてよかったです．病気のことがわからないままより，わかったほうがよいです．病名がつかなくても，症状があることに変わりはないのですから．こんなに簡単に相談にのってもらえて，嬉しかったです．気持ちがとても楽になりました」

▪ コメント

　診断までの検査の手順と，診断後に治療と支援体制が始まることを伝え，受診につないでくれたことをねぎらう．BPSDへの対応方法は，その背景にある中核症状とそれへの対応を説明する．診断までの間でも，常時，相談は可能と伝える．

b 診断後

1) 医師から本人・家族への説明

── 海馬という記憶を担当する場所が萎縮しています．脳の血流検査は，アルツハイマー型認知症でおこるパターンを示しています．現時点では，アルツハイマー型認知症の初期の可能性が高いので，悪化を遅くする薬の治療を始めましょう．できるだけ今のままでいられるように，一緒に頑張りましょうね．薬と同じくらいに大切なこ

とですが，毎日の生活の中で，たくさんやることがあればよいのですが．趣味などこれまでやっておられたことは続けていますか？

「老人会もあまり行かなくなりました．行っても楽しくないのです．畑へ行って野菜の世話と草取りくらいかな．友達もみんな年をとりましたので，遊びに行かなくなりました．手持ち無沙汰ですね」

(家族が横から)「暇があるとテレビの前で居眠りをしています．好きだった碁会所へも行かなくなりました．行くように言うと喧嘩になります．あれだけ好きだったのに」

── 介護保険のデイサービスはどうですか？ 要介護ではなく，要支援レベルかもわかりませんが，お父さんと同じように，もの忘れもそんなにひどくない人たちが参加しているデイサービスを探しませんか．

「そんなところへ行くほど，ボケてはいませんよ．絶対に行きませんよ」

── 繰り返しますが，もの忘れの軽い人が参加しているデイサービスもできていますよ．

「でも行きません．家で頑張りますから」

── では，クリニックの外来の後で，少人数の集まりで，1時間くらいの頭の体操的なリハビリ(外来心理教育)をしていますよ．通院のついでに参加できますし，参加して面白くなければやめればいいので，一度参加してみませんか？ ご家族も外来リハビリの間に，隣の部屋で同じように軽いもの忘れのご家族を介護している方たちと話し合いの時間を持っていただけますよ．これまで参加された方たちはみんな気持ちがほっとするとおっしゃいました．

「よくわからないけれど，一度来てみます．これ以上，もの忘れを悪くしたくないですから」

コメント

発症早期に診断がついた認知症患者には，原則的には病名と現時点の状態を伝えている．彼らは，自分の身に起こっていることの自覚はあり，「あれをしなければ，これをしなければいけないと思いながら，手につかない」などと，漠然とした不安感や所在のなさを訴える．ほとんどの軽度認知症患者は，告知後に異口同音に「忘れたり，うまくできなくなることは，自分がさぼっているわけではないのですね」とホッとする．認知機能に何か問題があるだろうと自覚しているのに，そのことについて家族と率直に話し合うことができないのは，本人・家族の両者にとってよいことではない．そして，発症初期に病名告知をしてあれば，その後起こってくるさまざまな症状の変化に対して，真正面から話し合うことができ，より適切な対応が可能になる．

病気の進行については，「基本的には病気の進行は緩やかで，年単位ではもの忘れなどが目立つようになりますが，診断がついたからといって明日から何かが変わる訳でもなく，今とほとんど変わらない生活は続けられます」と伝える．

2) 医師から家族への説明

── アルツハイマー型認知症の初期と考えて治療をします．症状は軽度ですし，こ

の病気の進行は緩やかだと思います．できるだけ症状が悪化しないように，投薬とリハビリ的な活動をしていただきましょう．もう1つ大切なのは，お世話をされるお嫁さんの心と体の健康ですね．

「日常生活で特に手がかかるというわけではないのですが，同じことを何度も聞かれたり，今までできていたことができなくなっていることで，イライラすることが多いです．娘さんは今日一緒に来てくれたのですが，肝心の主人(息子)が，『しっかりしているし，歳のせいのもの忘れじゃないか』と病気であることを認めようとしません．誰も私の辛さをわかってくれません．でも，認知症としては軽いほうだと思うので，こんなことでイライラしている自分に腹が立って，落ち込んでしまいます．こっちが精神的に不安定でいると，本人も落ち込んでいるみたいで．何か悪循環ですね」

── 認知症の介護の負担は，重症度に比例するわけではありません．介護される方の精神的な負担は，むしろ症状が軽く，周囲の人が病気であることをわかってくれない時期に大きいと思います．同じことを何度も言われて腹が立つことは，むしろ普通のことですよ．お嫁さんも人間ですから，腹も立ちますし，腹を立ててもいいですよ．介護している人にしかわからない辛さですね．クリニックには，ご本人とご家族それぞれの交流会がありますので，来てみたらいかがですか？　参加者はクリニックの外来かデイサービスの利用者のご家族ですから，気軽に顔を出して下さい．お嫁さんグループ，娘さんグループ，奥さんグループなど，ご家族の関係別のグループがありますし，立場が同じというのはお互いに悩みも共通のようですよ．

「私の気持ちを『それでいい』と言っていただけると，ほっとします．また相談にのって下さい．相談電話の番号カードは大事にします．家族の交流会へも参加してみます」(図3-4)

> コメント

再度，治療と多くの支援者によるサポートが始まることを伝えて，家族の不安を軽減しておく．また，必要に応じて介護保険の申請を勧めるが，介護の状況によっては，了解を得たうえで行政の担当者に連絡して訪問を依頼する．本人への告知の前に，家族の不安感を軽減するようにしている．いつでも相談できることを伝え，連絡用の携帯番号を教える．

3)診断後の通院中に語った本人の言葉

- 今は，することの予測がたたないなあ．役割も減ってきた．実行委員長をしていたがそれもできなくなった．思うように動けないのや．
- 頭の中が真っ白になる．どうもうまくいかんのや．だからやらなくなる．うまくいかないとやりたくなくなるのは当然のことですよね．意地もありますわ．
- 自信なくしますわ．ここだけですよ，こんなこと言うのは．どこででも言えません．プライドありますからなあ．
- あの人ぼけたんやって言われたくない．だから，ここ(クリニックのデイサービス)で何かをしたいんです．笑ってばかりはいられないのです．治らなくても，わかっているけれど何かをしていないと．

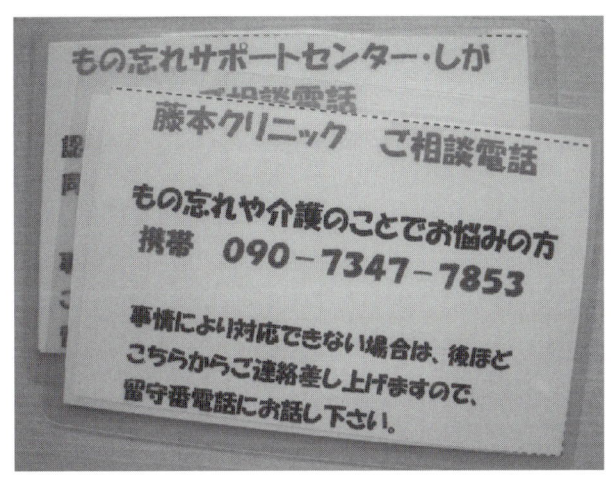

図 3-4　相談電話

- 先へつながらないじゃないですか．もっと話しましょうよ，考えさせてくださいよ．

コメント

　スタッフとの信頼感が築かれると，本人が認知機能障害とそれによって起こる生活障害について，具体的に話してくれるようになる．そして，仲間とともにそのことに立ち向おうとする意思を伝えたり，時には自信なさげに不安感を訴えたりする．受診した医療機関が，認知症患者にとって，思いを自由に話せる場所の１つでありたい．

症例のまとめ

　診断前後で，外来スタッフが薬物治療だけでなく，本人と家族にとって支持療法的に関わることを伝えたことで，その後外来心理教育につながった．

(2) 症例2：病名告知が有効であったアルツハイマー型認知症（59歳男性）

　病名の告知を受けずに治療が始められた若年発症のアルツハイマー型認知症の症例で，非薬物療法を希望してわれわれのクリニックへ転院になった．

a 診断まで

1) 看護師と本人との面接

　── もの忘れはありますか？

「もの忘れはあります．昔のことは覚えているけど，2〜3分前のことを忘れます．何をしようとしたのかを思い出せない」

　── 歴史が好きと書いてありますが？

「歴史の年号とか国とかは覚えています．でも，日にちが怪しいのです」

　── 仕事はどうですか？

「会議で書記をしていたら，記録できなかった．何だかわからないけど」

　── 物をなくすことはありますか？

「物の置き場所がわからなくなるので，置く場所を3か所に決めてあります．それ以外の場所には置かないので，3か所探せばどこかにあります．大事な物はクリップに挟んで残します」
　── 今までに診断を受けたことはありますか？
「他の専門医で，少しもの忘れがあるから薬を飲みましょうと言われました．病名は聞いていません．『アルツハイマー型認知症ですか？』と聞いたら，『何とも言えません』と言われました．仕事のメモを見ても思い出せないのです．イライラすると物を投げて発散しています．家族には言えませんよ．病気は認知症なのでしょう．もうすぐ何もわからなくなるのでしょう．インターネットで調べ続けていますが，どこのサイトをみても，私はアルツハイマーとしか考えられませんよ」
　── お気持ちは医師に伝えておきますね．では，記憶テストをさせてもらってもよいですか？
「どうぞ」

　コメント

　記憶障害とそれから起こる職場や日常生活での不具合を具体的に話してくれた．また，インターネットを使って自分の病名を検索してアルツハイマー型認知症の可能性を探っていたが，病名を伝えられていなかったことへの不安を訴えた．

2) 看護師と妻との面接
「突然，会社を辞めてきたと言われて，理由を聞いても教えてくれないのです」
　── 家でのご様子はどうですか？
「朝は遅く起きて，食事を済ませてからは自分の部屋に入って，毎日パソコンの前に座っています．何をしているかを聞いても教えてくれません．それ以外は，ソファーに座って見るともなくテレビを見ています．食事もあまり食べなくなって，1年間で体重が20kg減りました．最近，近くの専門医を受診して，アルツハイマー型認知症の診断を受けましたが，本人には病名の告知はしてもらっていません．治療薬はもらっているのですが，本人は『だんだん，もの忘れがひどくなる』『薬を飲んでもよくならない』などと言って，イライラしています．私もなんて言ってよいのかわからなくて，ほとんど話をしなくなりました．薬以外の治療はないし，デイサービスへは行くはずもないし，それでこちらのクリニックを紹介されました．もう一度，診断をお願いします」
　── ご本人に病名は伝わっていないのですね．
「はい．告知をすると本人が辛いと思って．息子夫婦も同じ意見です」
　── でも，ご本人はインターネットで調べて，ご自分はアルツハイマー型認知症であると確信されています．ご家族も病気についての話題を避けていると仰っています．今後，主治医にご相談して下さいね．
「はい」
（その後，筆者・看護師と家族との話し合いで，再診断後に病名告知を行うことになった）

> **コメント**
>
> 　家族も病名告知に消極的であったが，本人がインターネットでの検索でアルツハイマー型認知症であろうことを知っていると伝えたところ，告知に同意した．

b 診断後

1) 医師から本人・家族への説明

　── アルツハイマー型認知症の初期だと思います．脳の血流に特徴的な低下パターンがありますが，海馬の萎縮はまだありません．頭の中で不足するアセチルコリンという物質を補う薬をこのまま続けましょう．でも，経過は緩やかですし，長い間ほとんど今と変わらず暮らすことができると思います．何もかもわからなくなることはありません．

（男性は，告知を待っていたかのように，外出時にいつも肩にかけているバッグの中から，1年前の日付の入った認知症に関するさまざまな資料を取り出した．「インターネットを調べて見つけた病名が『アルツハイマー型認知症』であった」と言う．分厚い紙の束は，いろいろなサイトを繰り返し調べた証しで，そのたびに同じ病名を目にしたのであろう）

「先生，やっと本当のことを教えてくれましたね．ありがとうございました．正直ほっとしました．何度も同じことを言ったり，物を置いた場所を忘れたりする，今私に起こっていることは病気のせいで，私が悪いわけではないのですね．そんなに急に悪くなることもないとわかって安心しました．これからは，家族とも病気のことや症状のことを隠さず話せますね．それで，治療は薬だけですか？」

　── これからは，薬以外の治療もお勧めします．具体的には，クリニックでは，記憶力を補うための工夫と，できなくなったことをもう一度できることへと変えていくような取り組みをしています．参加者自身が計画を立てて活動を行う，自主運営型のデイサービスで「もの忘れカフェ」といいます．参加者の人は「カフェ」と呼んでいます．年齢の若い方，高齢でも症状の軽い方などが多く参加されていますので，来ませんか？　介護保険のサービスですので，申請がいりますが．

「今までなら，介護保険と言われると，『そんな年ではない』と腹も立ちましたが，同じような人と一緒に受ける治療なら，頑張りますよ．誰とも相談できずにいたこと，あんな辛いことはありませんでした．病気の症状だけでなく，ひとりぽっちの辛さも覆いかぶさってきて．でも，もう認知症になったことは仕方ないですが，これからの人生はあきらめません．今後ともよろしくお願いしますね」

　── アルツハイマー型認知症は，薬とリハビリと周りの環境を調整することで，症状と折り合うことは可能だと思います．病状が少しでも悪くならないように，一緒に頑張りましょうね．もし，少しもの忘れが進むことがあっても，その時々に合わせた治療を考えます．

（その後，介護保険の要介護度の認定がおりてから，クリニックの「もの忘れカフェ」に通うようになった）

> コメント

　病名告知は，「本人には知る権利がある」という理由からだけではなく，認知症患者は「脳に何らかの不具合が起こっている」「"異変"が徐々に悪化している」ことに強い不安を感じており，本人が自分の身の上に起こっていることに対して納得のいく説明とその後の治療の見通しをはっきり提示するためにも必要である．「ホッとしました．自分が悪いわけではない．病気のせいだったのですね」の言葉に示されているように，自責感に苛まれていた本人が，「病気になったことは諦めるが，これからの人生は諦めない」と，前向きになることができる．

　また，病名告知の過程における家族へのサポートは非常に重要で，病気に対する家族の理解と受け入れ，本人を支えようとする気持ちとそれを可能にするサポート体制があってこそ，告知後の本人を支えることができる．

　本人・家族ともに病気を正しく理解する過程の手助けをし，それぞれを支援する場所や支援者を準備しておくことが必要である．われわれのクリニックでの具体的な取り組みとしては「外来心理教育」「本人・家族交流会」「自主性を高め，社会参加を目指したデイサービス」「もの忘れカフェ」などと，臨機応変に対応できる相談体制である．

2) 診断後の通院中に語った本人の言葉

- どうしてこんな病気があるんですかね．憎たらしいですね．まだまだやりたかったのに．でも，下向いてばかりもいられませんね．
- 自分では考えられないので教えてもらえませんか．言われたことをやればいいですか．一緒に考えてもらえますか．
- 若いのにね．仕事したいですよね．家族にも迷惑かけるし，お金もいりますしね．贅沢できませんわ．
- 何か悪いことをしましたか？　何かを教えて下さいよ．
- 他にもいはりますか，同じことで悩んでいる人は？　皆さんどうしてはりますか？　ボランティアでもしましょうか．
- 役に立ちたいですが，何ができるのかがわかりません．考えて欲しいです．みんな苦しいと思いますよ．
- 薬しっかり飲んでます．これからどうなるんでしょうか．前向きにと思うのですが，それが難しいときがあります．（皆さんを）頼りにしていますから．

> コメント

　本人の言葉に真正面から向き合おうとする姿勢をもつことで，病状の変化に合わせて，そのつど必要な説明や支援を行うことができる．その際，聞き取りの時間の長短は必ずしも重要ではなく，立ち話などで声を交わすことで，本人の訴えたいことを聴き取ることもできる．本人の心の中の思いを共有することで，何か本人のためにできることがないだろうかという支援者としての気持ちと，でも，そんなことをすることが本人のためになるのだろうかというためらいと，支援者が両方の姿勢をもつことで，本人を少し"エンパワーメント"できるのだと思う．

> 症例のまとめ

病名告知を受けていなかったため，進行する認知機能障害からくる生活のしづらさを受け入れられずにいた若年発症のアルツハイマー認知症であったが，病名を告げたことで，「病気になったことは諦めるが，これからの人生は諦めない」と前向きに治療を受け始めた．告知後に本人を支えるには，本人の不自由さを知ったうえで，軽度の時期には認知機能が維持できる関わりをもち，進行期には環境整備などを活かした認知機能の補強を行う，認知リハビリテーション的な考え方で運用される，「もの忘れカフェ」などのような，同じような立場の人との交流の場が必要である．

(3) 症例3：著明なBPSDを伴った重度アルツハイマー型認知症（80歳代女性）

要介護4と認定されている80歳代のアルツハイマー型認知症の女性が息子に連れられて受診した．働きながら1人で介護をしている息子が書いた問診票には，「財布を盗ったと怒るし，夜中に家に帰ると騒いで寝かせてもらえない」と記載してあった．

---

columns　若年アルツハイマー型認知症患者の家族と本人の姿[2]

　50歳代の妻を介護し始めた2人の夫，「日中に2人でいることが気持ち的にとてもしんどい」「そうやそうや，一緒にいると怒ってしまいそうになる自分をこらえることがえらい」などと挨拶がすむとすぐに意気投合．笑いながら口をそろえて「だから夜のビールの量が増えるんや．ビールで洗い流すしかない」と言う．
　2人に共通しているのはこれだけではなく，どちらも本を読み，インターネットで病気について調べている．将来のことを考えると不安にはなるが，現実の「今だけ」を考えるようにしている．本人はこれから悪くなっていくのだという自覚はあるようなので，その気持ちを考えると，あえて告知に踏み切ろうとは考えてはいない．それはあまりにも辛すぎるとも…．
　長期的なことについても施設の利用や家族に子どもたちにどこまで頼ることができるのか…．話は尽きなかった．
　家族同士の面談の終わりの時間が近づくと，「誰にも話せなかったことが初対面で短時間でわかり合えることはとても心強く感じた．これは同じ介護者同士であってこそのこと，何かのときに相談できるようにメールや連絡先の交換なども考えてほしい」とスタッフへの宿題も投げかけた．
　辛い話題でも2人でなら乗り越えられるのでは…，そんな2人の強さを感じさせられた．

　本人たちも夫たちの弾む話にも負けないくらい初回から意気投合できた．どちらも控えめな性格であったが，静かに生い立ちや家族のこと，今自分に起きていることなどを話し始めた．回数を重ねるに従ってお互いの顔を覚え，待っている時間から話が進んだ．手作業もできるように準備をしたが，失行もあり毎回話すことが中心であった．
　そんな2人が必ず毎回別れ際に言葉にしたのが，「1人じゃないから怖くない．2人だから勇気が出せる」という言葉であった．1人だと思っていることの辛さを毎回われわれに忘れないようにとのメッセージであった．

患者本人を面接室に入れて，看護師が「ここでは何を話してもいいですよ」と伝えると，しばらく間があって，車椅子の上で顔を上げて話し始めた．
「何やらわけがわからんのよ」
「変な人が立っているんや」
「寝ていると頭の中がぐしゃぐしゃになってしまう」
などと訴えた後，最後にしんみりとこう言った．
「『ぼけ，死ね』と息子はきついことを言うけど，言わなすまんのやろうなあ．息子も辛いんやろ．あんまり怒らないで，許したってや」

　診察室で息子にこの話を伝えると，「そうなんだ」とつぶやいた後，涙ぐみながら絶句した．その後，相変わらず日常生活では多くの介助が必要ではあるが，介護サービスを利用しながら，時々は本人への声かけが少しやさしくできるようになったと話してくれた．2～3回の通院の後，幻覚は少し残ったが，激しい妄想は次第に消えていき診療は近医へ引き継がれた．

▶コメント
　BPSDの強い重度認知症患者の言葉を聴き息子に伝えたことで，わずかではあるが，息子の精神的な介護負担が軽減できた．しかし，本人の言葉を聴いたからといっても，毎日の介護負担が減るわけではないことを忘れてはいけない．

5 | 外来心理教育[1]

　筆者のクリニックでは2003年4月から，告知後の軽度認知症で，病気の受容が困難で，介護保険サービスの利用に消極的な患者に対して，月2回，1回約1時間，1クール3か月，1グループ10人前後の外来心理教育を行っている．自己紹介から始め，もの忘れで悩んでいる仲間同士の自由な話し合いを行った後に，さまざまなアクティビティ活動を行いながら，認知症についての情報提供や疑問点へのアドバイスを行った．その結果，症状について仲間と共通認識がもて，できることとできないことを見極め，できないことへの対応方法が話し合われた．心理教育後，病気の存在を受け入れて治療の継続に同意し，軽度認知症患者の要望に合わせた方法で実施されているデイサービス（「もの忘れカフェ」）の利用に結びついた．

　また，同時に，軽度認知症患者を介護する介護者たちには，ピア・カウンセリングと情報提供を行い，介護者への心理教育としている．

● 本人・家族交流会およびデイサービスでのコミュニケーション

1 | 本人・家族交流会[1]

　筆者のクリニックでは，2か月ごとにデイサービスおよび外来通院患者とその家族の交流会を行っているが，毎回20人前後の患者と30～40人の家族の参加がある（図

3-5)．約十数人が若年認知症患者・家族である．家族の続柄別（夫，妻，嫁，娘・息子など）にグループを作り，ピア・カウンセリングの場を提供している．例えば，妻の介護をしている夫は「自分がもう少し優しくしてやればよかったのに」とか，反対に「昔から自分が何でもやりすぎたから，何もできなくなったのかな」というような自責の念にかられることがある．また，「昔は迷惑をかけたから」と自分1人で介護の苦労を背負い込み，他人の手を借りず，子どもたちにも迷惑をかけたくないと，介護サービスの導入もなかなか進まないことも少なくない．そこで，交流会の場では，夫グループの中で，「女性用の洋服や下着を買いに行けない」「外出時女性用トイレに一緒に入れない」など，共通の悩みについて話し合い，お互いにアドバイスをしている．嫁グループには嫁グループの，娘グループには娘グループに特有の介護負担がある．

アルツハイマー型認知症の母を介護している息子は，妻を介護している「夫グループ」に加わり，父親世代の人たちの話を聞きながら，自分で確認するかのように介護の話をしている．また，若い息子が大変な介護を淡々と語っているのをみて，母親世代や祖母世代の「嫁グループ」や「妻グループ」の人たちは暖かい眼差しを向けているが，同時に「私たちも頑張らなきゃね」と自分たちを鼓舞している．

本人グループは，通院中の県外からの若年患者の参加者も多い．デイサービスの部屋に飾ってある作品を見て，「作り方を教えてよ」「ここは，気軽に話ができていいな

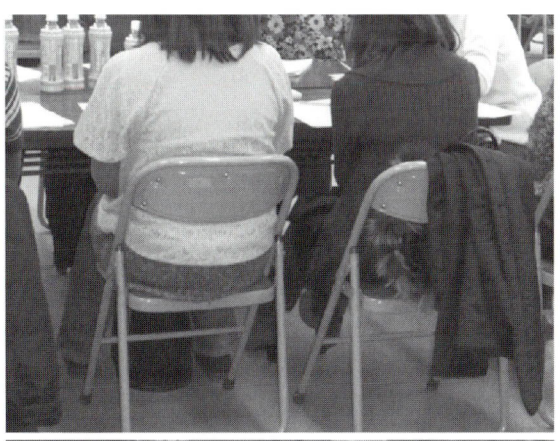

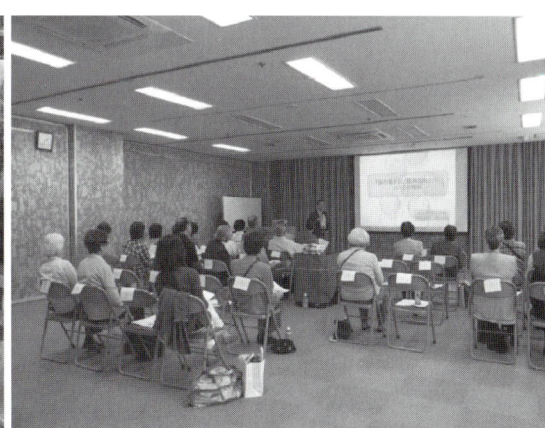

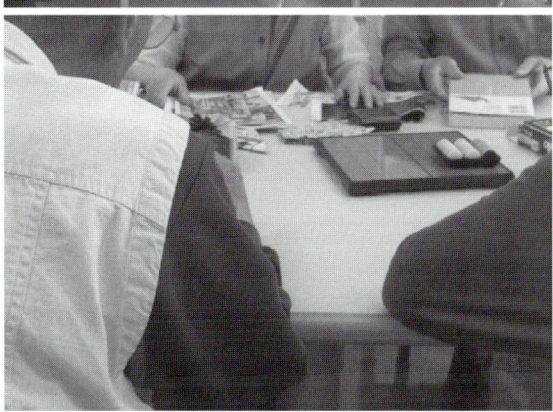

図 3-5　交流会
上が家族交流会，下が本人交流会．

あ」「家族たちも，ほっとしているんやろなあ」などと話し合っている．2か月に1度，定期的に参加している患者も多く，デイサービスの場とは違う場面での交流を深めている．

2 若年・軽度認知症専用自立型デイサービス「もの忘れカフェ」[1,2]でのコミュニケーション─外来から継続されるもの

クリニックの外来では，診断後告知を受けたごく軽度の認知症患者，仕事をしているか仕事を辞めたばかりの若年認知症患者が，外来での看護師による個別面接で，「少しでももの忘れをよくしたい」「考え方ややり方を忘れてきたが，それを取り戻したい．自分で（何かを）やりたい」「同じ悩みをもっている人はいますか？」「役割をもちたい．人の役に立ちたい」など，病気を受け入れながらも，もの忘れの改善，就労や社会参加，仲間作りへの要望を訴えた．

そこで，2004年9月，若年・軽度認知症患者が，自主性を高めた活動を行い，仲間とともに助け合い，積極的に社会参加を後押しするクリニックとしては3番目のデイサービスを作り，もの忘れのことを茶飲み話のように気軽に話し合えるデイサービスという意味で，「もの忘れカフェ」と名づけた．

「もの忘れカフェ」での活動の仕方は，参加者自身の話し合いによって決められ，記憶障害などの認知症の症状に向き合いながら，お互いが助け合うことと社会参加を目指し，スタッフには必要なときのみのサポートを希望した．

(1)「もの忘れカフェ」での看護師と若年参加者との面接[2]

外来診療経過を紹介した若年アルツハイマー型認知症男性との継続的な対話の内容を，看護師の記録より紹介する（Aさんは，告知の項で紹介した症例2である．コメントは看護師によるものである）．

a その人の辛さを忘れないこと

最近，Aさんが最近調子のいいことばかりを言っているため，気になり声をかけた．「どう？」の問いかけに「わしの頭は辛気くさい」が第一声．そして，以下のように続けた．

「できないことが増えている…，でもやりたい．その葛藤でつぶれそうにもなる．家族に迷惑をかけたくない．妻，踏ん張ってるのがよくわかる．なおらへんのはわかってる．くいとめたいのや．ここに仲間はいる．励まされる．1人じゃない．字が書けない．でも書きたい．だから頑張るのみなんや」

「今のことをすぐに忘れるから前へ進めへんのや．教えてや」と言っていたことを支援者が忘れないで，「冗談ばかりを言ってるのではなくて，考えることもできるのだから，（どうしたら少しでも覚えておれるか，思い出せるか）考えてみようよ」と問いかけてみると「その通りやな．そのことも忘れるのやから，しっかり考えろと言うてや」という返事が返ってきた．

> コメント

　調子よく冗談ばかりを言っているその様子が気になり声をかけたが，やはり悩んでいたようだ．数か月に1度は軌道修正も含めた面接が必要である．この人たちは今しかないため，じっくりと毎日を考えることが難しいようだ．だからつい，楽な冗談でうやむやにしてしまうのだろう．でも，正面から向き合えば本当の気持ちはまだ，取り戻すことができる．

　症状が進行した時期には，その人が笑っていれば，それだけでよいと考えるのではなく，時々は，軽度期に本人が強く望んでいた"できるだけ何かを自分でやりたい"という気持ちを支援者も忘れないで，今できることを一緒に考えて時間を過ごすことも必要であるということを教えてもらった．

ⓑ 病気が進んできたということ

　ある日，Aさんと看護師との間で次のようなやりとりがあった．
　── 変化は？
「ある」
　── どんなことが？
「いろいろなことで」
　── 具体的に？
「混乱することが増えた．弱気はみせたくない．でも自分の中では認めている」
「できないことが言い切れない．なんでやろうなあ」
　── 悪くなったと思う？
「思う．○○さんはどう思う？」
　── 私もそう思う
「そうやんな．自覚は正しいってことやな」
Aさんがこのように看護師に声をかけたのである．
　これには，後日談がある．
「昨日な，もしあんたが，僕のことを悪くなっていないと言っていたらな，僕はあんたのことを信用せんようになっていたと思うで」

> コメント

　病気と真剣に向き合っているAさんを安心させようと，あいまいなことを伝えていたら，今までの関係がこわれてしまったと思われる．ただ，どのような言葉や態度で本人に向き合うのかということについて，支援者はいつも考えながら行っていかなければならない．

　自分のことがわかりづらくなっている認知症患者は，自分が自分のことをわからなくなってきたら，『あなた方（スタッフ）が自分のことを覚えていて「こんな人やったよ」と教えて欲しい』とまで望んでいるなど，本人に向き合い，言葉を聴くことの重要性は高い．

ⓒ スタッフに望むこと

「最近はとにかく気がせく．待てへんようになってきているなあ」

―― これも病気の症状やから心配しなくてもいいよ．時間の感覚がある？
「ないと思う．1時間がどんな長さの時間なのかがわからへんようになってきたんや．だから，細かく言って欲しい．よりわかりやすいんやないかな」「1時間って言葉にたとえるとどんな言葉になるんやろうな？」
―― Aさんの中で時間ってどんなふうに感じるの？
「んー長さがわからん．さっきが今やし，今は…今も今か？ 何のことかわからんけど，今ばっかりやな」「最近，テンポが早くなってきているように思える」「僕にはついて行きにくいときがある．騒音も増えた」
―― どんな？
「人の声がやかましく聞こえる．以前の自分なら言い返せもしたけど今はもう無理．そこも自分でわかっている．そやし黙る．前の自分やったらついて行けてた．今も何とかついて行こうとしている．がんばっている．でももがいているんや」
―― 私たちはどうすれば？
「ゆっくり話して．強弱をつけて．細かく話して」「気を遣うのでわかったふりをしていることも多い．見抜いているやろうけど」
―― 誰に気を遣うの？
「他の人とスタッフの人にも」
―― 何で気を遣うの？
「先に進みにくいやろう？ 待ってくれみたいなこというのも勇気がいるで」「勇気をだすには，苦労するねんで．そんな誰に対してでも勇気はだせへんで…．だせる人は少ないわ」「んー話しても聴いてくれはると思える，何を言うても，受けてもらえると思えるみたいな人のこと．言うてみ…みたいなことやなくて，感じるもんがあるんやで」
―― ここには何で来ているの？
「もちろんアルツハイマーをなんとかしたいからやろう？ 無理かもしれんけど僕が死ぬまでには何とかしてほしいな」「前までは，今すぐにでもって言うてたやん．今は死ぬまでに何とかなったらいいと思っているさかいな」

コメント
　低下しつつある言語能力で，参加者はスタッフが配慮すべきことを教えてくれる．ゆっくりと大きな言葉で，短いメッセージをつなげること，人の声も含めた音が騒音となることや細かなスタッフの動きに影響されることなどがあげられる．

d 権利（告知の部分）
　以下は告知後のAさんの発した言葉である．
「病気のことが書かれた資料を見て落ち着いた．アルツハイマーとはだいたい知っていた．薬もない．治らない．病気はあきらめたが気持ちはあきらめていない．
　自分で真実を知りたかった．わかったらすっきりするだろうと思った．
　そして，わかったあとは，今は待つしかないと思った．待っている間の拠点が欲しかった．その場に出会えた．心が柔らかくなったんや．負けんとこうと思って，それ

だけは忘れんとこうと思って，だから意地でも待つ．この拠点（クリニック）でできることに限界があることはわかっている．（もの忘れカフェでやっていることは）遊びと思えば遊びや．そやけど，気晴らしになって，それが治療やと思えるし，そうであって欲しいと思う．ここに来ていれば情報もある．病気のことを誰よりも早く聞きたい．ここでは疲れない．

　何でか？　自分の言葉で話しているさかい．忘れていてもお互いさま．スタッフからは正しいことを知りたいし，言われたい．教えて欲しい．話すことはとても大事や．病気が進んでも何もわからなくなることは絶対にないんや．病気＝何もできなくなるは全然違うんや．そんなことが言える…そんな権利は病気になってもあるはずや．

　病気とはずっと闘っている．そやけど闘う相手が見えへんのや．傷なら処置ができるのに．それが折れそうになるときや．いろんな人がいる．自分よりも悪い人もいる．手伝ってあげたいなと思える．自分もそうなるんやろうなと思うことはある．でも，ここにいてそれが嫌ではなくなった」

コメント

　「戦う相手が見えへんのや」という発言は，告知を受けてこそ病気と闘えるということを訴えかけている．

　同じ病気をもっている仲間と出会えて，症状に応じたサポートを受けながらできるだけ自分で望む活動を行えること，仲間同士で助け合うこと，それらは告知を受けたからできるようになったと伝えてくれた．

ⓔ 仕事とボランティアの区別を

　最初は「仕事ができたらいいなあ」と繰り返しいっていた若年認知症の人が，真剣に話し合っているうちにこんな話になった．

　「わしは今でも働きたいと思うで．そやけど無理やろ，こんなんで．ここに来るまでに働いてきたもん．限界までやってたもん．話したやろ？　（仕事をしていて）うまいこといかへんで，壁に物をぶち投げて，壊れた部品をまた拾って，また机にぶち投げて，粉々になったものを掃除して．その繰り返しで給料もらってたんや．それでも金はいるさかい．行けるとこまで行ったんねんって思ってた．そのあと辞めることになったんやけど正直もう苦しかったさかい，まだ続くのかと思うと疲れて疲れて，そやさかい辞められたことで楽になれた．それくらい仕事って大変なんや．

　ここ（もの忘れカフェ）での活動はすごくいい．もっと広げて行ったらいいと思う．そやけどしたことのお返しに収入が欲しいと思ったりせーへん．ボランティア活動と仕事は違うんや．その区切りをつけへんかったら，わからへんようになる．ボランティア活動とか社会の一員として何かをすることはとても大事やと思う．それにやる気も出てくるし，みんなも一緒や．それはそれでいいんや．何べんも言うけど，仕事とボランティアとの区別はしてほしい．仕事はそれくらい大切なもので，甘いもんでもない．大事な大事なもんなんや．だから辞めなくてはいけなくなったんやから」

> コメント

　労働の対価としての収入を望んでおり，働けなくなったときには，潔く仕事から引きたいと思っている．家族のためにも経済的支援は望んでいるが，いわゆる「就労ごっこ」は求めていないことを教えてくれる．
　私たちはボランティア活動も含めて，さまざまな活動を仕事として位置づけようと考えてはいないだろうか．この人たちの思う仕事はそんなものではないんだということを必死に伝えてくれたことで，認知症者の就労について考える機会を得た．

f BPSDが出始めた若年アルツハイマー型認知症患者とのコミュニケーション

　発症初期に告知をしてあれば，その後起こってくるであろうさまざまな症状の変化に対して，真正面から話し合うことができ，より適切な対応が可能になる．
　告知の項で紹介した若年認知症の男性は，作業能力が徐々に落ちてきて，生活の中でもできないことが増えてきた．ある日，奥さんがさり気なく口にした言葉に対して，予想外に怒りをあらわにされた．できなくなったことについて「構わないよ」と穏やかに伝えただけであったので，奥さんも男性の反応にはびっくりしたが，次の日に「昨日は堪忍な」と謝ってきたという．
　翌日のデイサービスの日，スタッフリーダーが男性にそのことを尋ねた．
「そや．嫁に悪いことをした．これが病気なんやなあ．いかん，いかん」
と照れながら話してくれ，怒りや不安の感情が"暴言"や"暴力行為"などに発展することはなかった．
　別の日，デイサービスの途中で「うるさい」と叫んでいきなり外へ走りだした．周囲の笑い声が騒音に聞こえたようで，引き留めても「ほっておいてくれや」と叫びながら，道路へ飛び出そうとした．
　「しっかりして．Aさんが悪いわけじゃないって何回も話したやん．病気のために笑い声が煩く聞こえるのや」と大声で気持ちを届けようとするスタッフ．
　しばらくすると…「ごめん…あかんのや…あかんのや…」とその場で泣き崩れた後，「そうやった．病気やった」「悪いことをした．これが病気なんやなあ．いかんなあ」と照れながら気分を取り直してくれた．

> コメント

　環境からくるストレスによって出現したBPSDに対して，診断初期からコミュニケーションをとり続けているスタッフが語りかけることで，怒りの感情がそれ以上増悪せずに過ごすことができた．コミュニケーションをとり続けたことだけがこの結果につながったとはいえないにしても，どんなときも一緒に病気に立ち向う姿勢だけは届いたのかもしれない．

● 外来通院時の患者本人の言葉

　初診時から診断までの間に，認知症患者は自分に起こっていることをさまざまに訴える．本人が認知症診断のための受診をいやがることが，家族の大きな悩みになって

いるが，認知症を疑われている患者の多くが，記憶障害や実行機能障害の原因がわからないことと，もし認知症であったときにどんな治療や援助が受けられるかわからないことに対して大きな不安を抱えているがゆえに，受診をいやがり，症状の存在を隠していることがわかる．

1 初診時の本人の言葉

受診前には，家族に対してもの忘れの存在を否定していた本人が，初対面であっても専門職には，自分の症状を話し始める．おそらく，何かしらの不自由さなどを自分自身でも感じていたのだろう．その後に聞かれる，「時々ボケています」「家での存在感がない，役割がない」という言葉は，症状に変動があること，できることとできないことがあること，記憶障害よりもむしろ，実行機能障害によってできないことに苦しんでいることなどを訴えている．

- 頭だけがちょっとボケています．今までは覚えていたのに．
- 86歳にもなったら，あかんなあ．ボケもするわ，たまにはね．
- 時々ボケていますね．言われたこと，それはこうやったかな．
- 家での存在感がない，役割がない．
- 何だか，何もわかっていない．
- 霞がかかったみたい．自分が悪いのか？ 自分に愛想が尽きる．

2 診断後の本人の言葉

認知症患者とコミュニケーションがとれるようになると，自分の症状について語るようになる．彼らの言葉は，その症状とどのように折り合って暮らしているか，どのような援助を求めているのかを示唆している．

(1) 告知後に

病名を告げられた衝撃は当然あるが，エピソードを覚えられないこと，今までできていたことをしなくなったことなどの日常生活上の不具合が，自分がさぼっていたからではなく，病気の症状のせいであるという事実は，本人を不必要な自責感から解放してくれる．もちろん，本人からこのような言葉を自然に引き出すには繰り返しの面談や，診断後の薬物治療・非薬物治療の受け皿などの今後の方向性を準備するか紹介することが前提である．

- 先生のほうが気にしているみたいだけど，（自分は）大丈夫やで．
- これからは，1人でイライラしなくてもすむかもしれません．
- やっと本当のことを教えてくれましたね．ありがとうございました．
- 薬を飲んで少しでももの忘れを遅らせることができるなら飲んでみたい．
- やっぱりな．この頃ボケが進んだように思っていたんや．大体のことはわかるけ

ど，普通のことができないものなあ．
- 今私に起こっていることは病気のせいで，私が悪いわけではないのですね．
- ショックですね．だんだん壊れていくのかなあ．
- これからは，家族とも病気のことや症状のことを隠さず話せますね．

(2) 中核症状について語る
a 記憶障害
　具体的なもの忘れの様子を患者それぞれの言葉で話してくれる．「覚えるのは遅い」は記銘力の障害を，「お茶をたてることは忘れない」は手続き記憶が残っていることを，自らが語っている．また，「手帳に書くこと」が記憶障害への対策であることは思いつくが，「家族からは言われたくない」と，周囲から指摘されることは嫌がっているため，専門職も気配りが必要である．
- 満点ではないけど，少し忘れます．わかっています，すぐ書けばいいことは…
- 手帳に書かなければいけないことが増えた．進行具合の目安ですね．
- 前に聞いたと言われるので，(もの忘れは)あるのかな．
- 忘れてならんことは忘れてしまいます．覚えんでもいいことは覚えています．
- 適当に忘れています．困ったもんです．
- もの忘れはわかっているけど，家族からは言われたくない．
- 覚えるのは遅いです，忘れるのは早いけど．
- 頭の中の看板への焼き付きが悪い．
- 昔のことは思い出せるが，現在のことが覚えきらん．
- お茶をたてることは忘れない，身体にしみ込んでいると思う．

b 見当識障害
　「時間の感覚がわからない」「ここがどこかわからんことがある」と，時間的・空間的見当識障害によって，大いに戸惑っている気持ちを訴える．また，「ゆっくりと，細かく教えて下さい」「外へ出てみたら(家と)わかった」と援助のきっかけを示してくれることがある．
　「いつもではないんやが…」と，症状が変わることを本人は訴え，その様子を見守る家族も苦しめることになる．
- 昼か夜かわからず，時計を見て，時計がおかしい．
- 頭の具合がすっきりせん．脳がやられている．
- ゆっくりと，細かく教えて下さい．時間の感覚がわからない．
- カレンダーに(予定を)記入しようとして，カレンダーの理解ができずにパニックになってしまった．
- ここがどこかわからんことがある．いつもではないんやが…．
- 旅館に泊まって，なぜそこにいるかわからない．
- 先生，はっきり言って，(今が何月か)なんのこっちゃわからへん．
- 家ではないと思ったが，外へ出たら(家と)わかった．

c 実行機能障害

　実行機能障害が，生活のさまざまな場面で本人を苦しめている．「細々とやっています」「苦手なことは後回しです」とできなくなったことを避けながら自分でさまざまな工夫をして暮らしていることが多い．「最初の動き出し(反応)が悪い」という言葉は，動き出しを支援する必要性を訴えており，「いくつかのことが重なるとわからない」という言葉は，1つひとつの課題を終えていくことが必要であると訴えている．

- いくつかのことが重なるとわからない．
- 最初の動き出し(反応)が悪いです．
- 細々とやっています．(できないことを)何とか避けています．
- 少しへまをすると「何で？」と思ってしまう．もう卒業したと思っていたがやっぱりだめになったな．
- 注文しても，材料をみて勝手に同じ料理を作る．
- 自分のことはわかっています．苦手なことは後回しです．
- 買い物をしようと思うが，どうしてよいか，どう声をかけてよいかわからない．
- 1つのことが最後までできない．

d 失行

　「この服はややこしい」は，着衣失行によって服の着方がわからないことを，「(ハサミを手にとって)どう使うんや」は，さまざまな道具が使えなくなっていることを訴えている．失行の存在は日常生活に支障をきたすが，本人の言葉に耳を傾けて，道具を使わずにすむ方法や服の着方の知らせ方などをともに考え，スムーズな支援に結びつけるようにする．

- 鍵が開けにくい．判子が押しにくい．
- この服はややこしい．
- 人が自分のほうをみると，どうしてよいかわからないので動作を止めて相手の反応を見ています．
- (ハサミを手にとって)どう使うんや．
- (得意な)しめ縄作りができなかった．助けが必要なんや．

e 失認

　「頭の中の地図が消えるんや」は，道順忘れを起こしていることを，「そっちに穴がある」「崖から落ちるで」などは，エレベーターや部屋の出口の床をみて穴があいているように見えていることを示しており，行き先を示すような工夫や床に色テープやマットを利用し，誘導できるようにするなどの環境に対する配慮を行うことで，恐怖感などを軽減することができる．

- 頭の中の地図が消えるんや．頭の中に描けない．
- 自分がいなくなった．もう1人の自分がいる．
- (内塗りの茶碗に白い飯が入っていて)ご飯がなくて空っぽだ．
- (エレベーターの床を見て)気をつけや，そっちに穴がある．
- いつも行くスーパーの出口がわからない．

- 目の前にあるものがみつからなかった．遠くを探していた．
- (床の色が変わった場所で足がすくんで)気をつけや，崖から落ちるで．
- (狭い部屋で)壁が襲ってくるぞー．

f 失語

　人や物の名前がスムーズに出てこないことで，「うまく言えないなぁ，言葉が出てこない」とコミュニケーションがうまくいかずに，周囲とぎくしゃくするようになり，意欲低下や閉じこもりに結びつくことがある．患者の表情や身振りなどから読みとり，なるべく「yes」「no」で返答できる会話にすることも必要である．

- 意味はわかってるんやが，なかなか(言葉で説明が)出てこんなあ．
- 職員の名字が頭に残らない．名札の大きいのがあるとわかる．
- 大きな声や単調な口調，早口や次々と変わっていくことは(理解が)とても難しい．
- (ハサミを見て)いつも使うもの，片手でね，切るもの．
- うまく言えないなぁ，言葉が出てこない．

3 | BPSD について語る

　認知症患者は，BPSD が落ち着いた後，そのときの状況や辛さを語ってくれることがある．本人も BPSD の出現に戸惑い，周囲に対しての申し訳なさを言葉にすることもあり，患者自身も何かしらの罪悪感を感じていると思われる．

- 勝手にスイッチが入るんや．
- 母親が本当はいないんだろうと思うが，いると思ってしまう．
- 夢をみるんやなあ，お父さんがそこでは怒っているんや．
- はっきりしているときとそうでないときがある．自分で自分を責めてしまう．
- いらんことをいってしまう．口は年をとらんわ．
- アホみたいに言われることには，プライドがあります．何を怒っているんやと言われるけど，自分でもイライラしているのですよ．
- 「また忘れたんか」と言われると，病気でなくても怒るでしょうが．わからないってことがわからないんやから．

4 | 残存能力について語る

　認知症患者は，日々の不安感や孤立感，症状の辛さなどについて語ることが多いが，援助者とのコミュニケーションがスムーズにとれ，病気とも少しずつ折り合いがつけられるようになると，彼らの持っている残存能力について語るようになる．この言葉を聞きのがさず，その能力を発揮できる場づくりや会話をすることが患者の自信にもつながり，精神的な安定にも結びつく．

- (デイサービスで)抹茶をたててくれといわれるけど，みんなが喜ぶからね．
- (ショートステイで)久しぶりだけどお琴を弾きましょうか？

- よいことの積み重ね，思い出の積み重ね．
- もの忘れはあるが知恵はある．
- 正面から話してくれれば，答えられることはたくさんあることを知ってほしい．
- いつも困ってばかりではないということを知ってほしい．
- カラオケで好きな曲は今わからんけど，曲がかかるとわかる．
- お花を生けることは忘れない．身体にしみ込んでいると思う．

5 疾患別に特徴的な症状について語る

　外来受診時，看護師がゆっくりと時間をかけて面接の時間をもつことで，認知症患者が自分について語り，その言葉のなかに病気の特徴的な症状が含まれていることがある．

(1) 初期のアルツハイマー型認知症患者が語る

　軽度のアルツハイマー型認知症患者は，手帳やメモを利用することで対応できる記憶障害よりも，対応の仕方がわからない実行機能障害について，「後は眠るだけになったら，ほっとする」という言葉に表されているように，日中さまざまなことで1人で悩んでいることが多い．

- 何もないといらいらする．98%くらいは大丈夫と思っている．でも，2%くらいは間違いを起こしていると思う．
- 配達を3～4週間休むと半分くらい道順が怪しくなる．続けていると思い出すようになる．だけど，地図を見ながらになるな．
- 紙に書いてあると覚えられる．口では1日だけだな．
- 今聴いたことと，前聴いたことが混じる．手帳がいるな．
- 1日が終わって，後は眠るだけになったら，ほっとする．あれしなければ，これしなければって，悩まないですむのですから．

(2) やや進行したアルツハイマー型認知症患者が語る

　記憶障害が進行して「何を話していたか忘れる」と直前のことを忘れるようになり，「クーラーのスイッチとテレビのスイッチを間違えそうになる」と物体失認や「（娘に）妹だったかな」と顔貌失認など，失行や失認について訴えるようになる．

- クーラーのスイッチとテレビのスイッチを間違えそうになって，押す前に気づく．
- 探しているうちに，自分が何を探しているか忘れてしまうが，毎度毎度でもない．
- 人に話していると，何を話していたのか忘れる．
- 字がわからない．子の字がわからない．横棒があるかわからない．意地になって手のひらに書いていたら思い出す．自分で感じるからいいかな．
- 治らないことはわかっていても，治りたい．考え方や暮らし方で治らないですよね．
- 涙がでるほど悲しくなるときがある．

(3) DLB 患者が症状の変動や幻覚・妄想について語る

「認知症と正常の間でふわふわしています」と症状が変動することについて語ったり，「部屋に誰かが入ってくるのですよ．ベッドにも人がいる」と，妄想や幻覚について語ってくれる．幻視についての訴えを受け止めて，病気の症状であることを説明することで，「自分で（幻覚と）わかっているので大丈夫です．薬はいりません」と，本人の気持ちが落ち着くことがある．「何でもない場所でもよくつまずく」や「大きな寝言を言っているらしい」など，自分に起きている変化や周囲からの言葉を比較的よく記憶していて訴えることも多い．

- 何でもない場所でよくつまずきます．それから，大きな寝言を言っているらしい．
- （笑顔で）お天気いいし，気持ちがいい．私のことは，調子いいですね．でも，ますます，頭空っぽですけどね．（こんな風に）考えて答えられるから，よいですね．肝心なことは残っているけれど，ぐるりがぐるり．私，認知症と正常の間でふわふわしています．（デイサービスは）そうか，皆に世話になっている．皆は大丈夫というけど，よく言うわとあきれますね．部屋に誰かが入ってくるのですよ．ベッドにも人がいる．服もとられました．防犯用のカメラや鍵をつけて欲しい．人は見えないけど，跡形はあるのよ．音はしないけどね．頭痛はないけど，ふわふわしますけれど．
- （変な物）気にしないようにしているけど，あまり出てくると，腹が立つ．障子をしめてしばらくして開けると，いません．診察室ではみえないの．（はっと，我にかえって，家族の方へ振り向いて）先生もお疲れでしょうし，この辺で失礼しましょうね．
- 消したテレビに人の姿が写った．これが幻覚かと思った．（先生に言われていたので）実は何もないんだと思うようになった．教えてもらって気にしなくなったことはよかった．薬で幻覚がましになったので，ほっとしている．

(4) ピック病患者が語る

何かをきっかけとして気持ちを話すことができるので，長い会話でなくても，患者が何かに心を動かされた瞬間の言葉を聞き逃さないようにしたい．

例えば，話を始めてもすぐに「もう終わりやね」と，立ち去り行動のために席を立って部屋を出て行こうとするピック病患者に，花瓶を指差し「見て，きれいな花やね」と呼びかけると，花に近寄って，「きれいやな．私花が好きなの」と，わずかな時間ではあるが，花についての話を聞かせてくれた．また，一般的に病識に乏しいと言われているピック病患者ではあるが，病初期には医師や看護師が症状について避けることなく話題にすると，「またやってしまったと思うけれど，でも仕方がない」と常同行動などの症状やそれに伴う生活上の困難を訴えることがある．また，「絶対に先生の指示に従うからね」とその状態を受け入れようとする気持ちを語り始めることがある．

- （ピック病の人が）これからどうなるんですか？ 私が私のままでいられるように先生が頑張ってくれるのなら，絶対に先生の指示に従うからね．

- ここで裸足になること（常同行動）をやめようと思っていてもやめられないんだ．またやってしまったと思うけれど，でも仕方がない．その先に進めないんだ．

6 │ 家族について語る

　認知症患者は，中核症状によって起こるさまざまな生活障害があったとしても，家族に対しての感謝や思いやりを言葉にすることが多い．診察室での短時間の会話では，家族に対して，あまり肯定的な発言をすることはないとしても，患者と1対1でゆっくりと話をすると，家族を思いやる気持ちを語ることがある．

- （奥さんは）花屋によって花を買うのや．（自分は）もったいないと思うが花としゃべるがいいんやろと思う．ホッとしたいんやろ．
- 家族が困ってるんや．助けたってや．
- 家族のこともみてやってほしい．
- 息子は「ぼけ死ね」というけど，言わなすまんのやろなあ．息子もつらいやろ．
- （妻に）叩いとったか．そうやで．すまんかったな．
- 夫がいるときは少し安心．
- しっかりしようと思うけど，忘れるんや．すまんこっちゃや．迷惑をかけてすまん．　→頑張らんでいいで．（家族がそれに応えて）

7 │ 治療やケアに関することを語る

　認知症患者は，受けているデイサービスやショートステイなどの介護サービスへの感想や要望について語ってくれる．「もっと勉強して欲しい」というように専門職に知識をつけて欲しいこと，「みんなが通る道」と仲間と会えることを喜んだり，「先のことが消えるのでもう少し待って欲しい」など周囲の関わりについての感想や要望なども語る．「でも家で絵ばっかり描くのは退屈」と自主活動を望んでいる．

- 専門的に認知症に関わっている人も，もっと勉強して欲しい．
- ここ（クリニック）に来て，話を聞いてもらうと，脳に気力が出てきます．
- 知り合いの人数ではないと思う．気の合う人がいたらよい．みんなが通る道，古い人が後輩を教えてあげる．
- その間は何もかも忘れて夢中になれます．塗り絵は好き．楽しい時間は好き．でも家で絵ばっかり描くのは退屈．
- 覚えなあかんと思うけど，何か聞かれたら，たまらなく辛い．
- いろいろいわれるので誰の声を信じたらいいのだろう．
- （レビー小体病の人が）自分から薬が欲しいと，少しでも治りたい．
- 先のことが消えるので，もう少し待って欲しい．

8 | 仲間がいないことへの不安を語る

　デイサービスでは，物づくりやゲームなどの活動以外にじっくり話し合える時間を確保し，本人が自分から喋りだせるようにスタッフの関わり方を工夫することで，デイサービスの時間の中でも本人同士の交流を図ることはできる．

- 本当の気持ちを話せるところがない．
- 同じ悩みをもっている人はいますか？
- 私を独りぼっちにしんといて．
- 同じような人がいるのなら少し安心．
- （若年の人で）同年齢が話は合うけど，同じ行動ができるなら高齢者もいい．
- （若年の人で）仲間と一緒なら（高齢者集団へも）入れる．
- （ここは）ほかの人に傷つけられたり傷つけたりしていないだろうなと思う．（スタッフの人が）みんなと上手につないでくれる．
- 大勢いるのにストレスがない．同じ仲間だから．
- 知り合いの人数ではないと思う．気の合う人がいたらよい．
- みんなが通る道だから，古い人が後輩に教えてあげる．

9 | 社会の一員でいたいと語る

　たとえ1人暮らしの人でも，人間は社会の中で生きていて，この社会に帰属できているという実感が欲しい．駅前掃除の最中，道行く人たちから声をかけられる．「ご苦労さま」「いつもありがとう」．認知症になって初めて見知らぬ人から感謝の言葉をかけられた．人はお世話になるだけでは辛いのだ．車椅子に乗った参加者が言った「ゴミ袋を持つくらいなら私にもできる」

- 忘れるので完全でないことはわかっているが，世の中の役に立つことはしたい．
- 同じ認知症で，閉じこもっていたり，落ち込んでいたりする人がいたら，1人じゃないと言って励ましてあげたい．
- 今，同じ病気の仲間もいるので，今のまま維持できればうれしい．
- 仕事がだめならボランティアをやりたい．
- 掃除は公共の道のほうが好き．人の役に立ちたいと思う．
- ゴミ出しくらいしないと，何もしとらんと言われる．
- ゴミ袋を持つくらいなら私にもできる．

● 認知症患者とのコミュニケーションで大切なこと

1 | 本人のニーズは本人の言葉からアセスメントすること[3]

　われわれのクリニックでは，認知症患者本人のニーズは本人が一番よく知っている

という考えのもとに，"本人の言葉"をアセスメントしながら，支援の方法を考えてきた．

筆者は22年間もの忘れ外来での診療を行っているが，認知症診療を始めた頃は，認知症患者の状態をいかに客観的に表現できるかが重要であった．ここで，1990年に出版した拙著[4]から，精神機能の客観的評価の必要性について論じた部分を少し長い引用であるが紹介しておきたい．

「認知機能・ADL・問題行動などの認知症患者の様々な臨床症状を，評価スケールによって点数化することについて，批判的な意見も決して少なくはない．実際，認知症の診療に長くかかわってきた診断能力の高い精神科医達の指摘するように，時々刻々と変化する多彩な精神症状とそれに伴う行動障害を，評価スケールの点数のみで報告し合う専門職の会合に出くわすことも皆無ではない．しかし，少なくとも認知症患者や介護者に直接かかわったことがある職種であれば，認知症症状を点数化することの限界や，点数が一人歩きすることの危険性を知った上で，1人の認知症患者とその介護者について，医療スタッフ・福祉職・保健婦の間で非常に大きな認識の違いがあり，そのために効率的かつ効果的な支援策が難しくなることに苛立ちを感じなかった者はいないであろう．そこで，長年の臨床経験をもとにして作成された優れた評価スケールをいくつか組み合わせて，それらのスケールを各職種間の「共通言語」にすることで，患者とその介護者の状況についての共通認識を深め，医療・保健・福祉サービスを有機的に連携することを目指すのである．そして，それらの評価スケールの精度を高めようとするアプローチは，すなわち，患者とその介護者の状態を「腰を据えて観察すること」につながり，最終的には，評価スケールに頼らない高い診断・治療・看護・ケア技術を養うプロセスになるのである．」(「痴呆」は「認知症」に置き換えてある)

評価スケールを使って認知症患者を共通に理解しようとするところから認知症の医療とケアが始まったのであるが，認知症患者がカミングアウトすることが特別ではない時代になって，軽度認知症患者本人のニーズへのアセスメントは，本人に聴いていくというやり方をすることで，本当に必要な支援が可能になると考える．

2 | 支持的に関わることと傾聴すること

病気と闘っている認知症患者の信頼を得るためには，彼らの「精神の自律」と「生活の自立」の可能性を諦めず，必要なときに支える伴走者であることを伝えることが必要である．しかし，彼らへのさまざまな援助に多くの時間を費やしている認知症医療とケアの現場では，われわれは，ともすれば認知症患者を一方的に"援助が必要な人"とみなし，その意思を"読み取ってあげなければならない人"のように思ってしまいがちである．本章では認知症患者の多くの言葉を紹介したが，彼らもまた，われわれの言動にさまざまな思いを抱き，言葉や身振り，表情で意思を伝えようとしているので

ある．

　認知症患者とのコミュニケーションで大切なことは，実現が困難なことであろうと，彼らが尊厳をもって暮らすことの可能性を諦めないで，どこまでも支援しようとする意思を強くもって接することである．

　また，傾聴とは，「耳を傾けるだけでなく心を込めて全身で聴くこと，心も体も相手に傾けて聴くこと，そして，受動的ではなく能動的に聴くこと」である[5]．しかし，普段から話を聞いてもらうという体験が少なくなっている認知症患者なので，傾聴していることをはっきりと意識してもらうことが重要になってくる．そのためには，非言語的コミュニケーションが重要で，うなずくこと，ほほえむことなどによって，傾聴していることを明確に相手に伝えることができる．したがって，時間の余裕がないときには，そのことをはっきりと伝えたうえで，話を短時間で切り上げるほうがよい．面接中に不用意に時計に目をやってしまうことで，相手の顔が曇り，話が途切れてしまうことは決して珍しいことではない．

3｜診断初期に十分なコミュニケーションをとること[6]

　発症初期の認知症患者は，短期記憶障害や実行機能障害のために日常生活や趣味活動などでできないことが増えていくにもかかわらず対処の仕方がわからず，抑うつ的になり，家庭内や社会で孤立していくことが多い．そこで，「告知」から始まり，情報提供と仲間作りを目的とした「心理教育」へつなぐことで，「もの忘れしていると普通に言えるようになった気がする」と病気を受け入れ，「自分1人で悩んでいることは余計に落ち込ませているのだと思った」と対処方法を学び合い，「非常に楽しい集まりになってきた」と仲間意識が芽生えてきた．また，病気の受け入れができていない患者に対して腫れ物に触るよう接していた家族が「こんなに楽しそうな声や顔を見たのは久しぶりです」と関係の修復が図れるようになった．認知症の診断とその後の告知を行っている専門医療機関が，認知症患者と十分なコミュニケーションがとれる関係を築くことが，認知症の全経過を通じて必要となる非薬物療法の始まりとなる．

4｜発症初期から継続的に関わること[6]

　認知症患者は，病状が中等度や重度になっても，認知症の初期からコミュニケーションをとってきた医療スタッフとの信頼関係は変わることはなく，例えば「最近，（ケアの）テンポが早くなっていて，ついて行きにくいときがある」とスタッフたちの関わり方について教えてくれる．また，「（自分自身のことが）わからなくなっても，そっちが覚えておいて（自分がこんな人間やったと）教えてな」と，自分自身についての記憶すら失われていく不安を話してくれた．

　医療スタッフは，病状の進行に伴う認知機能の低下によって起こる「生活のしづらさ」や「コミュニケーション能力の低下」に気づき，それに対して医学的な根拠をベー

スに持ち，当事者の気持ちを聞きながら，できるだけ適切なサポートを行うために，「発症初期から重度期にいたるまで継続して関わる援助者」となることが必要である．

患者とのコミュニケーションで大切なこと

　　認知症患者への支援は，診断後の「病名告知」と「経過と予後の説明」によって，"何が起こっているかわからないという不安"を少しでも軽くすることから始まるが，適切な治療とケアの環境，家族への支援を提供すれば，病気になっても尊厳を保ちながら暮らせることを伝える．

　　「私たちは，適切な治療とケアの環境，家族への支援を提供することによって，患者さんと家族が尊厳を保ちながら暮らすことができることを信じて，最大限の努力を行います」

　　「私たちは，病気を抱えながらも『今』を生きる人たちを全力で応援し，できなくなくなったことがあってもそれを受け入れ，今，できることへと変えるケアを行います．その人の可能性を諦めず，そのための工夫も惜しみません」

　　この2つは，それぞれわれわれのクリニックとデイサービスの理念であるが，毎日の仕事の終了時にスタッフともども唱和している．

　　認知症患者との十分なコミュニケーションは，医師1人で図れるものではなく，外来では看護師や心理職が重要な役割を果たすだけでなく，受け付け窓口にいる事務職も支援者の一員である．また，生活場面で認知症患者と長時間接することになるケアスタッフも良好なコミュニケーションをとることができる立場にある．外来診療だけを行っている場合も，介護施設を併設している場合も，医師とその他のスタッフとで認知症患者に向き合う姿勢と"支持"と"傾聴"というコミュニケーションの基本を共有しなければならない．

● 文献

1) 藤本直規：認知症の医療とケア―「もの忘れクリニック」「もの忘れカフェ」の挑戦．クリエイツかもがわ，2008
2) 藤本直規，奥村典子：続・認知症の医療とケア―「根拠のあるケア」を追い求めて．クリエイツかもがわ，2010
3) 藤本直規，奥村典子：認知症患者本人の声をアセスメントする．吉川 悟（編）：システム論からみた援助組織の協働―組織のメタ・アセスメント．pp 93-103，金剛出版，2009
4) 藤本直規：疾病診断から「機能」をベースにした評価へ―精神面の高齢者総合評価．岡本祐三，並河正晃，藤本直規，ほか：高齢者医療福祉の新しい方法論―疾病診断から総合評価へ．pp 126-127，医学書院，1998
5) 長田久雄：初診時の面接のポイント．本間 昭（編）：臨床医のためのアルツハイマー型認知症実践診療ガイド．pp 20-23，じほう，2006
6) 藤本直規，奥村典子：若年認知症患者を発症初期から進行期に至るまで継続的に支えるために―若年認知症専用デイサービスでの取組みから考える．老年精神医学雑誌 20：865-873，2009

〈藤本直規，奥村典子〉

第4章

非アルツハイマー型の認知症とは？

● そもそも変性性認知症とは？

　アルツハイマー病（Alzheimer's disease；AD）は，病理学的には老人斑，神経原線維変化，神経細胞脱落を主徴とし，臨床的には記憶障害に始まる進行性の認知機能低下をきたす神経変性疾患である．老人斑の主要構成成分はアミロイドβ蛋白（amyloid β protein；Aβ）であり，神経原線維変化の主要構成成分は微小管関連蛋白の一種であるタウである．ADの病理過程は，まずAβが脳内に凝集・沈着し，次いで神経細胞内にタウが凝集し，最終的に細胞機能が障害されて細胞死が生じると想定されている〔アミロイド仮説（図4-1）〕．認知症の原因はつまるところ神経細胞死だが，ADでは蛋白の異常な凝集・蓄積が病理過程において主要な役割を果たしており，その意味でADは「脳内蛋白蓄積病」ととらえることができる．このような蛋白の異常な凝集・蓄積は，実はAD以外の認知症疾患の多くにおいても生じており，共通の神経変性メカニズムが想定されている．

　本章では，非アルツハイマー型の変性性認知症のなかで特に頻度が高く，その双璧をなすレビー小体型認知症（dementia with Lewy bodies；DLB）と前頭側頭葉変性症（frontotemporal lobar degeneration；FTLD）について，その臨床病理像から病態まで最新の知見を含めて紹介する．特にFTLDは，近年原因蛋白が次々と同定され，その疾患概念が大きく変わってきているため，詳細に記載した．本章が，これらの疾患の診療実践への一助となれば幸いである．

● レビー小体型認知症（DLB）

1 | 疾患概念の成立

(1) 小阪憲司先生が初めて提唱

　DLBは，もともと小阪らの1976年以降の一連の研究報告により国際的に知られるようになり，1980年に小阪らにより提唱されたレビー小体病（Lewy body disease；LBD）や1984年に小阪らにより提唱されたびまん性レビー小体病（diffuse Lewy body disease；DLBD）を基に，1995年の国際ワークショップで提唱された名称である．大

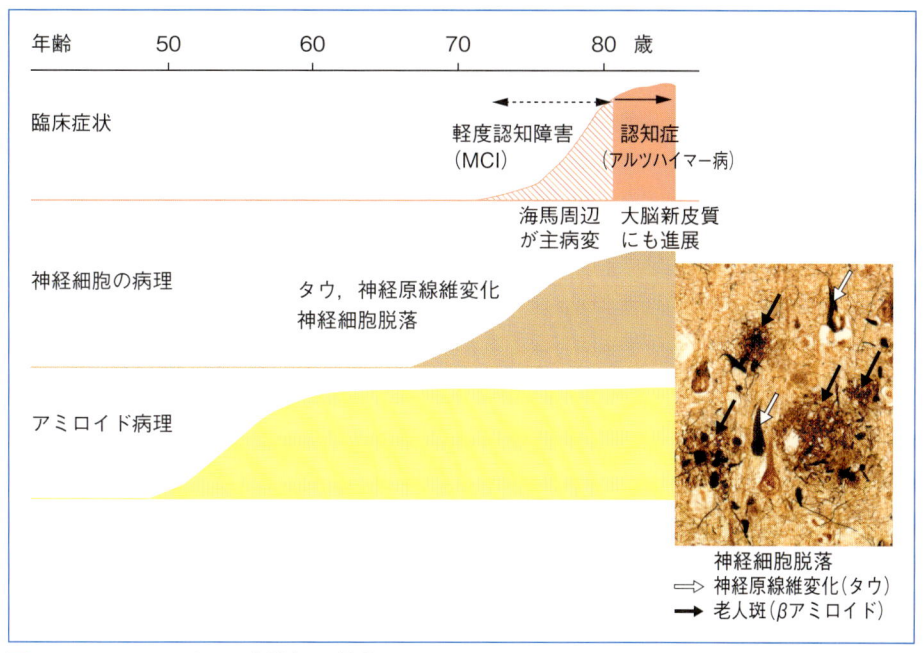

図4-1 アルツハイマー病進行の経過
病理学的発症と臨床的発症の時間的ギャップ.

脳皮質,扁桃核,黒質,青斑核などに多数のレビー小体が出現し,認知症とパーキンソニズムを主症状とする[1].

　パーキンソン病(Parkinson's disease；PD)は寡動,振戦,筋固縮といった錐体外路症状を伴う運動障害を特徴とする.以前はPDでは認知機能障害はないとされてきたが,現在ではPD患者の約3割に認知症が合併することが知られ,Parkinson's disease with dementia(PDD)として区別されるようになってきた.

(2) DLBとPDD,どう区別する?

　DLBとPDDの区別に関しては,認知症の発症がパーキンソン症状発症前,あるいはパーキンソン症状発症後の1年以内の場合をDLBとし,パーキンソン症状が1年以上認知症に先行する場合をPDDとする「1年ルール」を用いることが推奨されている[2].しかしながら,病理学的には両者に質的違いはないことから,これらを区別することの妥当性については批判も多い.両者に共通する病理マーカーは,レビー小体である.

(3) LBDとDLBの違い

　小阪らは,当初からレビー小体の出現が疾患の本質であることを主張し,1980年にLBDを提唱した.そして,レビー小体の出現分布から,脳幹型,移行型,びまん型,大脳型の4型に分類した[3].脳幹型はPDに相当する.びまん型は,大脳皮質や扁桃核,脳幹以外にも間脳に多数のレビー小体がみられ,皮質性認知症とパーキンソ

表4-1 レビー小体病とCDLBガイドラインによるDLBの分類

レビー小体病(小阪ら)	DLB(CDLBガイドライン)
脳幹型(brain stem type)＝PD 移行型(transitional type) びまん型(diffuse type)＝DLBD 　　通常型(common form) 　　純粋型(pure form) 大脳型(cerebral type)	脳幹型 brain stem type 辺縁型 limbic type 新皮質型 neocortical type 大脳型 cerebral type(第2回国際ワークショップで追加された)

〔Kosaka K：Diffuse Lewy body disease. Neuropathology 20 (Suppl)：73-78, 2000/McKeith I, Galasko D, Kosaka K, et al：Consensus guidelines for the clinical and pathological diagnosis of dementia with Lewy bodies (DLB)：Report of the consortium on DLB international workshop. Neurology 47：1113-1124, 1996 より一部改変〕

ニズムが主症状であり，小阪らが最初に提唱したDLBDに相当する．小阪らはさらにこのDLBDを，種々の程度のアルツハイマー病変を合併する通常型(common form)とそれを伴わない純粋型(pure form)に分類した．大脳型はレビー小体がまず大脳皮質に出現し，その後間脳・脳幹へと進展するというものであり，初発症状は皮質性認知症である．この分類からは，PDDとは，脳幹型が進行してびまん型になった群に相当する可能性が高い．小阪らによる分類と国際ワークショップにより提唱されたDLBの分類を表4-1に示す．1996年の第1回国際ワークショップでは脳幹型，辺縁型，新皮質型に分類されたが，1998年に行われた第2回国際ワークショップで大脳型も加わり，小阪が当初提唱したものとほぼ同じものとなっている．

認知症全体に占めるDLBの頻度に関するこれまでの報告は，臨床診断に基づいたものと剖検例に基づいたものがあり，いずれにおいてもAD，血管性認知症(vascular dementia；VD)に次いで3番目，あるいはADに次いで2番目に多いとされる．

2｜DLBの臨床症状

(1) どうやってDLBを診断するか？

国際ワークショップではDLBの臨床診断基準として臨床症状を必須症状，中核症状(コア特徴)，診断を支持する症状および検査所見(示唆的特徴)，およびそのほかよくみられる症状および検査所見(支持的特徴)の4つに分類した(表4-2)．必須症状は進行性の認知機能障害である．ADでは記憶の登録・保持が障害されやすいのに対し，DLBでは記憶の再生が障害されやすいとされる．

(2) DLBの3つの中核症状

3つの中核症状である認知機能の変動，幻視，特発性パーキンソニズムについて以下に解説する．

a 認知機能レベルが揺れ動く

認知機能が変動するという徴候はDLBを他の認知症疾患と鑑別する手がかりにな

表 4-2　レビー小体型認知症（DLB）の臨床診断基準改訂版（CDLB ガイドライン改訂版）

1. 正常な社会的または職業的機能に障害をきたす程度の進行性認知機能障害の存在．初期には記憶障害が目立たないこともある．また，注意や前頭皮質機能や視空間機能の障害が特に目立つこともある．

2. コア特徴（probable DLB には 2 つが，possible DLB には 1 つが必要）
    a. 注意や明晰さの著明な変化を伴う認知機能の変動
    b. 構築され，具体的な内容の繰り返される幻視体験
    c. 特発性のパーキンソニズム

3. 示唆的特徴（コア特徴が 1 つ以上ありこれが 1 つ以上あれば probable DLB，コア症状がなくてもこれが 1 つ以上あれば probable DLB と診断できる）
    a. REM 睡眠行動障害
    b. 重篤な抗精神病薬への過敏性
    c. SPECT や PET にて線条体でのドパミントランスポータの取り込み低下

4. 支持的特徴
    a. 繰り返す転倒と失神
    b. 一過性の意識障害
    c. 重篤な自律神経症状
    d. 他の幻覚
    e. 系統的な妄想
    f. 抑うつ
    g. CT/MRI での内側側頭葉の比較的保持
    h. SPECT/PET での全体的低血流と後頭葉の血流低下
    i. MIBG 心筋シンチグラフィでの取り込み低下
    j. 脳波での徐波と側頭葉の一過性鋭波

5. 可能性の少ないもの
    a. 局所性神経徴候や画像で裏づけられる卒中の存在
    b. 臨床像を説明しうる身体疾患や他の脳病変の存在
    c. 認知症が重篤な時期にパーキンソニズムのみが初めて出現した場合

6. 症状の時間的連続性
    認知症がパーキンソン症状の出現前かそれと同時に出現した場合に DLB と診断するべきであり，パーキンソン病が経過するうちに認知症が出現した場合には PDD という用語が使用されるべきである．この際，"one-year rule" が推奨されるが，"Lewy body disease" とか "α-synucleinopathy" といった総称が考慮されてもよい．

(McKeith IG, Dickson DW, Lowe J, et al：Diagnosis and management of dementia with Lewy bodies：third report of the DLB Consortium. Neurology 65：1863-1872, 2005)

る．認知機能の変動には特徴的なパターンはなく，日内変動のこともあれば，数日の間隔をおいた変動もある．注意・覚醒レベルの変動と関連していると考えられ，日中の傾眠や覚醒時の一過性の混乱として観察される．MMSE などの認知機能検査の値もそれらのレベルに応じて変化し，レベルが上がると記憶や見当識も保たれ正答できるが，そうでない場合は話が通じず，程度が強い場合はせん妄との鑑別が困難となることもある．病初期では認知機能が比較的保たれている時期と障害されている時期との差が大きいために気づかれやすいが，認知症が進行するに従って判然としなくなることが多い．

b 鮮明な幻視が見える

DLB に伴う幻視は特徴的であり，意識清明時においても「熊が家の庭で昼寝している」「小さな子どもたちが家の中で遊んでいる」などと鮮明かつ具体的に訴える．また，

これらの幻視に関連して二次的に被害妄想が認められることもある．幻視は抗パーキンソン薬の使用によっても出現することがあるが，そのような症例にも DLB が多く存在すると考えられる．DLB の幻視は，注意・覚醒レベルの低下時や夕方などの薄暗い時期に起こる傾向があることから，認知機能の変動に連動したものであるとの指摘がある．せん妄との鑑別点は，DLB の幻視が持続性・反復性であることや，患者が後に幻視の内容について詳細に説明できる点が挙げられる．幻視以外の精神症状としては，「妻が偽物に入れ替わってしまった」といった妄想性人物誤認症状の頻度が高いことが報告されている．

ⓒ パーキンソニズムがある

前述のように，現在の DLB の診断基準では，認知症症状が認められた後にパーキンソニズムが出現するとされる．DLB にみられるパーキンソニズムの特徴は振戦よりも寡動や筋固縮のほうが目立つ点である．また，若年発症のほうが高齢発症に比べてパーキンソニズムが目立ち，高齢発症ではパーキンソニズムの出現は少ないとされる．

(3) 3 徴候以外の症状も

以上の 3 徴候のほかに 2005 年の改訂版ガイドラインにおいて DLB の示唆的特徴として，REM 睡眠行動障害(REM sleep behavior disorder；RBD)，抗精神病薬への過敏性，線条体でのドパミントランスポータの取り込み低下の 3 つが新たに加えられた．このうち，抗精神病薬への過敏性は改訂前では支持的特徴の 1 つにすぎなかったことは注目に値する．DLB では AD に比べ，抑うつ気分や幻覚，妄想など精神症状を呈しやすいために抗精神病薬を処方されることが多い．しかし，抗精神病薬に対する過敏性のために少量でもパーキンソニズムが出現したり，悪性症候群のような重篤な副作用が生じたりすることがあり，注意が必要である．

RBD は，REM 睡眠時に起こる筋緊張の抑制が欠如するため，大声を上げたり，隣に寝ている配偶者を殴るなどの異常行動を呈するもので，幻視，パーキンソニズム，認知機能障害などの症状に先行して出現することが多い．このため病歴聴取の際に夜間の睡眠状況を丁寧に聞くことが DLB の診断には重要となる．

(4) DLB の典型的な症例

63 歳頃より自分で出した財布の場所がわからず「財布を盗られた」と怒鳴ったり，慣れない場所で迷子になったりするようになった．このため，心配した家族に付き添われて精神科を受診したところ，抑うつ気分，意欲の減退に加えて記銘力障害，場所の失見当識および幻視，認知機能の変動が認められた．頭部 MRI および脳血流 SPECT を施行したところ，びまん性の高度な大脳萎縮に加え，両側後頭葉・頭頂葉の血流低下が認められたため，DLB の診断にて，ドネペジルの内服が開始された．これにより幻視は一時軽快したが，65 歳頃より「夫が別の家で女を囲っている」「たんすから子どもが飛び出てくる」などと言うようになり，しばしば興奮して夫へ暴力を

振るうようになったため，精神科に入院した．少量の非定型抗精神病薬（クエチアピン）と漢方薬（抑肝散）の追加投与により，これらの精神症状は軽快し，退院後はデイサービスや訪問看護を利用しながら自宅介護を行っている．

(5) PDDの診断基準

PDDに関してもDLBと同様に診断基準が2007年に発表された（表4-3）[4]．Probable PDDのコア特徴としては，パーキンソン病があり，緩徐で進行性の認知症があることの2つが挙げられている．そして，関連する臨床的特徴として，4つの主要な認知機能ドメイン（変動する注意障害，遂行機能障害，視空間機能障害，てがかりによって改善する想起障害）のうち，少なくとも2つが典型的に障害されていることが必要である．さらに，アパシー，抑うつ状態，不安，幻覚，妄想，日中の過剰な睡眠などの症状が1つ以上あることもPDDの診断を示唆するが，必須ではないとしている．

表4-3 認知症を伴うパーキンソン病（PDD）の診断基準

Ⅰ．コア特徴
1. Queen Square Brain Bank 診断基準によるパーキンソン病であること
2. パーキンソン病の進行に伴い，緩徐かつ進行性の認知症症状があること ・1つ以上の認知機能ドメインの障害 ・病前レベルよりも低下している ・日常生活に支障をきたしており，それらは運動障害や自律神経障害によるものではないこと
Ⅱ．関連する臨床的特徴
1. 認知機能的特徴 ・注意障害 ・遂行機能障害 ・視空間認知機能障害 ・記憶障害 ・言語障害 2. 行動的特徴 ・アパシー ・人格変化および抑うつ症状や不安を含む気分の変化 ・幻覚 ・妄想 ・過剰な日中の睡眠
Probable PDD と診断するための基準
A. コア特徴が2つともあること B. 関連する臨床的特徴 　・4つの主要な認知機能ドメインのうち，少なくとも2つ以上が典型的に障害されていること（変動する注意障害，遂行機能障害，視空間機能障害，てがかりによって改善する想起障害） 　・少なくとも1つの行動障害（アパシー，抑うつ気分，不安，幻覚，妄想，日中の過度な睡眠）が存在することは probable PDD の診断を支持するが，これらの行動障害がなくても診断の除外はできない C. PDDの存在を否定しないが，診断をあやふやにする他の疾患や経過が不明な例を除外する D. ほかの原因による認知機能障害を除外する

(Emre M, Aarsland D, Brown R, et al：Clinical diagnostic criteria for dementia associated with Parkinson's disese. Mov Disord 22：1687-1707；quiz 1837, 2007 より引用，一部改変)

3 | DLBの病理所見

(1) 病理のエッセンス

　DLBの病理所見は，中枢神経系(大脳皮質，海馬，扁桃核，マイネルト基底核，視床下部，黒質，青斑核，縫線核，迷走神経背側核など)および末梢自律神経系(心臓交感神経系，消化管神経叢など)におけるレビー小体およびLewy neurite(レビー関連神経突起)の出現とそれに基づく神経細胞脱落を特徴とする．肉眼的には，大脳皮質および海馬の軽度萎縮と黒質・青斑核の脱色素が認められる．なお，通常種々の程度にAD病変である老人斑と神経原線維変化を伴うが(通常型)，伴わない例も一定数存在する(純粋型)．

(2) 折れ曲がったソーセージのような形のレビー小体

　レビー小体は「細長いソーセージが折れ曲がったような形」で神経細胞の核周部や神経突起内(軸索内および樹状突起内)に存在する．ヘマトキシリン-エオジン(HE)染色では，好酸性のコア(芯)と周囲のハローからなる構造として認められる(図4-2A)．マイネルト基底核，視床下部，黒質・青斑核・迷走神経背側核などの脳幹諸核，末梢神経の交感神経節，大脳皮質などの神経細胞脱落が生じている脳領域に一致して出現する．電顕的には，フィラメントが集積した構造物であり，その主要構成成分は前シナプス蛋白の一種であるαシヌクレインである．レビー小体を構成するαシヌクレインは，リン酸化を受けている点が特徴であり，リン酸化を特異的に認識する抗体を用いて免疫組織化学染色を行うと，レビー小体およびレビー関連神経突起(図4-2B)が明瞭に観察される．

　αシヌクレインの蓄積部位と神経細胞脱落部位がほぼ一致することや，家族性PD例においてαシヌクレイン遺伝子の変異やmultiplicationが同定されていることなどから，αシヌクレインの異常蓄積がDLB/PDDの病理過程の本質であることは明ら

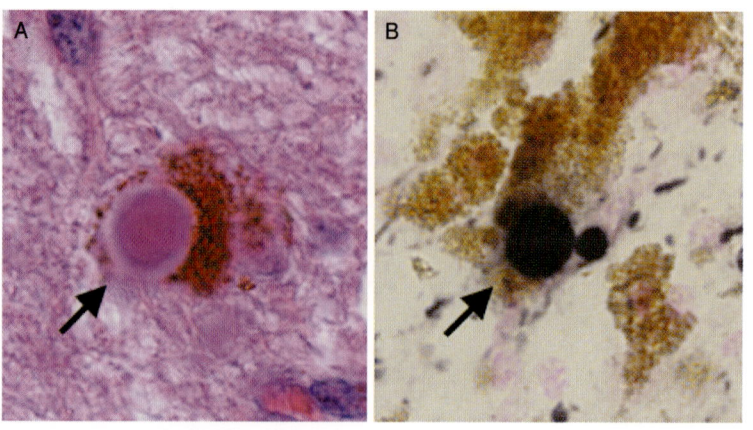

図4-2　DLBの中脳黒質に認められるレビー小体
A：ヘマトキシリン-エオジン(HE)染色，B：抗αシヌクレイン抗体による免疫組織化学染色．

かである．最近の基礎研究の結果から，異常なαシヌクレインが細胞から別の細胞に伝播するという仮説が提唱されており，新たな神経変性メカニズムとして注目されている．

4│鑑別診断および検査所見

(1) AD と DLB の見分け方

DLB/PDD と鑑別が必要な疾患としては，①認知症性疾患，②せん妄，③パーキンソニズムを呈する他の神経疾患(進行性核上性麻痺，皮質基底核変性症，多系統萎縮など)，④遅発性パラフレニーに代表される老年精神病などが挙げられる．このなかで鑑別を要する頻度が最も高い疾患は AD である．以下に述べる画像検査所見は鑑別に有用である．

a 基本はやはり大脳 CT/MRI

CT および MRI で DLB/PDD と AD を比較すると，皮質は両者ともにびまん性に萎縮を認めるものの，側頭葉内側部，海馬，扁桃体の萎縮の程度は DLB/PDD では AD に比べて軽度である[5]．なお，DLB と PDD では，萎縮のパターンはほぼ同じであるとされているが，DLB のほうが萎縮が強いという報告もある[6]．

b かなり決め手となる SPECT/PET

DLB の機能画像における特徴は，一次視覚野を含む後頭葉の血流および代謝の低下である[7]．SPECT では後頭葉の血流低下以外は AD と DLB の血流低下にはほとんど差がない．また，最近では後頭葉の血流低下だけではなく，基底核領域の相対的血流増加も報告されており，これら2つの領域に着目することで AD との鑑別能が上がることが報告されている[8]．なお，PDD と DLB の脳血流 SPECT の差異を検討している報告は少ないが，これまでの報告では両者の脳血流パターンに差はないとされている．また，わが国では利用することができないが，海外では ^{123}I-FP-CIT を用いたドパミントランスポータの機能が測定されている．DLB では線条体においてドパミントランスポータの取り込み低下が知られており，臨床診断基準の示唆的特徴に挙げられている．

図 4-3 に DLB 患者の ^{99m}Tc-ECD による脳血流 SPECT 像を示す．側頭頭頂部の血流低下は AD と共通の所見であるが，DLB 例ではさらに後頭葉に血流低下が認められる点が特徴であり，診断を考慮するポイントとなる．ただし，後頭葉の血流低下の原因はいまだ明らかになっておらず，今後の研究課題である．

c 自律神経に注目するなら ^{123}I-MIBG

^{123}I-metaiodobenzylguanidine(MIBG)はノルエピネフリン類似物質であり，交感神経末端で細胞内に入り，ノルエピネフリン貯蔵顆粒に蓄積され，交感神経刺激により放出される．この特性から，交感神経イメージングに使われているが，近年 LBD の診断にこの ^{123}I-MIBG イメージングが有用との報告が集積している[9]．すなわち，PDD および DLB では罹病期間にかかわらず ^{123}I-MIBG の心筋交感神経への取り込み

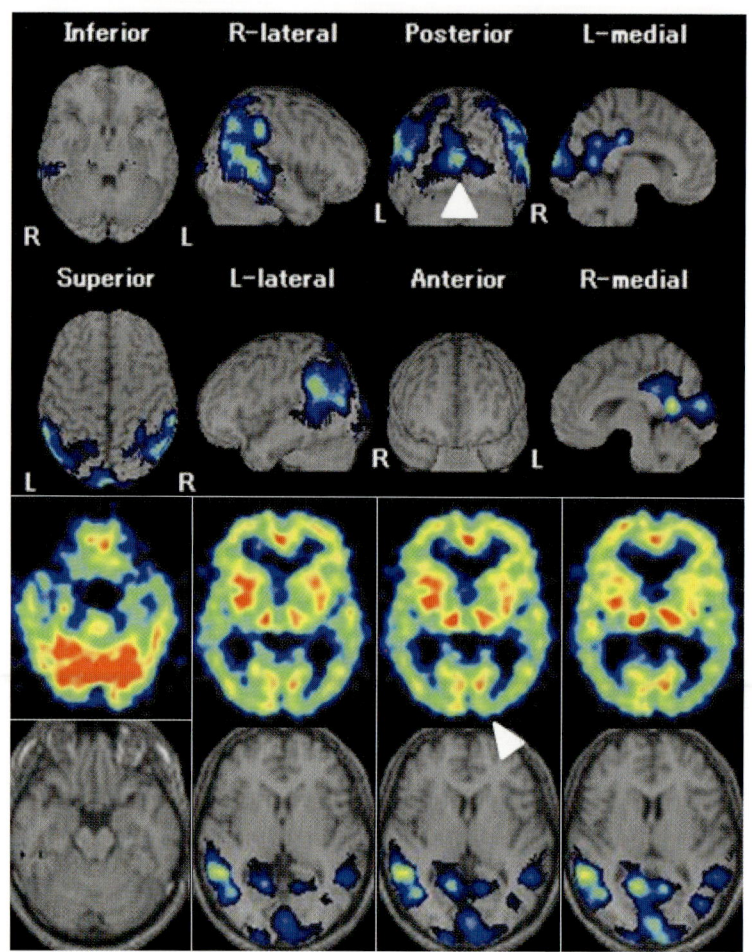

図 4-3 DLB 患者の脳血流 SPECT における血流低下部位
側頭頭頂部で低下を認める点は AD と共通であるが，DLB では後頭葉での血流低下を認める（矢頭）点が特徴である．

が低下するため，心筋への取り込みの指標となる心筋縦隔摂取比（Heart/Mediastinum ratio；H/M ratio）が早期像，晩期像いずれにおいても低下する．この PDD および DLB に認められる心臓の MIBG の集積低下は，心臓交感神経の脱落を反映した所見であり，その脱落に先行して α シヌクレインの蓄積が生じていることが，織茂らの一連の研究により明らかにされている．この所見は，LBD に特異的な所見であり，AD やほかのパーキンソニズムを呈する神経疾患との鑑別に有用であるとされている．

d ほかにもある有力な自律神経機能検査

DLB には高率に自律神経機能障害が出現することが報告されるようになり，診断基準の支持的特徴のなかにも，重篤な自律神経症状が挙げられた．自律神経障害は，ADL や予後に直接影響するため，その評価は臨床的に重要である．DLB に対する自律神経機能検査の 1 つは上記に挙げた MIBG イメージングであるが，そのほかにも

体位変換試験，頸動脈洞マッサージ検査，心電図解析による心拍変動の低下がDLBとADやVDとの鑑別に有用と報告されている[10]．また，MizukamiらはDLBの呼吸調節機能の障害を明らかにした[11]．DLB患者では，血液中の二酸化炭素の増加に対して，正常では生じるはずの換気量の増加が出現しない．このことから，DLB患者に対しては，呼吸器感染症をはじめとする呼吸機能の悪化に注意が必要である．また，前述のようにDLBでは心血管系の自律神経機能も障害されているため，身体合併症に対する予備能力がきわめて低下していると考えられる．ADでは高炭酸換気応答は正常反応を示すため，高炭酸換気応答検査は，DLBをADから鑑別する診断ツールとして有用と考えられる．

5 | DLBの治療および予後

(1) 治療標的の見定めを

DLBの治療は，ケアや環境整備などの非薬物療法と薬物療法に大別されるが，本章では主に薬物療法について述べる．

DLBでは，アセチルコリンの起始核であるマイネルト基底核の神経細胞脱落がADより強いことから，アセチルコリン系の障害はADより強く，また，黒質変性によるドパミン系障害，青斑核変性によるノルアドレナリン系障害，縫線核変性によるセロトニン系障害も存在する．したがって，これらの特定の神経システムの障害に基づく精神・神経症状に対し，それらの神経伝達機能を修飾するような薬剤が用いられている．治療の標的となる症状としては，認知機能障害，行動・心理症状（behavioral and psychological symptoms of dementia；BPSD），錐体外路症状，自律神経症状などがある．これらのなかで，1つの症状を改善させる薬剤は，ほかの症状を悪化させる可能性がある点に留意し，患者ごとに主要な治療標的となる症状を見定める必要がある．

(2) 認知機能障害治療にはコリンエステラーゼ阻害薬

認知機能障害に対しては，AD治療薬であるコリンエステラーゼ阻害薬（ドネペジルやリバスチグミンなど）の有効性が報告されている[12]．ADと比較してDLBで有意に治療効果があるとする報告もある．この理由としてはDLBではADに比べて，脳幹および前脳基底部での後シナプスコリン作動性ニューロンが保たれていることが想定されている．ただし，コリンエステラーゼ阻害薬はDLBに対する適応は認められていない．

(3) BPSDへの対応

DLBの幻視，妄想，アパシーなどのBPSDに対しても，コリンエステラーゼ阻害薬が有効であり，第1選択薬として位置づけられている．コリンエステラーゼ阻害薬が無効あるいは副作用などにより使用できない場合は，他の薬剤の使用が考慮され

る．その1つは非定型抗精神病薬(クエチアピン，オランザピン，リスペリドンなど)であり，もう1つは漢方薬の抑肝散である[13]．非定型抗精神病薬については，2005年，米国の食品医薬品局(FDA)が，BPSDに関する17件のランダム化プラセボ対照臨床試験について検討し，非定型抗精神病薬投与群はプラセボ投与群よりも死亡率が1.6〜1.7倍高く，死因の多くは心臓障害(心不全，突然死など)か感染症(肺炎)であると発表した点に留意する必要がある．なお，定型抗精神病薬は，非定型抗精神病薬以上のリスクがあることがその後明らかにされたことから，代替薬として使用することはできない．現時点では，非定型抗精神病薬を使用する場合はそのリスクや保険適応外診療であることなどについて十分説明し，患者および家族の了解を得たうえで慎重に使用することが求められる．抑肝散は，既知の副作用としては低カリウム血症があるが，それに留意すれば非定型抗精神病薬よりも安全に使用しうる利点がある．

DLBの抑うつに対しては選択的セロトニン再取り込み阻害薬(SSRI)やセロトニン・ノルアドレナリン再取り込み阻害薬(SNRI)の使用が推奨されているが，その有用性についての系統的な研究報告はない．三環系抗うつ薬などの抗コリン作用を有する薬剤は，認知機能障害を悪化させる可能性があるため避けるべきである．

RBDに対しては，クロナゼパム，メラトニン，ドネペジルなどの有用性が報告されている．

(4) パーキンソニズムの治療

DLBのパーキンソニズムに対しては，レボドパの使用が第1選択として推奨されているが，DLBにおけるレボドパへの反応はPDよりも一般に劣るとされる．抗パーキンソン病薬は，精神症状を悪化させる可能性があり，少量から注意して使用する必要がある．トリヘキシフェニジルなどの抗コリン薬は避けるべきである．

(5) DLBとAD・PDの予後比較

DLBの認知機能障害は，ADに比して速く進行する．また，DLBの運動症状や自律神経障害の進行はPDより速い．DLB発症後の平均生存期間は10年未満である．まれに，発症後1〜2年で急速に症状が進行する例もある．DLBの予後を悪化させる因子としては，高齢，認知症，精神症状，運動症状，抗精神病薬への過敏性などが報告されている．

● 前頭側頭葉変性症(FTLD)

1 | 疾患概念の成立

(1) ピック球がなくてもピック病？

1892年から1906年にかけて，Arnold Pickは，前頭・側頭葉の萎縮を呈し，特異な言語症状および精神症状を示す一連の症例を報告した[14]．その後，1911年のAlzheimerによる嗜銀性神経細胞内封入体(ピック球)の記載を経て[15]，1926年OnariとSpatzにより限局性大脳皮質萎縮の状態に対してピック病の名称が与えられ，1疾患単位として位置づけられた[16]．彼らがピック病としてまとめた症例にはピック球を有する例と有しない例の両方が含まれていた．そこで当然「ピック球がないのにピック病といえるのか？」という疑問が生じる．実際その後，ピック球の取り扱いを中心にピック病の病理診断基準について種々の議論が生じることとなる．このことが以下に詳しく述べるFTLDにまつわる複雑さの源流にある．

(2)ピック病の混乱を解く最初の試み

1980年代後半になり，従来ピック病と呼ばれていた疾患群に対し，LundとManchesterのグループがほぼ同時期にそれぞれ独立して非アルツハイマー型前頭葉変性症(frontal lobe degeneration of non-Alzheimer type；FLD)[17]，前頭葉型認知症(dementia of frontal lobe type；DFT)[18]という類似の疾患概念を発表した．さらに1994年，両グループは協同で前頭側頭型認知症(frontotemporal dementia；FTD)という概念を提唱し，臨床的・病理学的な診断基準を示した[19]．このFTDという概念の提出により，ピック病にまつわる病理学的議論にとらわれることなく，臨床情報と画像所見から脳の前方部に原発性の変性を有する非アルツハイマー型の変性性認知症疾患を包括的にとらえられるようになった[20]．

(3)FTDとは何か？

FTDは，病理学的に，前頭葉変性(frontal lobe degeneration；FLD)型，ピック型，運動ニューロン疾患(motor neuron disease；MND)型の3群に分類された(表4-4)．

FLD型はLundのグループが提唱したFLDそのものであり，抗タウやユビキチンで検出されるような封入体を伴わず，前頭・側頭葉に非特異的な軽度の変性を呈するとされる．わが国にこのFLD型が存在するかどうかは議論のあるところであり，現在までのところ臨床報告は数例あるものの剖検例での報告は1例もない．

ピック型は，従来からピック病とされている群で，肉眼的に境界鮮明な限局性萎縮があり，皮質全層に及ぶ強い変性と白質のグリオーシスを呈する．ピック球を伴うとされるが，伴わなくても高度のグリオーシスがある症例も含まれる．

MND型は，わが国で「認知症を伴う筋萎縮性側索硬化症」[21]あるいは「運動ニューロン疾患を伴う初老期認知症」[22,23]として報告されてきた疾患と同じであり，前頭葉中心の軽度の萎縮，脊髄運動ニューロンの変性，海馬および前頭・側頭葉のユビキチン陽性神経細胞内封入体(neuronal cytoplasmic inclusion；NCI)などの病理特徴を示す．

(4)FTDからFTLDへ

このFTDには，側頭葉優位の変性を呈し，失語症状を示す一群が含まれていなかったため，1996年にManchesterのグループがFTLDという上位概念を提唱し

表4-4 FTDの病理診断基準

1. 前頭葉変性型〔Frontal Lobe Degeneration Type(FLD型)〕

肉眼的変化：両側前頭葉と側頭葉前方部の対称性の軽い萎縮がある．萎縮は限局性ではなく，ナイフの刃状でもないが，時に高度萎縮を呈する例がある．線条体，扁桃体，海馬に通常萎縮はないが，時に強く萎縮する例もある．

病理変化の分布：変化は前頭葉穹窿面，時に眼窩面に認められる．しばしば側頭葉皮質の前1/3，帯状回の前方部，まれに後部にも認められる．上側頭回は保たれる．頭頂葉皮質が侵される例は少数でしかも軽いが，まれに進行例では強く侵される．常同行動のある例では，大脳皮質の変化が軽く，線条体，扁桃体，海馬がより強く侵される．

病理変化の特徴：
灰白質：微小空胞形成と軽度〜中等度のグリオーシスが主にⅠ〜Ⅲ層に認められる．Ⅱ〜Ⅲ層に神経細胞の萎縮・脱落があり，Ⅴ層では細胞の脱落よりも萎縮が目立つ．ピック小体，腫脹神経細胞，レビー小体はない．タウやユビキチンの免疫組織化学染色で病変を検出できない．黒質のメラニン色素細胞の軽度ないし中等度の脱落がみられる例がある．
白質：軽度〜中等度のグリオーシスが皮質下のU線維に認められる．深部白質にも軽度のグリオーシスがあり，時に髄鞘の消失を伴っている．その分布は灰白質の変化と関係している．

2. ピック型(Pick-Type)

肉眼的変化：FLD型と同じに前頭葉が侵されるが，一般的により強く，またより限局性である．通常萎縮は非対称性である．線条体萎縮も認められる．

病理変化の分布：FLD型と同じである．

病理変化の特徴：
灰白質と白質：FLD型と同じであるが，皮質の全層が強く侵される．腫脹神経細胞とピック小体が出現する．これらは鍍銀染色で染まり，タウおよびユビキチンに免疫反応陽性である．白質はFLD型より強く侵される．ピック小体あるいは腫脹神経細胞を欠き，強いアストロサイトーシスを有する例も，当面はこのタイプに含まれる．

3. 運動ニューロン疾患型〔Motor Neuron Disease Type(MND型)〕

肉眼的変化：FLD型と同じに前頭葉が侵されるが，程度はより軽い．

病理変化の分布と特徴：前頭葉の変化はFLD型と同じである．脊髄の運動神経の変性があり，腰髄と仙髄より頸髄と胸髄が強く侵される．ユビキチン陽性，鍍銀染色およびタウ陰性の封入体が，運動ニューロン，前頭葉と側頭葉皮質のⅡ層の神経細胞，海馬歯状顆粒細胞などに認められる．多くの例で黒質の細胞脱落が高度である．舌下神経核の変性を呈する例もある．

(The Lund and Manchester Groups：Clinical and neuropathological criteria for frontotemporal dementia. J Neurol Neurosurg Psychiatry 57：416-418, 1994)

た[24]．FTLDには，従来のFTDに並列して，意味性認知症(semantic dementia；SD，99頁参照)と進行性非流暢性失語(progressive non-fluent aphasia；PA，101頁参照)が加えられた．そして1998年，FTLDの3亜型の臨床的診断基準が作成された[25]．

(5) 分子生物学としてのFTLD

同年，第17番染色体に連鎖する家族性FTLDにおいてタウ遺伝子の変異が同定された．この発見により，神経変性疾患における病理学的特徴である細胞内封入体形成に，原因遺伝子がコードする蛋白が直接関与することが確実となった．その後，2001年に，McKhannらは，FTLDを病理学的に5つのカテゴリーに分類した[26]．その内訳は，封入体を構成するタウのアイソフォーム組成が異なる3群，タウ陰性ユビキチ

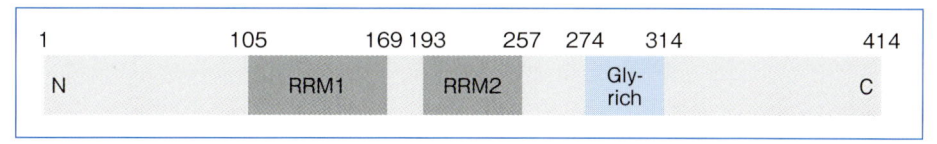

```
1        105   169 193   257 274   314           414
N            RRM1     RRM2    Gly-              C
                              rich
```

図 4-4　TDP-43 蛋白
RRM：RNA Recognition Motif（RNA 認識モチーフ），Gly-rich：Gly-rich domain（グリシンリッチドメイン）

ン陽性封入体がみられる群（FTLD with ubiquitinated inclusions；FTLD-U），封入体形成がなく非特異的な変性のみの群からなる．なお，FTLD-U の 5～10％ には，筋萎縮性側索硬化症（amyotrophic lateral sclerosis；ALS）と同様の MND を伴い，FTLD-MND あるいは FTD-MND と記載された．

(6) TDP-43 の発見と意義

2006 年，第 17 番染色体に連鎖し，タウ陰性ユビキチン陽性神経細胞内封入体を有する FTLD-U 家系において，progranulin（PGRN）の変異が同定された[27,28]．同年，FTLD-U および ALS に出現するユビキチン陽性封入体の主要構成成分として TAR DNA-binding protein of 43 kD（遺伝子名：*TARDBP*，蛋白名：TDP-43，図 4-4）が同定され，両疾患が共通の病理基盤を有することが明らかとなった[29,30]．さらに 2008 年，家族性および孤発性 ALS 例において *TARDBP* 遺伝子の変異が相次いで発見され，TDP-43 の異常が病気の原因であることを示す遺伝学的証拠が得られた[31～33]．以上の知見を踏まえ，タウ蓄積が認められる FTLD を FTLD-tau，TDP-43 蓄積を呈する FTLD を FTLD-TDP と呼ぶことが新たに提唱された．TDP-43 の同定後，少数ながら TDP-43 にもタウにも陰性である FTLD 例が存在することが明らかとなり，暫定的に非定型的 FTLD-U（atypical FTLD-U；aFTLD-U）と命名された．

(7) 細胞内封入体 FUS の発見

2009 年，家族性 ALS の一型である ALS6 の原因遺伝子解析において，核蛋白である fused in sarcoma（FUS）の遺伝子変異が同定された[34,35]．その後，封入体の主要構成成分が不明のまま残されていた FTLD 群についての免疫組織化学的解析が行われたところ，aFTLD-U，好塩基性封入体病（basophilic inclusion body disease；BIBD），神経細胞性中間径フィラメント封入体病（neuronal intermediate filament inclusion disease；NIFID）に出現する細胞内封入体が FUS 陽性であることが判明した[36～38]．

これらの結果を受け，2010 年に発表された FTLD の最新の病理分類では，これらを合わせて FTLD-FUS と呼ぶことが提唱された〔表 4-5，図 4-8（104 頁）も参照〕[39]．各々の詳細および臨床と病理の対応関係について以下に解説する．

(8) FTLD の疫学ミニレビュー

FTLD の疫学報告は少ないが，初老期（65 歳未満）発症の認知症に限ってみると，

表 4-5　FTLD の病理分類

大分類	亜型
FTLD-tau	Pick 病 CBD PSP AGD MSTD NFT-dementia WMT-GGI FTDP-17 Unclassifiable
FTLD-TDP	Types A-D Unclassifiable
FTLD-UPS	FTD-3
FTLD-FUS	aFTLD-U NIFID BIBD
FTLD-ni	

MSTD：multiple system tauopathy with dementia, UPS：ubiquitin proteasome system, WMT-GGI：White matter tauopathy with globular glial inclusions
(Mackenzie IR, Neumann M, Baborie A, et al：A harmonized classification system for FTLD-TDP pathology. Acta Neuropathol 122：111-113, 2011 より引用，改変)

AD に次いで 2 番目，あるいは AD，VD に次いで 3 番目に多い疾患ということになる．また，わが国の専門病院を訪れる全認知症患者のうち，FTLD は 2 番目から 3 番目に多いことが報告されている．また，FTLD に関して欧米とわが国ではいくつか違いがあり，まず欧米では 30〜50％ と高い家族歴が認められるが[24,40,41]，わが国ではほとんどが孤発性である[42,43]．また，FTLD の 3 臨床分類のうち，わが国では欧米に比して FTD の頻度が低く，SD の頻度が高い[42]．

2 | FTLD の臨床症状

FTLD は，人格変化・行動障害を中核症状とする FTD と失語症候群である SD および PA の 3 つのサブタイプに分けられているが，これらのサブタイプは疾患の進行に伴って相互に症候学的に重なり合っていくことが指摘されている[24]．さらに最近，常同行動や食行動異常などの行動異常は，SD においては早期から認められることが報告されている[44,45]．以上から，失語症状や神経症状を除けば，FTLD に含まれる各サブタイプは，経過の比較的初期の段階から共通の精神症状や行動異常を呈すると考えられる[20]．FTD，SD，PA の臨床診断基準を表 4-6 に示した[25,46]．

(1) 前頭側頭型認知症 (FTD)
a 始まりは人格変化，行動障害

FTD では，主に前頭葉に病変の主座があり，前頭葉の障害による人格変化・行動障害で始まる．病初期より病識が欠如しており，病感すら全く失われていると感じられることが多い．場当たり的な応答や取り繕いが特徴的な AD に対し，FTD では，

表 4-6　FTLD の臨床的特徴

FTD の臨床診断特徴

性格変化と社会的行動の乱れは病初期から全病期を通じて主要な特徴である．道具機能である認知力，空間的見当職，目的行為，記憶は障害されないか，比較的よく保持される．
Ⅰ．核心的特徴
　A．発症は潜行性で緩徐進行性
　B．社会的人間関係を維持する能力が早期から低下
　C．個人的行動の調節が早期から障害
　D．感情が早期から鈍麻
　E．自己洞察力を早期に喪失
Ⅱ．支持的特徴
　A．行動障害
　　1．個人衛生や身繕いの低下
　　2．精神面の硬直性と柔軟性欠如
　　3．注意散漫と飽きっぽさ
　　4．口唇傾向と食物嗜好の変化
　　5．保続と常同的行為
　　6．道具の強迫的使用
　B．発話と言語
　　1．発話の変化
　　　a．自発語の減少
　　　b．発話の抑制
　　2．常同的発話
　　3．反響言語
　　4．保続
　　5．緘黙
　C．身体症状
　　1．原始反射
　　2．尿失禁
　　3．無動，筋強剛，振戦
　　4．低くて不安定な血圧
　D．検査
　　1．神経心理学：前頭葉機能検査に明白な異常を示すが，高度の記銘力障害，失語，空間的失見当を認めない
　　2．脳波：明らかな認知症にもかかわらず脳波は正常
　　3．脳の形態/機能画像：前頭葉/側頭葉前部優位な異常

PA の臨床診断特徴

発語の障害が病初期から全病期を通じての目立った特徴である．それ以外の認知機能はおかされないか，比較的よく保たれる．
Ⅰ．核心的特徴
　A．潜行性に発症し，緩徐に進行
　B．非流暢性の自発発語を示し，少なくとも次の1つを伴う：失文法，音韻性錯語，失名詞
Ⅱ．支持的特徴
　A．発話と言語
　　1．吃音または口舌失行
　　2．復唱障害
　　3．失読，失書
　　4．初期には言葉の意味理解は保たれる
　　5．晩期には緘黙症
　B．行動
　　1．初期には社会的行動能力は保たれる
　　2．晩期には FTD と同じ行動異常が出現
　C．身体症状
　　晩期には病変と反対側に原始反射，無動，筋強剛，振戦が出現
　D．検査
　　1．神経心理学：非流暢性失語を示すが，高度の記銘力障害や空間認知障害がない
　　2．脳波：正常，あるいは非対称性の徐波出現
　　3．脳の形態/機能画像：非対称性異常が優位半球（通常は左）に目立つ

SD の臨床診断特徴

意味記憶障害（言葉の意味理解/対象物の同定の障害）は病初期から全病期を通じての顕著な特徴である．個人的体験記憶を含む他の認知機能は障害されないか，比較的よく保持される．
Ⅰ．核心的特徴
　A．潜行性に始まり，緩徐に進行
　B．言語障害の特徴
　　1．進行性，流暢性，内容が空虚な自発語
　　2．言葉の意味の喪失があり，呼称と理解力に顕著に出現
　　3．意味的錯語
　C．認知障害の特徴
　　1．相貌失認：よく知っている顔を同定できない
　　2．連合性失認：対象物を同定する認知機能の障害
　D．知覚性認知による符合や描画再生は保たれる
　E．単語の繰り返しは可能
　F．音読と通常の単語を聞いて正しく書き取る機能は保たれる
Ⅱ．支持的特徴
　A．発話と言語
　　1．発話の抑制
　　2．独特の語彙使用癖
　　3．音韻性錯語はない
　　4．読字と書字の表面的障害
　　5．計算力は保たれる
　B．行動
　　1．共感と感情移入の欠如
　　2．偏狭さ
　　3．吝嗇
　C．身体症状
　　1．原始反射は欠如あるいは晩期に出現
　　2．無動，筋強剛，振戦
　D．検査
　　1．神経心理学
　　　a．高度の意味機能の喪失，言葉の理解や呼称あるいは顔や対象物の認知場面で目立つ
　　　b．音声と構文，要素的知覚性認知，空間的熟練動作，日々の記憶は保持される
　　2．脳波：正常
　　3．脳の形態/機能画像：側頭葉前方部に異常（対称性あるいは非対称性）

FTLD の臨床診断特徴

（FTD, PA, SD の各Ⅰ．核心的特徴およびⅡ．支持的特徴に続いて）
Ⅲ．支持的特徴：必須ではないが診断を支持する項目
　A．65歳以前の発症：1親等の親族に同症の家族歴
　B．仮性球麻痺，筋力低下と筋萎縮，筋線維束攣縮（少数の患者で運動ニューロン疾患が随伴する）
Ⅳ．除外診断的特徴
　A．病歴と臨床
　　1．発作性のエピソードを伴う突然発症
　　2．発症と関連する頭部外傷
　　3．早期からの重篤な健忘
　　4．空間見当識の障害
　　5．思考の脈絡を欠く語間代性促進性発話
　　6．ミオクローヌス
　　7．皮質脊髄性の障害による筋力低下
　　8．小脳性失調
　　9．コレアアテトーゼ
　B．検査
　　1．画像所見：中心領域より後方優位の形態的ないし機能的障害，CT または MRI での多巣性病巣
　　2．代謝性脳障害や炎症性疾患（多発性硬化症，梅毒，AIDS，ヘルペス脳炎など）を示す所見
Ⅴ．相対的な除外診断的特徴
　A．典型的な慢性アルコール依存の病歴
　B．持続性の高血圧
　C．血管性疾患（狭心症，跛行など）の病歴

表情に乏しく，無感情，無関心といった接触性の違いがみられる．多幸的，児戯的な性格変化がよくみられる一方，焦燥感が強く不機嫌を呈する例もある．一部には，統合失調症のプレコックス感に類似した疎通性の悪さが感じられる場合もある．発病初期には，記憶，見当識，道具使用などの機能は保持される．ただし，自発性低下と関連する「考え無精」のために，HDS-R などの心理検査の成績はあてにならない場合もある．

b 反社会性も特徴

迷惑行為，窃盗，無謀運転などの反社会的行為が受診の契機になることもある．これらの行為の背景には，内省力や抑止力の低下によるわが道を行く行動（going my way behavior）と呼ばれるような病態があると考えられている．社会的な関係や周囲への配慮がみられず，過ちの事実を指摘しても，意に介さない様子であっけらかんとしていたり，それを否定して不機嫌になったりすることがある．

c 時刻表的生活パターン

常同行動は，自発性の低下や無関心が前景にたつ前にほぼ全例に認められ，常同的周遊や常同的食行動異常[44]が目立つことが多い．1つの（あるいは決まった複数の）コースに散歩に行って帰ることを毎日，1日に何回も繰り返すという複雑なひとまとまりの動きから，廊下の往復，戸の開閉の反復，物の収集，時刻の頻繁な確認，物の数を数える，コップでコンコンと机を叩く，手で膝を擦るといった単純な繰り返し動作まである．ただし，常同性は AD でも認められることがあり，時刻へのとらわれ（3.6％），日課への固執（14％），強迫的な物の収集（14％），保続（11％），決まったフレーズの使用（21％）などが報告されている[47]．AD における常同行動の頻度は低いが，AD 自体が高頻度な疾患なため臨床的に遭遇する頻度は低くない．

「立ち去り行動」に代表されるような注意の転導性亢進も特徴的である．被影響性の亢進による模倣行動も診断的価値の高い症状と考えられている[48]．

d FTD の失語症状

言語面では，前頭葉の左半球優位に萎縮が進行する例では，自発語が乏しくなり，復唱と了解は比較的保たれる超皮質性運動失語の病像を呈する．初期に喚語困難が認められる場合があるが，FTD でみられる喚語困難は語頭音効果により改善し，後に記す SD のような語彙の喪失は示さない．また，FTD で萎縮が左側頭葉まで及んでも，SD でみられる語義失語像は示さない[49]．そのほか，失語の周辺症状として，滞続言語，反響言語，反復言語などがみられる．

> **columns** 甘いものばかり食べるようになったら要注意
>
> FTD では食行動の異常も AD に比較して出現頻度が非常に高く，また比較的早期から認められることが指摘されている．食欲の変化，嗜好の変化，食習慣の変化として認められ，特に早期に認められるのは食欲の増加である．嗜好の変化として，まんじゅうやチョコレートなどそれまであまり食べなかった甘い物を好んで食べるようになることがしばしば観察される．本文で紹介した常同性が食行動に現れ，決まった少ない品目の食品や料理に固執する例も多い．

末期になると運動機能も障害され，無言無動，寝たきりとなり，原始反射，錐体路徴候，錐体外路徴候も目立つようになり，嚥下機能も低下し，胃瘻造設などの処置が必要になってくることも多い．

ⓔ うつ病や統合失調症との誤診に注意

FTDは，うつ病や統合失調症と間違えられることがある．剖検で確認できたFTD 17例中5例が，最終的に認知症の診断がつく前には精神病性障害（統合失調症/統合失調感情障害4例，気分障害1例）と診断されていた[50]．これとは逆に，内因性精神病がFTDと誤診される例もある．また，萎縮が前頭葉に目立ち，FTD類似の症状を呈するAD例の報告があり，前頭葉早期障害型ADあるいはfrontal-variant ADなどと呼ばれ，FTDとの鑑別が問題になるが，これらでは経過とともに記憶障害や視空間失認などの大脳後方症状やSPECTにおける大脳後方の血流低下が出現してくることで鑑別できる[51]．

(2) FTDの典型例的な症例

Aさんは勤勉でまじめな仕事ぶりで知られていたが，48歳頃から，仕事中ボーッとしていることが多くなり，また平然と約束を破るなど仕事に支障をきたすようになった．数か月後には，会話中言葉が思い出せず，呆然としていることがしばしばみられた．自宅では，入浴や歯磨きをしないなどだらしなくなり，また甘いものばかり好んで食べるようになった．さらに，万引きや無銭飲食を繰り返すようになり，心配した家族が精神科を受診させた．診察時，本人は無愛想で真面目に質問に答えようとせず，勝手に席を立って出て行こうとした．脳CTとSPECT検査では，前頭葉および側頭葉の萎縮と血流量の低下が認められた．

このように，意欲低下で始まり，周囲に配慮を欠いた言動を行っても平気であり，食行動の異常などの症状がみられた場合はFTDを疑って，精神科を受診させたほうがよい．参考として，宮永らによる「ピック病の症状チェックリスト」を表4-7に示す[52]．このリストはFTD全体に当てはまると考えてよく，3項目以上が当てはまれば「疑い」と判定される．

(3) 意味性認知症（SD）

ⓐ 特徴は「…って何ですか？」

SDは，側頭葉前方部から底面が中心に侵され，意味記憶の障害を特徴とする．通常萎縮は非対称性で左右差が顕著であり，左優位に高度の萎縮を呈する例が多い．初期には，言葉の理解や物品呼称の障害で気づかれる．たとえば「利き手は？」という質問に対し「利き手って何ですか？」と応じるようなことが多い．

ただし，提示されたものの名前は出ないもののその使用法は理解している．また文法，話す速さ，発話量の障害はない．聴理解の障害があるため，HDS-Rでは1桁台の点数を取ることが多く，高度の認知症があると診断される場合がある．視覚性記憶，地誌的記憶は保たれることが多い．読み，書字では，仮名文字は読めるが，漢

表 4-7 ピック病の症状チェックリスト

1	状況に適さない行動	場所や状況に不適切と思われる悪ふざけや配慮を欠いた行動をする．また，周囲の人に対して無遠慮な行為や身勝手な行為をする．
2	自発性低下，意欲低下	引きこもり（閉じこもり），何もしない（不活発）などの状態が持続し，改善しない．思い当たる原因は特になく，また本人に葛藤はみられない．
3	無関心・無感動	自己の衛生や整容に無関心となり，不潔になる．また，周囲の出来事にも興味を示さず，無関心である．
4	逸脱行為	万引きなどの軽犯罪を犯す．しかし，自分が行った違法行為の意味を理解できず，反省したり説明することができない．また，同じ内容の違法行為を繰り返す場合が多い．
5	時刻表的行動	日常生活のいろいろな行為（散歩，食事や入浴など）を，時刻表のように毎日決まった時間に行う．この際，止めたり，待たせたりすると怒る．
6	食物へのこだわり	毎日同じ食物（特に甘いもの）しか食べない．さらに，制限なく食べる場合もある．
7	常同言語，反響言語	同じ言葉を際限なく繰り返したり，他人が言った言葉をオウム返しする．他人が制止しても一時的にしか止まらない．
8	嗜好の変化	食物の嗜好が大きく変わる（薄味だったのが，突然甘味・酸味・塩分・油を好むなど）．アルコールやタバコなどは，以前の量を超えて毎日大量に摂取するようになる．
9	発語障害，意味障害	無口になったり，語彙の数が少なくなる．または，「ハサミ」や「めがね」などの品物を見せて尋ねても，言葉の意味や使い方がわからなくなる．
10	記憶や見当識は保持される	最近の出来事など，短期記憶は保たれる．また，日時も間違えない．外出しても道に迷わない．

＊3項目以上が当てはまれば「ピック病の疑い」とする．

(宮永和夫：若年認知症．p133，中央法規出版，2006)

字，特に画数の多い漢字で著明な障害が認められる．SDは，語頭音効果や補完現象を欠く点で，ADでみられる語想起障害と異なる．

b 右と左で症状が異なる

なお，右側優位の側頭葉萎縮を認める例では，相貌認知の障害が認められることが多い．SDにおける相貌認知の障害は，相貌の意味記憶の障害であり，後頭葉の障害による視覚失認とは異なる．

(4) SDの具体的な臨床経過例

62歳時，趣味のカラオケに行かなくなった（自発性低下）．徐々に，知人の名前が出てこなかったり（喚語困難），ナスをキュウリと言い間違えたりするようになった（錯語）．64歳時，心配した家族が精神科を受診させたところ，時計やボールペンを答えられず，利き手を尋ねると「仕事ですか？」と答えた（語義失語）．精査目的で入院させたところ，礼節は保たれているが，頭髪の乱れや服装に頓着せず，整容への関心の低さが伺われた．終始笑顔で多幸的であった．頭部MRIおよびSPECTを施行したところ，左側頭葉前方部の限局性の萎縮と血流低下が認められた．

前頭側頭葉変性症(FTLD)　101

暢性失語(PA)

失語症状

位は，左優位のシルビウス裂周辺で，前方言語野周辺の障害を反映し
する．発語の流暢性が損なわれ，最終的には緘黙に至るが，言語理解
少なくとも病初期には記憶・見当識などの認知機能は障害されない．
および両半球後部が比較的保たれることに対応している．またこの時
の人格変化は認めるものの，行動障害を起こすことはほとんどない．
れ，「うまく話せない」などの自覚症状を語る．

ーに注意

文法を伴った非流暢性の発語量の減少を呈し，錯語，失名辞，吃音など
葉を見つけることの困難さから，発語はしばしば中断する．非流暢性失
して，アナルトリー(失構音)と呼ばれる語音の歪みと韻律障害を呈する
有無が重要視されている[49]．

的な臨床経過例

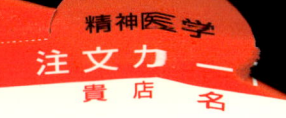

分の落ち込みや意欲の低下を訴えるようになった．65歳時，カラオケ
らない感じ」を自覚し，「喋れない」「言いたいことが言えない」と訴える
精神科を受診．発語開始時に吃音があり，途切れ途切れに話す努力性発
話や時に歪んだような発音(失構音)が認められた．困っていることについて筆記にて
回答してもらうと，「呂律はまわなくなっしまた」「息が苦しくて夜中に寝がりする」な
どと答え，失文法が認められた．漢字およびひらがなの書字障害もあった．一方，記
銘力，見当識，構成能力などは保たれていた．頭部 MRI および SPECT では左下前
頭回および中心前回下部を中心に萎縮および血流低下が認められた．

3 | FTLD の診断

(1) 操作的診断と画像診断がポイント

　剖検によって病理診断が確定した FTLD 例を用いた検討では，表 4-6 に示した操
作的診断基準の感受性は 85%，特異性は 99% と，その有用性が示されている[53]．検
査では，脳波，脳形態画像(CT/MRI)，脳機能画像(SPECT/PET)などが有用であ
る．脳波上，進行とともに徐波化がみられる AD とは異なり，FTD ではかなり進行
するまで徐波化が認められない[54]．画像検査上，FTD(図 4-5)では両側前頭・側頭
葉，SD(図 4-6)では一側の側頭葉前方部，PA(図 4-7)では左弁蓋部から上側頭回の
萎縮および血流・代謝の低下が重要な所見である．強い限局性萎縮を示さないタイプ
の FTD や病初期においては，機能画像所見が診断に重要となる．

(2) 神経心理学的診断も不可欠

　FAB(Frontal Assessment Battery)は，ベッドサイドで簡単に行うことができる前

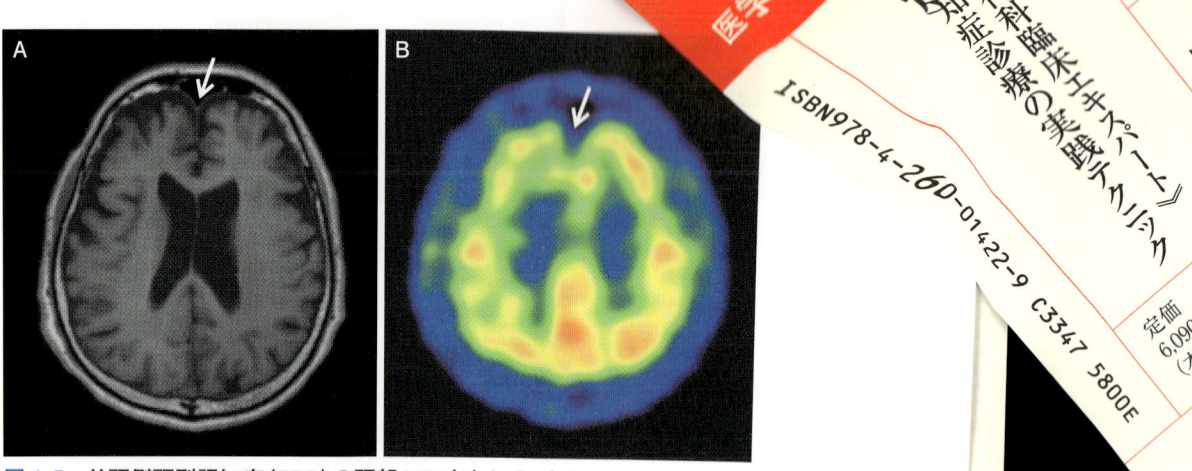

102　第4章　非アルツハイマー型の認知症とは？

図4-5　前頭側頭型認知症（FTD）の頭部MRI（A）およびSPECT（B）
両側前頭葉の萎縮および血流低下が認められる．

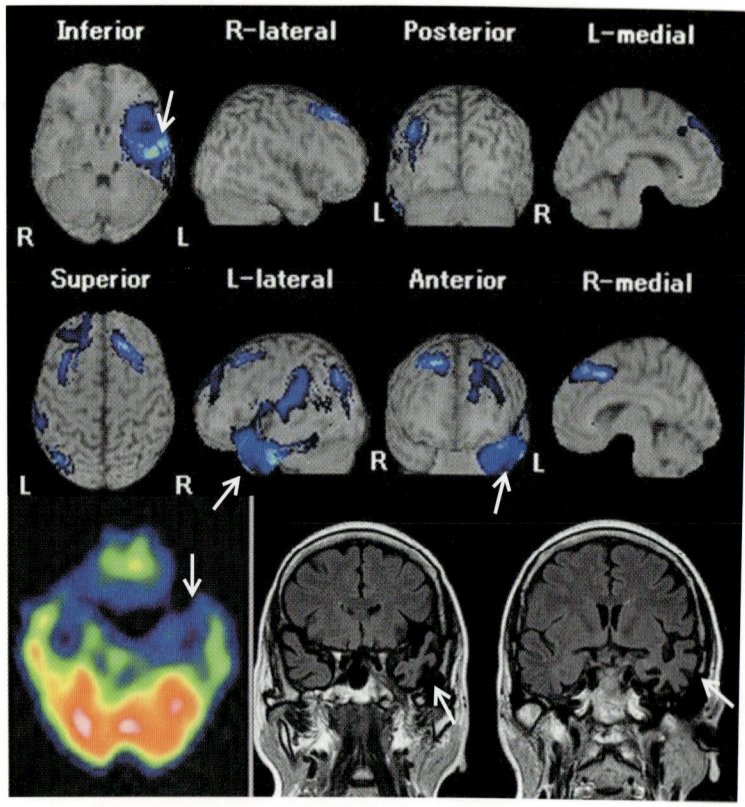

図4-6　意味性認知症（SD）の頭部MRIおよびSPECT
左前頭葉前方部の萎縮および血流低下が認められる．

頭葉機能検査である．SPECTとの相関関係を調べた研究では，前頭葉の内側および側背の機能低下との相関が報告されており[55]，FTD診断のための補助ツールとして有用である．失語症検査は，SDおよびPAの診断に必須であり，標準失語症検査

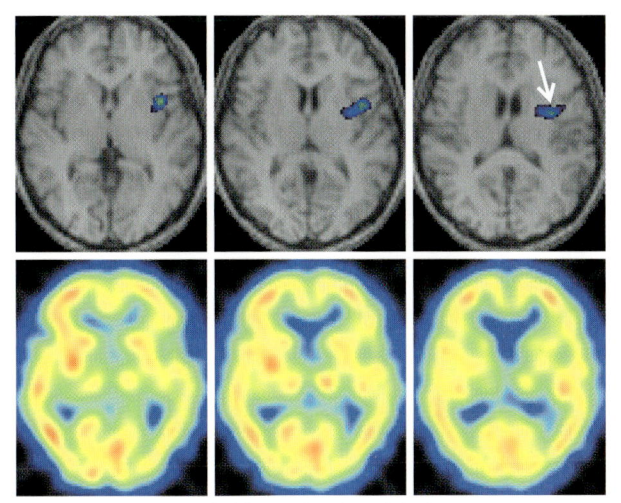

図 4-7 進行性非流暢性失語（PA）の脳血流 SPECT
左弁蓋部の血流低下が認められる．

(Standard Language Test of Aphasia；SLTA)やWAB失語症検査日本語版がよく用いられている．SDでは，語音頭効果や補完現象の有無に注目する．いずれにせよ，これらの検査は補助診断であり，正確な臨床診断のためには，病歴聴取および精緻な臨床症状の観察が重要であることはいうまでもない．

4 | 蓄積蛋白によるFTLDの分類とその病態

以下に述べる内容については，図4-8の分類を参考にしていただきたい．

(1) FTLD-tau
a タウオパチーとは？

タウは中枢神経系に多く発現する微小管結合蛋白質の一種で，神経細胞の機能発現に重要な役割を果たす微小管の重合および安定化に働く蛋白質である．タウの遺伝子はスプライシングを受け，exon 10の挿入の有無により，31～32個のアミノ酸の繰り返し配列が3つ存在する3リピートタウと4つ存在する4リピートタウが生じる．

タウは，AD脳に出現する神経原線維変化の主要構成蛋白であることがまず判明し，その後ピック病，皮質基底核変性症（corticobasal degeneration；CBD），進行性核上性麻痺（progressive supranuclear palsy；PSP），嗜銀顆粒性認知症（argyrophilic grain dementia；AGD）を含めた多くの神経変性疾患の脳において蓄積していることが明らかとなった．タウ蓄積の意義については不明であったが，タウ遺伝子の変異で発症するFTDP-17においてタウ蓄積と神経細胞死が生じることから，それが神経変性を生じる本質的変化であることが確実となり，これらの疾患をタウオパチー（tau-opathy）と総称するようになった．

孤発性FTLDを構成するタウオパチーにおいて中心を占めるピック病は，前頭側

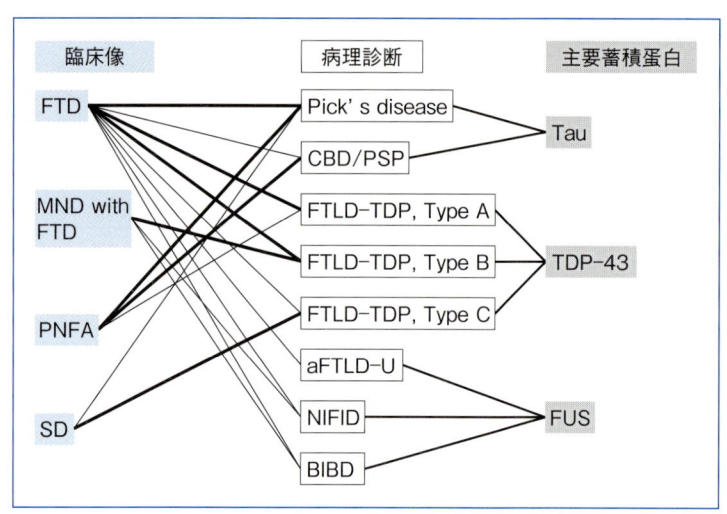

図 4-8　FTLD の臨床像，病理像，蓄積蛋白の対応
線が太いほうがより関連性が高いことを示している．

頭葉の限局性萎縮と大脳白質のグリオーシスおよび変性領域におけるピック球と腫脹神経細胞（ピック細胞）の出現を特徴とする[56]．ピック球は，大脳皮質 2 層，海馬歯状回，線条体などの小型神経細胞に好発する傾向がある[57]．光顕レベルでの形態は，球形，楕円形，馬蹄形，腎臓形などさまざまであり，その微細構造はランダムに配置されたフィラメントからなり[58]，その主要構成蛋白はタウである[59]．

同じく FTLD-tau である FTDP-17 におけるタウの遺伝子変異は，現在まで 40 種類以上が報告されている．変異は①タウの構造を変えて微小管重合能を変化させる，② mRNA のスプライシングに影響を与えてアイソフォームの発現比率を変化させる，のどちらかの効果が確認されている[60]．FTDP-17 患者にはほぼ例外なくタウの異常蓄積が確認されていることから，変異によって構造変化したタウ，あるいは過剰となったタウがリン酸化された後に蓄積し，異常機能を獲得することによって神経細胞が変性する機序が考えられている[61]．

b 疾患特異性があるタウのアイソフォーム組成

タウオパチーにおいて蓄積したタウは過剰なリン酸化を受けている点が共通であるが，そのアイソフォーム組成には疾患特異性がある．すなわち，AD および SD-NFT では 3 リピートタウと 4 リピートタウが同じ割合で蓄積するのに対し，ピック病では 3 リピートタウが，PSP，CBD，AGD では 4 リピートタウが優位に蓄積する[62~67]．また，AD では主に神経細胞にタウが蓄積するが，ピック病，PSP，CBD，AGD では神経細胞に加えてグリア細胞にも蓄積がみられる[65,68]．

(2) FTLD-TDP

a TDP-43 とは？

TDP-43 は，ヒト免疫不全ウイルス（HIV-1）遺伝子の末端反復配列内にある TAR

(trans activation responsive region)に結合する因子として最初に同定された．TDP-43は，このTAR DNAに結合し，プロモーター活性を阻害することによって転写を抑制する[69]．TDP-43の遺伝子は，染色体1p36.22上に存在し，6個のexonから構成される．414アミノ酸からなるTDP-43蛋白は全身の臓器に発現しており，RNA認識モチーフを2個と1個のグリシンリッチドメインをもつ不均一核内リボ核酸蛋白(heterogeneous nuclear ribonucleoprotein；hnRNP)の一種である．TDP-43は，N末側のRNA認識モチーフを介してRNAあるいはDNAに結合する．また，グリシンリッチドメインを含むC末側領域を介して他のRNA結合蛋白と結合し，蛋白質複合体を形成することによって遺伝子発現やスプライシングの調節作用を示す．

FTLD-TDPに出現するTDP-43陽性構造としては，神経細胞質内封入体(neuronal cytoplasmic inclusions；NCIs)(図4-9A)，変性神経突起(dystrophic neuritis；DNs)(図4-9B)，神経細胞核内封入体(neuronal intranuclear inclusions；NIIs)(図4-9C)などがある．また，ALSでは，前角運動ニューロン内のスケイン様封入体(skein-like inclusions)(図4-9D)やグリア細胞質内封入体(glial cytoplasmic inclusions：GCIs)(図4-9E)などが特徴的である[29,30]．TDP-43は核蛋白質であるため正常細胞の核が染まるが，これらの封入体が形成された細胞では核の染色性が喪失する点が特徴である．

b 病理像は4型に分類

FTLD-TDPの病理像は一様ではなく，大脳皮質におけるTDP-43陽性構造の出現パターンによって4型に分類されている．すなわち，DNs主体のType C，NCIs主体のType B，両者が混在するType A，NIIs主体のType Dである．これらの病理サブタイプとFTLDの臨床サブタイプとの間には関連性があり，SDはType C，FTLD-MNDはType Bとの関連性が高く，またPGRN遺伝子変異例はType A，VCP遺伝子変異例はType Dを必ず示す．PAとFTDでは，Type A～Cの報告があるが，PAはType Aが多く，FTDはType AとType Bが多いとされる．なお，Type Dの病理像を示したFTLD例の報告はわが国ではまだない．

c 異常構造のみを染色するpTDP-43特異抗体

筆者らは，種々のリン酸化ペプチドをウサギに免疫してリン酸化TDP-43(pTDP-43)特異抗体を作成することにより，そのC末端側に5か所のリン酸化部位を同定した[70]．市販の抗TDP-43抗体が，異常構造以外に正常の核も染色するのに対し，pTDP-43特異抗体は異常構造のみを染色する．また，pTDP-43特異抗体を用いた不溶性画分のイムノブロットでは，45 kDaのバンド，～25 kDaのバンド，スメアのみが検出される．以上から，リン酸化は疾患特異的な変化である．また，～25 kDaのバンドの反応性が最も強いことから，全長TDP-43よりもそのC末側断片のほうが多く蓄積している[70]．

FTLD-TDPのType A，Type B，Type Cの各々の患者剖検脳に蓄積したTDP-43について，pTDP-43特異抗体を用いたイムノブロット解析により生化学的に検討すると，病理サブタイプごとに異なった特徴的なC末端側断片のバンドパターンを

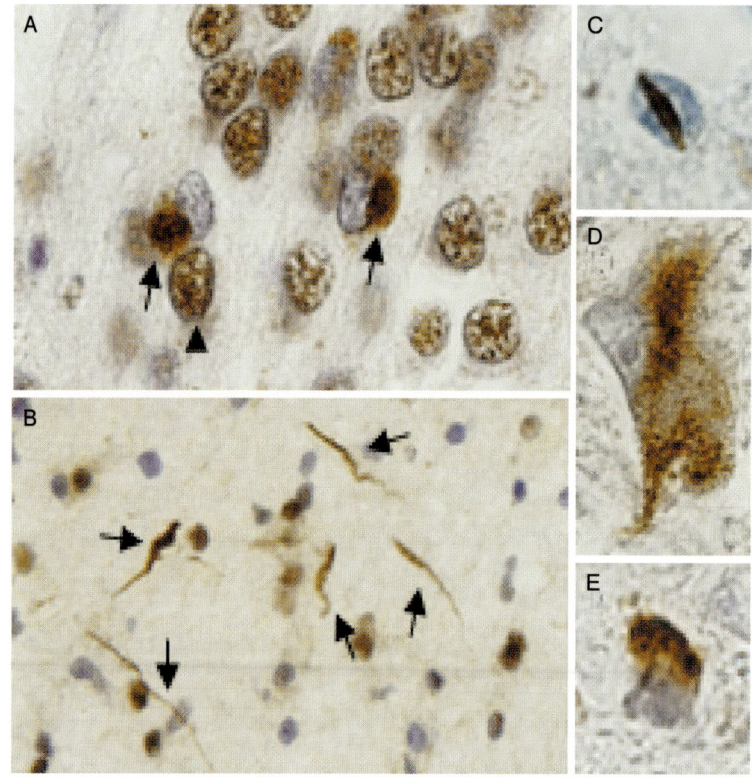

図 4-9　FTLD-TDP（A〜C）および ALS（D，E）患者剖検脳に認められる TDP-43 陽性構造
A：海馬歯状回の神経細胞内封入体，B：側頭葉皮質の変性神経突起，C：海馬歯状回の神経細胞核内封入体，D：脊髄前角神経細胞内のスケイン様封入体，E：脊髄前角のグリア細胞内封入体

示す[70]．筆者らは以前，4 リピートタウが蓄積する疾患である CBD と PSP において，蓄積したタウの C 末端側断片のバンドパターンが異なることを報告した[71]．これらの結果は，神経変性疾患において，蓄積した蛋白質の構造の違いが，疾患特異的な臨床病理像形成に関与している可能性を示唆している．

  d　**遺伝子異常と TDP-43 蓄積との関連性についての報告**

1）*PGRN* 遺伝子変異による frontotemporal dementia with ubiquitinated inclusions linked to chromosome 17（FTDU-17）

　FTDU-17 における *PGRN* 遺伝子変異は，現在までのところ，最初の exon を除くすべての exon とほとんどの intron に，病原性が不明なものも含めて 147 か所に 1 塩基置換，挿入，欠失などが同定されている．ほとんどの変異では，中途終始コドン（premature termination codon）が発生して翻訳が途中で終了し，ナンセンス変異依存分解機構（nonsense-mediated decay）によって変異型 mRNA が分解されるため，PGRN 蛋白の発現量が半減することが発症の原因と考えられている．成長因子の一種である PGRN の変異がなぜ TDP-43 の蓄積を生じるのかは不明である．

2) TARDBP 遺伝子変異と ALS，FTLD

TARDBP 遺伝子変異はこれまでに，79 か所の変異が報告されており，翻訳領域に 46 か所，非翻訳領域に 33 か所の報告がある．その内訳は 34 か所のミスセンス変異，1 か所の nonsense 変異，2 か所の benign 変異，9 か所の synonymous 変異である[72]．翻訳領域内の 46 か所の変異のうち 35 か所は exon 6 に集中している．TARDBP 遺伝子変異例の報告のほとんどは ALS であるが，FTLD との関係を示唆する報告も少数ある．TARDBP 遺伝子変異の効果について，Nonaka らは，変異を導入した TDP-43 の C 末断片を培養細胞に発現させると野生型の C 末断片に比して凝集体形成が増加することを報告した[73]．このことから，少なくとも C 末断片においては，変異は凝集を促進する効果があるといえる．

3) VCP 遺伝子変異による IBMPFD と TDP-43

VCP 遺伝子変異による骨パジェット病と FTD を伴う遺伝性封入体筋炎(inclusion body myopathy associated with Paget disease of bone and frontotemporal dementia；IBMPFD)では，TDP-43 陽性の NIIs が認められる[74]．VCP は，小胞体関連分解，転写因子の活性化，アポトーシスなどの多彩な細胞機能に関与している．変異 VCP を培養細胞に発現させると，TDP-43 の核から細胞質への移行とともに，プロテアソーム活性低下，ER ストレスの誘導，カスパーゼ活性化などが起こり，細胞死に至る[75]．最近家族性 ALS 例において，VCP 遺伝子のミスセンス変異がいくつか同定され，ALS と FTLD との関連性の深さが改めて示された[76]．

(3) FTLD-FUS

a FUS とは？

FUS は，ヒト粘液性脂肪肉腫(myxoid liposarcoma)において，転写因子の CCAAT enhancer binding homologous protein(CHOP)と融合遺伝子を形成し，癌化を誘導する因子として最初に同定された[77,78]．その後，転座により Ewing 肉腫や急性骨髄性白血病が発症することも報告された．FUS の遺伝子は，染色体 16p11.2 上に存在し，15 個の exon から成り，526 のアミノ酸をコードする．RNA 認識モチーフとグリシンリッチドメインを 1 個ずつ有し，N 末側でポリメラーゼと結合することにより転写促進，C 末側で mRNA/DNA と結合あるいは他の hnRNP と複合体を形成することにより pre-mRNA のスプライシングや輸送の調節に関与する．FUS の細胞内局在については，ほとんどの細胞種で核と細胞質の両方に存在することが報告されている．一方，神経細胞では，細胞質よりも核により局在する傾向があり，グリア細胞では核にのみ存在する[79]．

ALS6 における遺伝子変異の同定を足がかりに，FUS 陽性封入体の存在が明らかになった 3 つの FTLD について以下に解説する．

b aFTLD-U：初老期発症の FTD タイプ

2008 年，Mackenzie らは自験 83 例の FTLD-U 例について検討し，77 例(93%)が FTLD-TDP，6 例(7%)が aFTLD-U であったと報告した[80]．aFTLD-U 例の発症は

すべて初老期であり，臨床表現型はFTDであった．病理学的には，側頭葉に比べ前頭葉の変性が強く，ユビキチン免疫染色では，NCIsとNIIsが多発するがDNsに乏しいという特徴がある．2009年，Neumannらは15例のaFTLD-Uについて検討し，全例にFUS陽性のNCIs，NIIs，DNs，GCIsを認めた[36]．FUS陽性構造は海馬歯状回に最も目立ち，前頭・側頭葉皮質および線条体に中等度認められた．全例が生前ALSの臨床症状を示さなかったにもかかわらず，延髄および脊髄の下位運動ニューロンにFUS陽性のNCIが認められ，ALSとの連続性が示唆された．2010年，国際的な共同研究により37例のaFTLD-Uについて解析されたところ，34例(92%)にFUS病理像が認められたことから，aFTLD-UのほとんどはFTLD-FUSに属することが明らかとなった[81]．

c BIBD：ALSとの関係が特に深いもの

好塩基性封入体(basophilic inclusions；BIs)はもともと10歳代で発症するALSで発見され，その後成人発症のALS，認知症を伴うALS，FTLDなどで報告された．FTLDの症例は最近までgeneralized variant of Pick's diseaseと呼ばれており，2008年の時点で報告例は10例程度とまれである[82]．BIBDはFTLDの病理分類に入っているが，Munozら，MackenzieらはBIsを伴うALSおよび両者を合併したタイプもBIBDに含めている[38,80]．

Munozらは，7例のBIBD例についてFUSの免疫組織化学的検討を行った[38]．これらの臨床診断名の内訳は，FTDが4例，ALSが2例，PSPが1例である．BIBDでは，ALSで発症した後に認知症を合併する例やFTDで始まりALSを合併する例が存在する点がFTLD-TDP，Type Bに類似する．BIsは大脳皮質，線条体，海馬，扁桃核，黒質，小脳歯状核，下位運動ニューロンなどに出現する．FUSの免疫染色では，HE染色で認められるBIsより多くのNCIsが同定され，さらにGCIsも認められる．一方，NIIsの出現頻度は低い．

d NIFID：α-インターネキシンよりFUSが本質的な病因蛋白

2003年，Josephsらがニューロフィラメント陽性の封入体を有するFTLDを独立した疾患単位として報告した[83]．その後同じく中間径フィラメント(intermediate filament；IF)であるα-インターネキシンの免疫染色が最も感度が高いことが示された[84]．2009年の時点で報告例は20例である．Josephsらがまとめた4例中1例では家族歴があり，2例でL-dopa不応性のパーキンソニズム，失行，他人の手徴候，ジストニアなどのCBD様の症状を呈した．Cairnsらの検討では，発症年齢は23～56歳(平均40.8歳)で，10例中7例がFTDを呈し，また8例に錐体外路徴候が認められた．BIBDと比較し，臨床的にALS症状がみられることはまれで，全経過中ALS症状のみに終始した例の報告はない．神経病理学的に，変性は一般に前頭側頭葉皮質と尾状核に強いが，前頭葉後部から頭頂葉の変性が強い例の報告があり，それらはCBD様の症状と対応する可能性がある．Neumannらは，5剖検例について，HE染色およびユビキチン，α-インターネキシン，FUSの免疫染色を行い，封入体の形態，分布，染色性などについて比較検討した．その結果，おおまかな傾向としてα-イン

ターネキシン，ユビキチン，FUS の順に染色性が上がり，陽性構造物がより多く認められるようになることから，NIFID においては α-インターネキシンよりも FUS がより本質的な病因蛋白であるとした．

5 | FTLD を呈する各病理学的疾患単位の臨床病理像

(1) FTLD を呈する各病理学的疾患単位の頻度と臨床病理対応

FTLD の背景病理の既報告データをまとめると，FTLD-U が最も多く約 30%（その多くは FTLD-TDP と推測される），ピック病が 17%，CBD 14%，PSP 7%，さらに BIBD，NIFID が少数含まれる[85〜91]．欧米ではピック病と FTLD-U の頻度比は 1：2〜3 程度だが，わが国での FTLD-TDP の家族性症例の頻度は欧米より明らかに低いため，FTLD-TDP 全体の頻度も欧米より低いと予想される．実際，2000 年のわが国の全国調査では，ピック病と'ピック小体のないピック病（その多くが FTLD-TDP と推測される）'の頻度はほぼ 1：1 と報告されている[43]．FTLD の臨床像と病理診断の対応関係について図 4-8 にまとめた（104 頁）．

(2) FTLD-TDP とピック病の臨床病理

FTLD を呈する病理学的疾患単位の中で，FTLD-TDP の頻度が最も高く，ピック病はそれに次ぐ．したがって，頻度の高いこの 2 疾患の鑑別は重要であるが，これまで両者を臨床的に鑑別することは不可能であるとされてきた．しかしながら，最近の研究により，両者の臨床像は全く同じではないことが明らかになってきている．

最近，筆者らは孤発性 FTLD-TDP とピック病の臨床像と病変分布の比較を行ったのでその結果を紹介する[92,93]．対象は東京都精神医学総合研究所（1974 年以降）と岡山大学精神科（1924 年以降）が所蔵するピック病 19 例と FTLD-TDP 20 例で，すべて孤発例である．臨床記録から，代表的な精神および神経症状を抽出し，初期症状，全経過中の症状頻度，FTLD の臨床サブタイプの出現順序を決定した．病理学的には各部位の組織変性の程度を評価し全例の病変分布を決定した．

a 初期症状：意味記憶障害の FTLD-TDP に対してピック病は非流暢性失語

孤発性 FTLD-TDP とピック病の初期症状は，両者間で明らかに異なっている．FTLD-TDP の約 40% が意味記憶障害を，同じく 20% が聴理解障害を呈した一方で，ピック病ではこれらの記載はなかった．呼称障害，記憶障害も FTLD-TDP が約 3 倍高頻度で，それに対して，ピック病では非流暢性失語や発語失行などの何らかの発話の障害が 5 倍高頻度であった．アパシーは FTLD-TDP で 2 倍高頻度であった．

b 全経過を通じての症状頻度：非対称性の運動障害が多い孤発性 FTLD-TDP

意味記憶障害や聴理解障害は FTLD-TDP で多く，非流暢性失語と発語失行を合わせた頻度はピック病で高かった．非対称性の運動障害の頻度は孤発性 FTLD-TDP で 78%（右優位 9 例，左優位 5 例）と高い一方，ピック病では 14%（右優位 1 例，左優位 1 例）のみであった．内容は固縮，上位運動ニューロン徴候，性質の記載のない拘縮

や片麻痺で，それぞれFTLD-TDPで2～4倍高頻度であった．

　左右差のある運動障害を呈した孤発性FTLD-TDP 14例中2例において，運動障害と同側に半側無視が出現していた．これは患肢の反対側をいつも見ている，患側から近づくと認識しない，麻痺はないにもかかわらず患側上肢を用いないことなどで気づかれていた．頭頂葉症状はPGRN変異をもつFTLD-TDPでしばしば観察されることが報告されており，CBDの臨床像を呈する例も6～16%あることが報告されている[94]．頭頂葉の変性の程度はPGRN変異を有するFTLD-TDPのほうが有しない例より強く[95]，半側無視もPGRN変異をもつFTLD-TDPでしばしば報告される[96]．ただしピック病例でも失行が前景に立つ例がある[90,97]．

ⓒ 病変の進展パターンと臨床特徴：臨床サブタイプは病変進展パターンが規定？

　FTLD患者の多くはFTD，PA，SDといった臨床サブタイプのいくつかを経過中に呈すことが多く，これは病変の進展パターンを反映しており，それ自体が臨床特徴と考えることができる．筆者らの検討ではピック病と孤発性FTLD-TDPの症候群の展開パターンにはそれぞれ異なる規則性があり，ほとんど重複していなかった．ピック病の最初の症候群（第1症候群）はFTD（66%），次いでPAか発語失行（計21%）であった．経過中FTDのみに終始するFTD単独型が57%で最も多かった．孤発性FTLD-TDPの第1症候群はSD（39%），FTD（28%）であった．初期像がSDと聴理解障害の例を合わせるとFTLD-TDPの50%を占めた．第1症候群がSDでもその71%は第2症候群としてFTDを呈した．非対称性の運動障害は第2症候群以降の状態としてほとんどのFTLD-TDPの経過として認められ，一部はさらに半側無視を呈した．FTD単独型が唯一両疾患で重複して認められた経過パターンであったが，これはFTLD-TDPでは1例（5.6%）にしかみられず，ピック病の1/10の頻度であった．第1症候群がFTDの場合FTLD-TDPとピック病の初期鑑別は困難だが，FTLD-TDPでは意味記憶障害，聴理解障害，非対称性の運動障害が後に高頻度に出現していた．

ⓓ 主病巣の場所：FTLD-TDPは側頭葉優位，ピック病は前頭葉優位

　臨床像を第1症候群だけで考えると，ピック病ではFTD 66%，PA 21%であったことから，その87%は臨床的に前頭葉機能障害が前景に立っていたと考えられる．これと一致して，大脳皮質の病変分布について筆者らが検討した結果では，ピック病症例では前頭葉優位例が25%，側頭葉優位例が44%，両葉同程度が31%であり，孤発性FTLD-TDPよりも前頭葉優位例の割合が高かった．罹病期間で症例を分け，病変の進展パターンを推測すると，孤発性FTLD-TDPでは罹病期間に関係なく側頭葉優位例が7～8割と多かったのに対し，ピック病では罹病期間が長くなるにつれて両葉同程度の変性例が増し，前頭葉優位例は罹病期間にかかわらず20～30%存在しており，FTLD-TDPとは対照的であった．また，頭頂葉の明らかな変性は両疾患で3例ずつ認められ，FTLD-TDPの2例は半側無視を呈していた．このことは，FTLDを呈する代表的疾患であるFTLD-TDPとピック病であっても，頭頂葉皮質は完全に病変から逃れるわけではないことを示している．

e 基底核・脳幹の病変：孤発性 FTLD-TDP では延髄錐体路の明らかな変性

基底核・脳幹では，尾状核，被殻，淡蒼球，黒質の組織変性が FTLD-TDP で有意に強かった．延髄錐体路の明らかな変性は孤発性 FTLD-TDP の 67%，ピック病では 6.7% のみにみられ，有意差があった．これは FTLD-TDP で錐体路障害を含む運動障害の頻度が高いことと一致していた．

(3) CBD と PSP の臨床病理
a CBD の 3 主徴

CBD の臨床特徴としては，非対称性で L-dopa に反応の乏しいパーキンソニズム，他人の手徴候，肢節運動失行などの神経症状が重視されている．しかし，このような中核群以外に，FTD や PA を主症状とする群があることを知っておくことは精神科医にとって重要である[98,99]．すなわち，FTLD と臨床診断される患者のなかで，CBD は FTLD-TDP，ピック病に次いで約 20% と高頻度である[89]．また，CBD と病理診断された例の臨床診断名は，CBD 48%，PA 19%，PSP 14%，FTD 10% との報告[100]や，PA 38%，FTD 31%，CBD 23%，PSP 3% との報告がある[89]．

b CBD の臨床は多様

このような臨床症状の多様性は，CBD の大脳病変分布にバリエーションがあることに対応している[101]．すなわち，中心溝周囲の傍中心回を中心に前頭葉から頭頂葉に萎縮が生じ，運動障害や失行症状で初発する中核的な群に加え，萎縮の中心が前頭葉にあり，FTD 病像を示す群や，言語野が侵され，進行性失語を示す群がある．

前頭頭頂葉の変性に関連して脳梁が菲薄化する傾向があり，MRI T2 強調画像で高信号を呈しうる．基底核の変性とともに錐体路変性が高頻度にみられ，それに対応して錐体路徴候を高頻度に呈する[102]．臨床的 CBD 症例の病理診断は CBD 48%，PSP 48%，ピック病 4% との報告[100]や，CBD 54%，AD 15%，ピック病 7.7%，PSP 7.7% との報告がある[103]．進行性失語や他人の手徴候は，前頭頭頂葉が優位に障害されうる病態，例えばピック病[90,97]，BIBD[82]，NIFID[82,83]，PGRN 変異を有する FTLD-TDP[94]，非典型的な萎縮をもつ AD[103] でも報告されている．

c PSP は 5 型の臨床像

PSP は，早期からの易転倒性，垂直性眼球運動障害，体幹に強い固縮と L-dopa に反応の乏しいパーキンソニズムといった運動障害が特徴とされてきた．しかし最近は，症例ごとの病変分布の違いを反映して，PSP の臨床像は①古典的な臨床亜型 (Richardson 症候群)，②パーキンソン病様の亜型 (PSP-P)，③すくみ足と無動の目立つ亜型 (PSP-PAGF)，④ CBD 様の亜型 (PSP-CBS)，⑤非流暢性失語を呈す亜型 (PSP-PNFA) の 5 型に分類することが提唱されている[104]．

亜型ごとに，早期から易転倒性や眼球運動障害や認知機能低下がみられるか否かや，固縮の分布，振戦の有無，L-dopa への反応性が異なり，①以外の亜型では臨床診断基準を満たさないとされる．①と⑤の亜型は早期から認知機能の低下を呈すため，精神科を受診しやすいと考えられる．PSP の大脳皮質の萎縮は CBD と比べて軽

く，左右差も目立たないが，CBD 同様に穹窿面優位で側頭葉極や底面が保たれる傾向が重要である．FTLD と臨床診断された患者の病理学的 PSP の頻度は 5% との報告[89]や，逆に PSP 剖検例の臨床像は PSP 61%，CBD 20%，PA 10%，FTD 4% と報告される[100]．CBD 剖検例に比べると臨床的 FTD が少ないのは皮質病変の軽さで理解できるかもしれない．

d PSP と CBD の診断マーカーとしての PA と発語失行

PSP 剖検例の 10% には PA か発語失行を認め，これは CBD とともに PSP の診断マーカーといわれるが[100,105]，中心前回とその周囲が障害されやすいことから理解できる．発語失行は前頭葉優位に変性する傾向のあるピック病でも報告されている[92,97,106]．PSP における認知症の出現には，前述のタウ病理[104]以外に TDP-43 病理の合併も関係する可能性があり，筆者らの最近の検討では，TDP-43 病理合併例の 80%，TDP-43 病理と関連する海馬の神経細胞脱落も合併する場合は 100% の症例で認知症を認めた（TDP-43 病理を欠く例では 50%）[107]．

(4) 嗜銀顆粒性認知症（AGD）の臨床病理

a 高齢者では意外に多い認知症疾患

AGD は認知症全体の 5〜10% の頻度で，純粋な AGD と他の疾患（AD，PSP，CBD など）に合併したものがある[108]．平均死亡年齢は約 80 歳だが，まれに 40 代発症の初老期例がある[109]．病理学的にはタウ陽性のグレインと呼ばれる病変が扁桃核周辺から現れ，島回や下側頭回に進展する[110]．脳萎縮はごく軽度のびまん性あるいは側頭前頭葉萎縮しか指摘できないことが多いが，側頭葉優位の強い萎縮を呈す例がある[111]．萎縮の左右差は目立たないことが多いが，病理学的に高度病変を有した症例を対象にすると，3 割程度の例で画像上左右差を認めたとの報告がある[112]．

病変分布を反映して記憶障害，易怒性，食行動異常が認められやすく[111,113,114]，辺縁系認知症の臨床像として理解しやすい．ほかに自発性低下，妄想，強迫行動，落ち着きのなさも報告される[109,112]．運動障害の頻度や内容は不明だが，パーキンソニズムで初発した例がある．

b AGD の多くは誤診されている？

本症を臨床診断名とすることはあまりないので，ほぼ全例が他の疾患（易怒性の目立つ AD，老年期精神障害，側頭葉優位の FTLD など）と誤診されていると考えられる．側頭葉優位に障害されるにもかかわらず臨床的に SD を呈したという報告はいまのところない．これは新皮質の変性が軽いことに基づく AGD の特徴かもしれない．

以下に池田らの臨床病理報告から，AGD の臨床経過について紹介する[115]．

(5) AGD の臨床経過例

72 歳時，記憶障害や日時の失見当識が出現し，それまでやっていた母親の世話ができなくなるなど能力低下に気づかれた．また，テレビドラマの出来事を現実と混同したり，あやふやな記憶を作話で補ったりした．この頃呼吸苦を訴え，内科にて肺気

腫と診断され，入院．治療により軽快退院となったものの，失見当，食習慣の変化（毎日同じものしか食べない），行動異常が認められ，老年期認知症と診断された．4か月後に再び呼吸苦を訴え，内科に入院するも拒否的であり，退院するといって聞き入れないため精神科に転院となった．転院時，意識清明で人格水準は保たれており，談話内容もしっかりしていたが，対人接触は不良で，諸事に拒否的であり，ぶっきらぼうで不機嫌な対応を示した．要求が聞き入れられないと興奮を示した．経過8か月で心不全のため死亡した．

(6) BIBDとNIFIDの臨床病理
a 若年発症で進行も速いまれな認知症疾患

BIBDとNIFIDはまれな疾患だが学会報告は増えつつある．一般染色標本では2疾患の封入体は区別できないため，BIBDの既報告例は多くのNIFID症例を含んでいた可能性がある[82]．NIFIDではないことが確認され論文発表されている自験3例を含むBIBD 8例の症例の臨床像は[38,82,116,117]，発症年齢29～57歳（平均45歳），罹病期間5～12年（平均7.5年）で，FTLD-TDPやピック病より発症は若く進行は速い．臨床診断はFTD 3例，MND 2例，認知症を伴うALS 2例，PSP 1例で，SD例はない．大脳皮質萎縮の分布は，前頭側頭葉同程度の変性や，前頭葉優位例，側頭葉優位例などさまざまである．失行，他人の手徴候，アテトーゼやヒョレア様の不随意運動を呈す例がある．

NIFIDは20例程度報告があり[82～84]，発症年齢23～67歳（平均42歳），罹病期間2.5～13年（平均5.0年）で，BIBD同様若年発症で進行が速い．初期からFTDと診断される例と，下位運動ニューロン障害や構語障害が先行して認知症の出現が1～2年遅れる例がある．臨床像はFTD，認知症を伴うALS，原発性側索硬化症，CBD，進行性失語などで，SDの報告はない[82,84]．一部は他人の手徴候，失行，片側のパーキンソニズムを呈す[82,83]．大脳皮質の萎縮分布は自験例や脳肉眼写真を確認できる既報告例では前頭葉優位例が非常に多い．BIBDやNIFIDでは基底核，黒質，錐体路の変性が強いことが特徴で，運動障害と関係すると思われる．自験例では発症1～2年目でも明らかな基底核萎縮が画像でとらえられていた．前額断切片の肉眼的評価でも基底核萎縮はFTLD-TDPと比べて進行が速く，罹病期間を考慮すればMRI前額断画像での半定量評価は鑑別の手掛かりとなりうる．臨床的に上位・下位運動ニューロン障害をともに呈しうるFTLDの病理サブタイプはFTLD-TDP，BIBD，NIFIDの3つである（図4-8，104頁）．

6 FTLDの治療とケア

(1) 薬物療法

FTLDの根治的な薬物療法はなく，興奮，暴力，行動異常などに対し，抗精神病薬の投与が余儀なくされてきた．しかし，最近，SSRIがFTLDにおける脱抑制，自

発性低下，食行動異常，強迫症状，焦燥，興奮などの症状に有効であることが報告されている．FTLDの行動特徴とセロトニン作動系の関連性は以前から指摘されており，前頭側頭葉皮質や視床下部におけるセロトニン結合能の低下や前頭側頭葉皮質におけるセロトニン受容体が豊富な神経細胞の減少が症状発現に関連することが示唆されている．

一方，SSRIは，強迫性障害や神経性大食症に対する有効性が報告されており，上述の行動特徴からFTLDに対する類似の効果が期待される．SSRIのなかでは，フルボキサミンの有効性と安全性が報告されている．また，セロトニン2Aアンタゴニスト/再取り込み阻害薬であるトラゾドンの有効性も報告されている．

以上から，FTLDの精神症状や行動異常に対する薬物療法としては，少なくとも抗精神病薬の使用を検討する前に，フルボキサミンないしトラゾドンを使用することが望ましいと考えられる．

(2) 非薬物療法
ⓐ 環境次第で症状改善も

認知症の治療には「非薬物的介入の結果が不十分であったとき，初めて薬物による介入を試みるべきである」という原則がある．病棟や施設にいる患者には主に①施設自体の構造や雰囲気，②ケアスタッフの関わり，③薬物介入による力が働いており，①と②が弱い環境では③の力を増さないと療養は継続できない．欧米ではわが国より先行して非薬物的介入としての家庭的環境の有用性が指摘され[118~121]，使用中の向精神薬を減量あるいは中止しても問題行動は必ずしも増加せず，精神症状がかえって改善する場合のあることが報告されている[122~124]．

ⓑ 手続き記憶と常同性の利用

FTLD患者への非薬物療法としては，池田らが手続き記憶と常同性を利用して，作業，料理，編み物などを1日の日課に組み入れる方法を「ルーティーン化療法」として報告し，その有効性を確立した[125]．一方，FTLD患者に残存する人間性や情動面に働きかける報告はない．AD患者に関しては，生活環境，特に家庭的要素の重要性が確立されてきたが[126]，これまでFTLD患者に対しては，適切な施設の住環境やケアのシステムあり方が十分検討されてきたとはいえない．

(3) 筆者らの新たな試み

最近筆者らの1人はグループホームケアを受けたFTLD患者の精神症状やQOLの変化を報告したので[127]，その結果を紹介する．

ⓐ 患者の背景

対象はFTLD 8名（全例女性，発症61.5±8.1歳，平均罹病期間約6年）であり，多くは対応困難として他施設から転院してきた例である．全例でCTかMRIおよびSPECTを行い，認知症疾患治療病棟で1年以上経過後にグループホームに移った．常同，物品の強制使用，注意転導性の亢進，不関性，不適切な馴れ馴れしさ，攻撃

性，感情易変性，衝動性，過食といった典型的な症状を認めた．

b 治療環境とスタッフの特徴

治療病棟では対象者を含む60人の患者が22の病室に分かれて生活し，全対象患者は相部屋で過ごしていた．病棟の床面積は1,515 m²，1人当たりの面積は25.3 m²であった．対してグループホームはスウェーデンの輸入住宅で，調度品や台所用品を備え，トイレ付き全個室で，ダイニングキッチン，共同風呂があり，中央に大きく張り出したリビングダイニングと，約35 mの廊下がある．夜間以外は施錠しない開放とした．床面積は324 m²，1人当たり面積は36.0 m²であった．スタッフ/患者比は病棟で0.47，グループホームで0.90であった．治療病棟では，患者の自由や選択の機会の尊重よりも医学的身体的安全性が優先されていた．病棟内の本人の家具や衣類，持ち物は必要最小限で，個人スペースは各自のベッド周囲に限られていた．患者は各種の活動，例えば入浴や作業療法の時間を選択の余地なく決められ，食事は数十人がホールで一斉に行った．患者は日々の生活の活動，例えば身の回りの片付けや掃除，洗濯，食事の準備などに参加することよりも，特殊な催し物や集まりごとに参加することを推奨されていた．

c スタッフの背景とトレーニング

グループホームではスタッフ数は日中3人，夕方2人，夜間1人で，調理作業が入る時間帯には必ずスタッフは3名いるようにし，管理者を含む7名のスタッフでローテーションを組んだ．基準よりも1名多い人員配置とした．スタッフには「FTLD患者に先入観をもたずに1人の人間として対応できる」資質を有す者を集めた．7名中5名のスタッフはスウェーデンのグループホームで3か月以上の研修経験があった．グループホームの目指すケア理念の説明が準備期間中に繰り返し行われ，グループホーム未経験者は筆者らの別のホームで研修を行った．また，入居候補者らの病棟での生活ぶり，スタッフの関わりをビデオ撮影し，関わりの難しさを話し合って問題点を共有した．またFTLDの精神医学的知識の勉強会や，誤嚥や異食時の対応を実習した．情報の共有と活用のための当ホーム独自の介護記録を作成した．

d 入所者の生活ぶり

グループホームでは患者の自由，機会の選択，患者の過去の生活スタイルを反映した家庭的要素，患者のニーズやプライバシーの尊重を最優先事項とし，生活者としてのその人の個別性を尊重した個人中心のケアを実践することを目指した．可能であれば家具や衣類は各自持ち込んでもらった．目が行き届いているため出入り口の施錠やカモフラージュは必要なかったが，念のため4か所の出入口すべてにドアチャイムを付けた．スタッフがいれば戸外，台所，事務所への出入りは自由とした．入居者には料理，食事，お茶の時間，散歩，買い物といった日々の当たり前の活動を勧めた．食事中に席を立ったりほかの人の飲み物やお菓子に手を出すことがあっても，常識で注意することがないようにした．繰り返し外へ出る人がいるため日課に散歩を取り入れ，40～50分の散歩を日に少なくとも2～3回繰り返した．1人で先に行ってしまう人はスタッフが手をつなぐようにし，歌を歌う人もいるのでスタッフも一緒に歌っ

た．小雨のときでも傘をさして出かけた．服装や化粧にこだわる人もいて美容院へ定期的に行くことにした．失語の人に対しては短い言葉を何回も繰り返したり歌を一緒に歌ったりするようにした．できるだけスキンシップをとるようにした．

e 治療薬と評価の方法

　向精神薬の使用については，両方の施設において行動障害や副作用の程度を勘案して調整した．認知機能は Mini-Mental State Examination（MMSE）および改訂長谷川式簡易知能評価スケール（HDS-R），認知症の重症度は Clinical Dementia Rating（CDR）と Mendez と Cummings らによる FTLD の病期ステージ，ADL は Instrumental Activity of Daily Living（IADL）と Physical Self-Maintenance Scale（PSMS），精神症状と行動障害は Cohen-Mansfield Agitation Inventory（CMAI），Neuropsychiatric Inventory（NPI），QOL は Health-related Quality of Life Questionnaire for the Elderly with Dementia（QOL-D）[128] を用いて評価した．向精神薬の投与量は後方視的に臨床記録を調べた．観察期間は計6か月で，入所直前の治療病棟における評価を入所後2，4，6か月時点と比較し，Wilcoxon signed-rank test を用いて検定を行った．

f 行動面では有意な変化が

　6か月の観察期間の前後で認知機能に有意な変化はなかったが，CMAI および NPI の平均合計得点は徐々に改善し6か月時点でそれぞれ統計学的有意差に達した．悪化した症例はなかった．NPI の下位項目では特に不安，抑うつ，無関心，易刺激性，異常行動の項目は6か月時点までで著しく改善したが有意差はなかった．QOL-D の項目も徐々に改善し，6か月目で陽性感情，落ち着きのなさ，他者との関係性の項目で統計学的有意差に達した．入所時，抗精神病薬は3名（平均使用量はクロルプロマジン換算 73.1 mg），睡眠誘導薬と気分安定薬は各2名が使用しており，抗うつ薬を使用していた症例はなかった．向精神薬使用量は観察期間中全例で減少し，6か月目時点ではすべての薬物は使用されていなかった．

g 生活環境とケアがもつ治療的意義

　認知症ケアにおいては，その人本来の生き方や歴史を含む個性を重視した関わりと，本人の尊厳や選択の自由が重視される．また認知症になることで家族間でさえ失われやすい温かい人間関係の再構築も，その目標に含まれる．しかしながら，その人本来の生き方をサポートし，本人の尊厳を重視するといった個別的ケアの本来あるべき姿の実現は，少人数化されていない従来の集団管理型のケアの枠内においてはかなり難しく，特に FTLD 患者が対象なら不可能といってよい．しかし，FTLD の薬物療法が十分確立されていない現状では，精神科医は薬物療法と少なくとも同程度にケアを含む非薬物的な介入に関心を寄せるべきである．

　FTLD について非薬物的治療の報告が乏しかった1つの原因は，その特異な神経精神症状にあったと考えられる．視線が合わなかったり，視線があっても目に表情が乏しく，ふいに立ち去ってしまうなど，FTLD では明らかに情緒的疎通感に乏しい．そのため，彼らは感情的に平坦であり外界に無関心であると思われ，彼らの情緒に働きかけることや環境を考え直そうという動きが少なかったのは，無理のないことと思

われる．しかしながら筆者らの観察の結果は，FTLD 患者であっても良質の生活環境とケアを与えることに治療的意義のある可能性を示している．

h person centered care は FTLD にも有効

グループホームケアがFTLDの状態を改善する可能性が示されたことは，FTLDケアのもう1つの重要な側面，すなわち「FTLDの症状は他の疾患と比べて特異だが，FTLDケアが特異なものである必要はない」ということも示している．紹介したFTLD患者のためのグループホームにおいて，ケアの方針は患者の自由，機会の選択，患者の過去の生活スタイルを反映した家庭的要素，患者のニーズやプライバシーの尊重，本人が安心できる場の提供といったいわゆる person centered care を徹底することであって，FTLD 向けの特殊なものではない．むしろFTLDの症状を厄介なものとみなさず，その人のもつ自然の欲求としてありのままを受け入れ，行動や症状をその人の示すコミュニケーションの試みとしてとらえ，それを汲み取るためにいつも誰かが傍らにいて，一緒に生活していくという姿勢を実現するためのスタッフの意識改革こそ，FTLDケアが成立するためのポイントと思われる．

i 「生活」と「ケア」と「治療」は切り離せない

家庭的環境を整備して症状の緩和を目指す取り組みは，「症状」を分析して合理的に対処しようとする取り組みに比べて一見遠回りである．しかし環境を通した介入は患者に24時間働き続けており，強い影響力を有すると考えられる．一般に高齢者は環境の影響を受けやすく，なじみのない空間には非常にもろい．それは例えば，1人暮らしのできていた人が入院を機にせん妄状態となり，退院してしばらくするとせん妄は消退するというようなよく経験される現象からも容易に想像できる．

このように「生活」と「ケア」と「治療」は切り離せない関係にある．家庭的な要素の乏しい環境での治療は逆風の中を歩こうとしているようなものだということを十分に認識して治療に当たる必要があると思われる．

●文献

1) McKeith IG, Galasko D, Kosaka K, et al : Consensus guidelines for the clinical and pathologic diagnosis of dementia with Lewy bodies (DLB) : report of the consortium on DLB international workshop. Neurology 47 : 1113-1124, 1996
2) McKeith IG, Dickson DW, Lowe J, et al : Diagnosis and management of dementia with Lewy bodies : third report of the DLB Consortium. Neurology 65 : 1863-1872, 2005
3) 小阪憲司：レビー小体型認知症．日本老年医学会（編）：改訂・老年精神医学講座 各論，pp 55-67，ワールドプランニング，2009
4) Emre M, Aarsland D, Brown R, et al : Clinical diagnostic criteria for dementia associated with Parkinson's disease. Mov Disord 22 : 1689-1707 ; quiz 1837, 2007
5) Watson R, Blamire AM, O'Brien JT : Magnetic resonance imaging in lewy body dementias. Dement Geriatr Cogn Disord 28 : 493-506, 2009
6) Beyer MK, Larsen JP, Aarsland D : Gray matter atrophy in Parkinson disease with dementia and dementia with Lewy bodies. Neurology 69 : 747-754, 2007
7) Minoshima S, Foster NL, Petrie EC, et al : Neuroimaging in dementia with Lewy bodies : metabolism, neurochemistry, and morphology. J Geriatr Psychiatry Neurol 15 : 200-209, 2002
8) Sato T, Hanyu H, Hirao K, et al : Deep gray matter hyperperfusion with occipital hypoperfusion in dementia with Lewy bodies. Eur J Neurol 14 : 1299-1301, 2007

9) Yoshita M, Taki J, Yokoyama K, et al : Value of 123I-MIBG radioactivity in the differential diagnosis of DLB from AD. Neurology 66 : 1850-1854, 2006
10) 水上勝義：系統的な自律神経機能評価．Cognition Dementia 7 : 345-350, 2008
11) Mizukami K, Homma T, Aonuma K, et al : Decreased ventilatory response to hypercapnia in dementia with Lewy bodies. Ann Neurol 65 : 614-617, 2009
12) Lippa CF, Duda JE, Grossman M, et al : DLB and PDD boundary issues : diagnosis, treatment, molecular pathology, and biomarkers. Neurology 68 : 812-819, 2007
13) Mizukami K, Asada T, Kinoshita T, et al : A randomized cross-over study of a traditional Japanese medicine(kampo), yokukansan, in the treatment of the behavioural and psychological symptoms of dementia. Int J Neuropsychopharmacol 12 : 191-199, 2009
14) Pick A : Über die Beziehungen der senilen Hirnatrophie zur Aphasie. Prag Med Wochenschr 17 : 165-167, 1892
15) Alzheimer A : Über eigenartige Krankheitsfälle des späteren Alters. Z ges Neurol Psychiat 4 : 356-385, 1911
16) Onari K, Spatz H : Anatomische Beiträge zur Lehre von der Pickschen umschriebenen Grosshirnrinden-Atrophie("Picksche Krankheit"). Z ges Neurol Psychiat 101 : 470-511, 1926
17) Gustafson L : Frontal lobe degenration of non-Alzheimer type ; 2. Clinical picture and differential diagnosis. Arch Geront Geriatr 6 : 209-223, 1987
18) Neary D, Snowden JS, Northen B, et al : Dementia of frontal lobe type. J Neurol Neurosurg Psychiatry 51 : 353-361, 1988
19) The Lund and Manchester Groups : Clinical and neuropathological criteria for frontotemporal dementia. J Neurol Neurosurg Psychiatry 57 : 416-418, 1994
20) 池田 学，田邉敬貴：前頭側頭型痴呆．老年精医誌 14 : 905-915, 2003
21) Nakano I : Temporal lobe lesions in amyotrophic lateral sclerosis with dementia-lesions in the apical cortex and some deeper structures of the temporal lobes. Neuropathology 12 : 69-77, 1992
22) Mitsuyama Y, Takamiya S : Presenile dementia with motor neuron disease in Japan. A new entity? Arch Neurol 36 : 592-593, 1979
23) 湯浅亮一：痴呆を伴う筋萎縮性側索硬化症について．臨神経 4 : 529-533, 1964
24) Snowden JS, Neary D, Mann DMA : Fronto-temporal lobar degeneration : fronto-temporal dementia, progressive aphasia, semantic dementia. Churchill Livingstone, New York, 1996
25) Neary D, Snowden JS, Gustafson L, et al : Frontotemporal lobar degeneration : a consensus on clinical diagnostic criteria. Neurology 51 : 1546-1554, 1998
26) McKhann GM, Albert MS, Grossman M, et al : Clinical and pathological diagnosis of frontotemporal dementia : report of the work group on frontotemporal dementia and Pick's disease. Arch Neurol 58 : 1803-1809, 2001
27) Baker M, Mackenzie IR, Pickering-Brown SM, et al : Mutations in progranulin cause tau-negative frontotemporal dementia linked to chromosome 17. Nature 442 : 916-919, 2006
28) Cruts M, Gijselinck I, van der Zee J, et al : Null mutations in progranulin cause ubiquitin-positive frontotemporal dementia linked to chromosome 17q21. Nature 442 : 920-924, 2006
29) Arai T, Hasegawa M, Akiyama H, et al : TDP-43 is a component of ubiquitin-positive tau-negative inclusions in frontotemporal lobar degeneration and amyotrophic lateral sclerosis. Biochem Biophys Res Commun 351 : 602-611, 2006
30) Neumann M, Sampathu DM, Kwong LK, et al : Ubiquitinated TDP-43 in frontotemporal lobar degeneration and amyotrophic lateral sclerosis. Science 314 : 130-133, 2006
31) Kabashi E, Valdmanis PN, Dion P, et al : TARDBP mutations in individuals with sporadic and familial amyotrophic lateral sclerosis. Nat Genet 40 : 572-574, 2008
32) Sreedharan J, Blair IP, Tripathi VB, et al : TDP-43 mutations in familial and sporadic amyotrophic lateral sclerosis. Science 319 : 1668-1672, 2008
33) Yokoseki A, Shiga A, Tan CF, et al : TDP-43 Mutation in Familial Amyotrophic Lateral Sclerosis. Ann Neurol 63 : 538-542, 2008
34) Kwiatkowski TJ, Jr, Bosco DA, Leclerc AL, et al : Mutations in the FUS/TLS gene on chromosome 16 cause familial amyotrophic lateral sclerosis. Science 323 : 1205-1208, 2009
35) Vance C, Rogelj B, Hortobagyi T, et al : Mutations in FUS, an RNA processing protein, cause familial amyotrophic lateral sclerosis type 6. Science 323 : 1208-1211, 2009

36) Neumann M, Rademakers R, Roeber S, et al : A new subtype of frontotemporal lobar degeneration with FUS pathology. Brain 132 : 2922-2931, 2009
37) Neumann M, Roeber S, Kretzschmar HA, et al : Abundant FUS-immunoreactive pathology in neuronal intermediate filament inclusion disease. Acta Neuropathol 118 : 605-616, 2009
38) Munoz DG, Neumann M, Kusaka H, et al : FUS pathology in basophilic inclusion body disease. Acta Neuropathol 118 : 617-627, 2009
39) Mackenzie IR, Neumann M, Baborie A, et al : A harmonized classification system for FTLD-TDP pathology. Acta Neuropathol 122 : 111-113, 2011
40) Ratnavalli E, Brayne C, Dawson K, et al : The prevalence of frontotemporal dementia. Neurology 58 : 1615-1621, 2002
41) Stevens M, van Duijn CM, Kamphorst W, et al : Familial aggregation in frontotemporal dementia. Neurology 50 : 1541-1545, 1998
42) Ikeda M, Ishikawa T, Tanabe H : Epidemiology of frontotemporal lobar degeneration. Dement Geriatr Cogn Disord 17 : 265-268, 2004
43) Ikeda K : Neuropathological discrepancy between Japanese Pick's disease without Pick bodies and frontal lobe degeneration type of frontotemporal dementia proposed by Lund and Manchester group. Neuropathology 20 : 76-82, 2000
44) Ikeda M, Brown J, Holland AJ, et al : Changes in appetite, food preference, and eating habits in frontotemporal dementia and Alzheimer's disease. J Neurol Neurosurg Psychiatry 73 : 371-376, 2002
45) Shigenobu K, Ikeda M, Fukuhara R, et al : The Stereotypy Rating Inventory for frontotemporal lobar degeneration. Psychiatry Res 110 : 175-187, 2002
46) 池田研二：前方型痴呆 (anterior type dementia)—その概念と病理. 老年精医誌 15 : 1302-1311, 2004
47) Nyatsanza S, Shetty T, Gregory C, et al : A study of stereotypic behaviours in Alzheimer's disease and frontal and temporal variant frontotemporal dementia. J Neurol Neurosurg Psychiatry 74 : 1398-1402, 2003
48) Shimomura T, Mori E : Obstinate imitation behaviour in differentiation of frontotemporal dementia from Alzheimer's disease. Lancet 352 : 623-624, 1998
49) 相馬芳明, 田邊敬貴：失語の症候学. 医学書院, 2006
50) Velakoulis D, Walterfang M, Mocellin R, et al : Frontotemporal dementia presenting as schizophrenia-like psychosis in young people : clinicopathological series and review of cases. Br J Psychiatry 194 : 298-305, 2009
51) 田邊敬貴：痴呆の症候学. 医学書院, 2005
52) 宮永和夫：若年認知症. 中央法規出版, 2006
53) Knopman DS, Boeve BF, Parisi JE, et al : Antemortem diagnosis of frontotemporal lobar degeneration. Ann Neurol 57 : 480-488, 2005
54) 松本秀夫, 松元寛仁：Alzheimer 病と Pick 病における脳波像の変遷とその病理学的背景 I. 脳波基礎波型の変遷と臨床経過. 神経進歩 23 : 1219-1229, 1979
55) Guedj E, Allali G, Goetz C, et al : Frontal Assessment Battery is a marker of dorsolateral and medial frontal functions : A SPECT study in frontotemporal dementia. J Neurol Sci 273 : 84-87, 2008
56) 土谷邦秋：Pick 病の歴史と概念の変遷. 神経内科 50 : 321-328, 1999
57) 有馬邦正, 小柳新策, 小阪憲司, ほか：Pick 病における嗜銀球の脳内分布について. 精神経誌 89 : 43-72, 1987
58) Murayama S, Mori H, Ihara Y, et al : Immunocytochemical and ultrastructural studies of Pick's disease. Ann Neurol 27 : 394-405, 1990
59) Pollock NJ, Mirra SS, Binder LI, et al : Filamentous aggregates in Pick's disease, progressive supranuclear palsy, and Alzheimer's disease share antigenic determinants with microtubule-associated protein, tau. Lancet 2(8517) : 1211, 1986
60) Goedert M : The significance of tau and alpha-synuclein inclusions in neurodegenerative diseases. Curr Opin Genet Dev 11 : 343-351, 2001
61) Hasegawa M : Biochemistry and molecular biology of tauopathies. Neuropathology 26 : 484-490, 2006

62) Goedert M, Spillantini MG, Cairns NJ, et al : Tau proteins of Alzheimer paired helical filaments : abnormal phosphorylation of all six brain isoforms. Neuron 8 : 159-168, 1992
63) Sergeant N, Wattez A, Delacourte A : Neurofibrillary degeneration in progressive supranuclear palsy and corticobasal degeneration : tau pathologies with exclusively "exon 10" isoforms. J Neurochem 72 : 1243-1249, 1999
64) Delacourte A, Sergeant N, Wattez A, et al : Vulnerable neuronal subsets in Alzheimer's and Pick's disease are distinguished by their tau isoform distribution and phosphorylation. Ann Neurol 43 : 193-204, 1998
65) Arai T, Ikeda K, Akiyama H, et al : Distinct isoforms of tau aggregated in neurons and glial cells in brains of patients with Pick's disease, corticobasal degeneration and progressive supranuclear palsy. Acta Neuropathol(Berl)101 : 167-173, 2001
66) Taniguchi S, McDonagh AM, Pickering-Brown SM, et al : The neuropathology of frontotemporal lobar degeneration with respect to the cytological and biochemical characteristics of tau protein. Neuropathol Appl Neurobiol 30 : 1-18, 2004
67) de Silva R, Lashley T, Strand C, et al : An immunohistochemical study of cases of sporadic and inherited frontotemporal lobar degeneration using 3R-and 4R-specific tau monoclonal antibodies. Acta Neuropathol(Berl)111 : 329-340, 2006
68) Oda T, Tsuchiya K, Arai T, et al : Pick's disease with Pick bodies : an unusual autopsy case showing degeneration of the pontine nucleus, dentate nucleus, Clarke's column, and lower motor neuron. neuropathology 27 : 81-89, 2007
69) Ou SH, Wu F, Harrich D, et al : Cloning and characterization of a novel cellular protein, TDP-43, that binds to human immunodeficiency virus type 1 TAR DNA sequence motifs. J Virol 69 : 3584-3596, 1995
70) Hasegawa M, Arai T, Nonaka T, et al : Phosphorylated TDP-43 in frontotemporal lobar degeneration and amyotrophic lateral sclerosis. Ann Neurol 64 : 60-70, 2008
71) Arai T, Ikeda K, Akiyama H, et al : Identification of amino-terminally cleaved tau fragments that distinguish progressive supranuclear palsy from corticobasal degeneration. Ann Neurol 55 : 72-79, 2004
72) 細川雅人, 新井哲明, 秋山治彦：認知症の発症に関わる遺伝子 TDP-43. 老年精医誌 21 : 561-571, 2010
73) Nonaka T, Kametani F, Arai T, et al : Truncation and pathogenic mutations facilitate the formation of intracellular aggregates of TDP-43. Hum Mol Genet 18 : 3353-3364, 2009
74) Neumann M, Mackenzie IR, Cairns NJ, et al : TDP-43 in the ubiquitin pathology of frontotemporal dementia with VCP gene mutations. J Neuropathol Exp Neurol 66 : 152-157, 2007
75) Gitcho MA, Strider J, Carter D, et al : VCP mutations causing frontotemporal lobar degeneration disrupt localization of TDP-43 and induce cell death. J Biol Chem 284 : 12384-12398, 2009
76) Johnson JO, Mandrioli J, Benatar M, et al : Exome sequencing reveals VCP mutations as a cause of familial ALS. Neuron 68 : 857-864, 2010
77) Crozat A, Aman P, Mandahl N, et al : Fusion of CHOP to a novel RNA-binding protein in human myxoid liposarcoma. Nature 363 : 640-644, 1993
78) Dunah AW, Jeong H, Griffin A, et al : Sp1 and TAFII130 transcriptional activity disrupted in early Huntington's disease. Science 296 : 2238-2243, 2002
79) Andersson MK, Stahlberg A, Arvidsson Y, et al : The multifunctional FUS, EWS and TAF15 proto-oncoproteins show cell type-specific expression patterns and involvement in cell spreading and stress response. BMC Cell Biol 9 : 37, 2008
80) Mackenzie IR, Foti D, Woulfe J, et al : Atypical frontotemporal lobar degeneration with ubiquitin-positive, TDP-43-negative neuronal inclusions. Brain 131 : 1282-1293, 2008
81) Urwin H, Josephs KA, Rohrer JD, et al : FUS pathology defines the majority of tau-and TDP-43-negative frontotemporal lobar degeneration. Acta Neuropathol 120 : 33-41, 2010
82) Yokota O, Tsuchiya K, Terada S, et al : Basophilic inclusion body disease and neuronal intermediate filament inclusion disease : a comparative clinicopathological study. Acta Neuropathol 115 : 561-575, 2008
83) Josephs KA, Holton JL, Rossor MN, et al : Neurofilament inclusion body disease : a new proteinopathy? Brain 126 : 2291-2303, 2003

84) Cairns NJ, Grossman M, Arnold, SE, et al : Clinical and neuropathologic variation in neuronal intermediate filament inclusion disease. Neurology 63 : 1376-1384, 2004
85) Munoz DG, Dickson DW, Bergeron C, et al : The neuropathology and biochemistry of frontotemporal dementia. Ann Neurol 54 (Suppl 5) : S24-28, 2003
86) Josephs KA, Holton JL, Rossor MN, et al : Frontotemporal lobar degeneration and ubiquitin immunohistochemistry. Neuropathol Appl Neurobiol 30 : 369-373, 2004
87) Hodges JR, Davies RR, Xuereb JH, et al : Clinicopathological correlates in frontotemporal dementia. Ann Neurol 56 : 399-406, 2004
88) Lipton AM, White Ⅲ CL, Bigio EH : Frontotemporal lobar degeneration with motor neuron disease-type inclusions predominates in 76 cases of frontotemporal degeneration. Acta Neuropathol (Berl) 108 : 379-385, 2004
89) Kertesz A, McMonagle P, Blair M, et al : The evolution and pathology of frontotemporal dementia. Brain 128 : 1996-2005, 2005
90) Shi J, Shaw CL, Du Plessis D, et al : Histopathological changes underlying frontotemporal lobar degeneration with clinicopathological correlation. Acta Neuropathol 110 : 501-512, 2005
91) Forman MS, Farmer J, Johnson JK, et al : Frontotemporal dementia : clinicopathological correlations. Ann Neurol 59 : 952-962, 2006
92) Yokota O, Tsuchiya K, Arai T, et al : Clinicopathological characterization of Pick's disease versus frontotemporal lobar degeneration with ubiquitin/TDP-43-positive inclusions. Acta Neuropathol 117 : 429-444, 2009
93) 横田 修, 土谷邦秋 : ピック病の臨床と病理. 臨床神経学 49 : 235-248, 2009
94) Le Ber I, Camuzat A, Hannequin D, et al : Phenotype variability in progranulin mutation carriers : a clinical, neuropsychological, imaging and genetic study. Brain 131 : 732-746, 2008
95) Josephs KA, Ahmed Z, Katsuse O, et al : Neuropathologic features of frontotemporal lobar degeneration with ubiquitin-positive inclusions with progranulin gene (PGRN) mutations. J Neuropathol Exp Neurol 66 : 142-151, 2007
96) Snowden JS, Pickering-Brown SM, Mackenzie IR, et al : Progranulin gene mutations associated with frontotemporal dementia and progressive non-fluent aphasia. Brain 129 : 3091-3102, 2006
97) Fukui T, Sugita K, Kawamura M, et al : Primary progressive apraxia in Pick's disease : a clinicopathologic study. Neurology 47 : 467-473, 1996
98) Tsuchiya K, Ikeda K, Uchihara T, et al : Distribution of cerebral cortical lesions in corticobasal degeneration : a clinicopathological study of five autopsy cases in Japan. Acta Neuropathol 94 : 416-424, 1997
99) Grimes DA, Lang AE, Bergeron CB : Dementia as the most common presentation of cortical-basal ganglionic degeneration. Neurology 53 : 1969-1974, 1999
100) Josephs KA, Petersen RC, Knopman DS, et al : Clinicopathologic analysis of frontotemporal and corticobasal degenerations and PSP. Neurology 66 : 41-48, 2006
101) Ikeda K, Akiyama H, Iritani S, et al : Corticobasal degeneration with primary progressive aphasia and accentuated cortical lesion in superior temporal gyrus : case report and review. Acta Neuropathol 92 : 534-539, 1996
102) Tsuchiya K, Murayama S, Mitani K, et al : Constant and severe involvement of Betz cells in corticobasal degeneration is not consistent with pyramidal signs : a clinicopathological study of ten autopsy cases. Acta Neuropathol 109 : 353-366, 2005
103) Boeve BF, Maraganore DM, Parisi JE, et al : Pathologic heterogeneity in clinically diagnosed corticobasal degeneration. Neurology 53 : 795-800, 1999
104) Williams DR, Lees AJ : Progressive supranuclear palsy : clinicopathological concepts and diagnostic challenges. Lancet Neurol 8 : 270-279, 2009
105) Josephs KA, Duffy JR : Apraxia of speech and nonfluent aphasia : a new clinical marker for corticobasal degeneration and progressive supranuclear palsy. Curr Opin Neurol 21 : 688-692, 2008
106) Tsuchiya K, Ikeda M, Hasegawa K, et al : Distribution of cerebral cortical lesions in Pick's disease with Pick bodies : a clinicopathological study of six autopsy cases showing unusual clinical presentations. Acta Neuropathol 102 : 553-571, 2001
107) Yokota O, Davidson Y, Bigio EH, et al : Phosphorylated TDP-43 pathology and hippocampal

sclerosis in progressive supranuclear palsy. Acta Neuropathol 120 : 55-66, 2010
108) Togo T, Cookson N, Dickson DW : Argyrophilic grain disease : neuropathology, frequency in a dementia brain bank and lack of relationship with apolipoprotein E. Brain Pathol 12 : 45-52, 2002
109) Ishihara K, Araki S, Ihori N, et al : Argyrophilic grain disease presenting with frontotemporal dementia : a neuropsychological and pathological study of an autopsied case with presenile onset. Neuropathology 25 : 165-170, 2005
110) Saito Y, Ruberu NN, Sawabe M, et al : Staging of argyrophilic grains : an age-associated tauopathy. J Neuropathol Exp Neurol 63 : 911-918, 2004
111) Tsuchiya K, Mitani K, Arai T, et al : Argyrophilic grain disease mimicking temporal Pick's disease : a clinical, radiological, and pathological study of an autopsy case with a clinical course of 15 years. Acta Neuropathol 102 : 195-199, 2001
112) Adachi T, Saito Y, Hatsuta H, et al : Neuropathological asymmetry in argyrophilic grain disease. J Neuropathol Exp Neurol 69 : 737-744, 2010
113) Ikeda K, Akiyama H, Arai T, et al : Clinical aspects of argyrophilic grain disease. Clin Neuropathol 19 : 278-284, 2000
114) Togo T, Isojima D, Akatsu H, et al : Clinical features of argyrophilic grain disease : a retrospective survey of cases with neuropsychiatric symptoms. Am J Geriatr Psychiatry 13 : 1083-1091, 2005
115) 池田研二，秋山治彦，新井哲明：Argyrophilic grain dementia(Braak)—3症例の臨床病理学的検討．神経進歩 42 : 855-866, 1998
116) Kusaka H, Matsumoto S, Imai T : An adult-onset case of sporadic motor neuron disease with basophilic inclusions. Acta Neuropathol 80 : 660-665, 1990
117) Kusaka H, Matsumoto S, Imai T : Adult-onset motor neuron disease with basophilic intraneuronal inclusion bodies. Clin Neuropathol 12 : 215-218, 1993
118) Annerstedt L : Group-living care : an alternative for the demented elderly. Dement Geriatr Cogn Disord 8 : 136-142, 1997
119) Elmstahl S, Annerstedt L, Ahlund O : How should a group living unit for demented elderly be designed to decrease psychiatric symptoms? Alzheimer Dis Assoc Disord 11 : 47-52, 1997
120) McAllister CL, Silverman MA : Community formation and community roles among persons with Alzheimer's disease : a comparative study of experiences in a residential Alzheimer's facility and a traditional nursing home. Qual Health Res 9 : 65-85, 1999
121) Zeisel J, Silverstein NM, Hyde J, et al : Environmental correlates to behavioral health outcomes in Alzheimer's special care units. Gerontologist 43 : 697-711, 2003
122) Barton C, Yaffe K : Reducing neuroleptic use in long-term-care settings. Lancet Neurol 5 : 469-470, 2006
123) Ray WA, Taylor JA, Meador KG, et al : Reducing antipsychotic drug use in nursing homes. A controlled trial of provider education. Arch Intern Med 153 : 713-721, 1993
124) Thapa PB, Meador KG, Gideon P, et al : Effects of antipsychotic withdrawal in elderly nursing home residents. J Am Geriatr Soc 42 : 280-286, 1994
125) 池田 学，田邉敬貴，堀野 敬：Pick病のケア—保たれている手続記憶を用いて．精神神経誌 97 : 179-192, 1995
126) Day K, Carreon D, Stump C : The therapeutic design of environments for people with dementia : a review of the empirical research. Gerontologist 40 : 397-416, 2000
127) Yokota O, Fujisawa Y, Takahashi J, et al : Effects of group-home care on behavioral symptoms, quality of life, and psychotropic drug use in patients with frontotemporal dementia. J Am Med Dir Assoc 7 : 335-337, 2006
128) Terada S, Ishizu H, Fujisawa Y, et al : Development and evaluation of a health-related quality of life questionnaire for the elderly with dementia in Japan. Int J Geriatr Psychiatry 17 : 851-858, 2002

（横田 修，根本清貴，新井哲明）

第 5 章

介護者のこころをケアする

介護者支援の必要性

　どのような疾患にも当事者とその家族がいる．その疾患をもつ人が社会的存在である以上，その人とともに生きる家族にも少なからず影響を与えることになる．

　特に認知症の場合，この疾患が何年もの時間をかけ慢性の経過をたどること，また疾患がその人の認知力や記憶，行動面での障害を引き起こすことから，他の疾患と比較しても本人や家族の生活を大きく揺さぶることになる[1]．しかも認知症では，身体のみならず行動・心理症状（behavioral and psychological symptoms of dementia；BPSD）から生じる生活上の困難さのために，在宅，入院にかかわらず「その人と家族の人生」に与える影響が大きい．例えば認知症のケアのために次の日の仕事への影響も出てくるかもしれない．経済的な損失もあるだろう．それでも認知症者を支え，経過をよりよいものにしていくためには，その人を理解し共感できるように家族を支援することが不可欠である．

　認知症が注目されるようになった理由の1つに昨今のわが国における認知症者の増加があげられる．およそ200万人が認知症といわれており，その中には在宅療養者も多い．決して限られた人を少数の介護者がケアしているという状況ではなくなっている．つまり，誰もが隣で生活する認知症の人に出会い，介護者の姿を目にする可能性があり，認知症者と介護者の生活に配慮しながら支援する必要に迫られるのである．ほんの10年前には現在ほど地域に認知症の人は目立たなかった．しかし今では，病院や施設だけで彼らを目にするのではなく，街かどでごくあたりまえのようにみかけるようになった．そしてその認知症者が道に迷えば，地域ぐるみでその人を探すことになる．当事者も介護者も含めた地域全体の課題となることも珍しくない．

どのような人が介護者になっているか

1 | 多様化してきた介護者の姿

　われわれが対象として支援すべき介護者とは誰を指すのだろうか[2]．一般的に考えれば，まず思い描くことができるのはその人の家族である．かつては介護家族といえ

ば患者からみて下の世代であると思われていたが，今はそうとも限らない．若年認知症をはじめ認知症になる人の年代が多様になるにつれて，介護する家族の様子も変わってきたからである．

しかし，今日でも最も多いのは，やはり「親の世代」をケアしている場合である．高齢になって認知症が始まった親をみている娘や息子，または息子の妻が介護していることも多い．次にあげられるのは同年代の介護者である．妻を介護する夫，夫を介護する妻，同世代のきょうだいを介護している場合もある．

そして近年，急増してきたのは，介護者が自分よりも若い世代を介護している場合である．例えば若年認知症になった30代の孫を介護する祖母から，「この先，2人だけしか家族がいないのに，自分が死んでしまったら認知症の孫はどうなるのだろう」と悩みを打ち明けられたこともある．

それぞれ介護の姿が異なれば，介護者が認知症の人に対して示す態度にも違いがある．例えば子どもやその配偶者が親を介護している場合には，認知症の症状をまるで「なかった」かのように振る舞うことも多い．また，認知症の親を介護している息子が，認知症の症状を認めようとせず，逆に「できること」にばかり目を向けた介護を続けていることもある．このように，上の世代を介護する介護者は自分を育ててくれた親に対して，その人にできたことができなくなることを認めようとしない傾向が出やすい．

2｜子どもは親への介護で昔の葛藤に再会する

また介護者が児童・青年期に「積み残した」親との精神的な課題があると，ケアの際に当時未解決だった親との葛藤と今一度出会うことになる．例えば若い頃に親とうまくいかなかった娘は，その後の結婚や子育て，日々の生活に追われて，自分が親との間で「積み残した」課題を処理することなく人生を送っているかもしれない．しかし親の認知症が始まり，再び付き合いが増えてくるに従って，忘れていたはずの課題について再考しながら親と向き合うことになる．

筆者が担当した介護者の多くが「忘れていたはずの親との葛藤が，この介護期間にもう一度表面化した」と訴え，「当時の気持ちがよみがえってきて親の介護ができなくなってしまった」と告げてきた人もいた．

それはむしろあたりまえの反応である．児童・青年期に親との葛藤がなかった人などいないはずである．しかしその後の人生でわれわれはすべてその「積み残し」を無意識のうちにどこかへ追いやって大人の生活をしている．その状況がケアによって一変する．未解決の心の葛藤は介護者をそのままにしてくれない．認知症によって表面化するさまざまな症状，特にBPSDと向き合うことによって，介護者は適応していたはずの自分の否定感情と再会することになる．介護という行為を通じて親との間の課題，葛藤に対する納得が得られれば，新しい親子関係を築くことができる．

3 | 取り残される感覚に陥りやすい同世代の介護

では，同世代の介護はどうだろうか．例えば長年寄り添った夫婦の場合，同じ時代を生きてきた仲間としての意識も強い．そのような夫婦の一方が認知症になった場合，介護者側に立つ人にとって最も出やすいのは「私だけ残していかないでほしい」との感情である．いわば夫婦が人生における運命共同体のように感じていればいるほど，介護者になった人は相手の病気の進行を確認するたびに深く落胆する．「ああ，もうこれで私は1人取り残される」と表現する人も多い．

かつてアルツハイマー型認知症の夫を介護する妻が，「たとえどのような手段を使っても，夫の命を長らえさせてほしい．生きてさえいればいい」と訴えてきたことがあり，驚いた筆者が介護者の心をじっくりと聞き出したところ，次のような答えが返ってきたことがあった．「私たち夫婦は2人の息子を独立させ，それぞれ家庭をもっています．夫も私も親は見送りました．これで夫が旅立ってしまったら私の存在が必要なくなってしまうような気がします」．

同世代のきょうだいの介護場面でも似たような心理的影響が出る．認知症のきょうだいを介護している人と話をすると，多くの場面で介護者が口にしている言葉が，認知症になったきょうだいのことを語っているのか，それとも自分（介護者）のことを話しているのかわからなくなることがある．話しているその介護者自身も混同していることに気づいていないかもしれない．同世代のケアでは介護者が自分の「遠くない先の姿」をみているのではないかと感じられるほどである．

「いずれ私もこうなるのだから」と同世代の介護者はよく口にする．無意識にそう言っているのだろう．しかし心細いに違いない．その心の傷に1人で立ち向かわなくてもいいように，介護者の絶望感に寄り添いながら支援を続けることが求められる．

4 | 若い世代への介護はより不安に満ちている

自分より若い世代の認知症を介護している介護者の気持ちは，より不安に満ちている．このような場合，安易な言葉がけは逆効果になる．「何とかなるようにみんなの力を合わせましょう」と気軽に話をまとめようとしている筆者に対して，かつて若年認知症の息子を介護している高齢夫婦は言った．「先生にとっては人ごとかもしれませんが，私たち2人がいなくなれば，途端に息子は誰のケアも受けられなくなります．高齢になった私たちですが，何としてでも生き延びなければなりません．だって私たちは息子にとって最後の砦なのですから」．

認知症が単に記憶を失うだけではなく，精神面の変容や行動面の障害を有することで社会的に差別，偏見の目を向けられるゆえの両親の叫びである．このように認知症のケアをする介護者にとって生活の質（QOL）はいつも危機的な状況にいる[3]．かつて認知症の夫をケアする妻から「認知症のケアの大変さは，私が常に『あの人から私が消えゆく哀しみ』と向き合わなければならないことです」と聞かされたことがある．認知

症の人の記憶のなかから（ケアをしている）自分という存在が消えていくことを考えると，介護者にとっては実存的危機に近いような感覚にとらわれるのだろう．

● 認知症の程度と介護者の過剰ストレス

　このようにさまざまに異なる認知症の人と介護者との関係であるが，一方で，介護者共通にみられる心の移り変わりがある．筆者らが介護者を支援するとき，今目の前にいる介護者がどの段階にいるのかを把握できれば，適切な言葉がけができる．ここに記されている介護者の心の段階は，心に傷を受けた人がその後に回復していくときの「対象喪失を経験した人とその回復過程[1)]」（図5-1）である．

　家族の誰かが「認知症かもしれない」と感じられるとき，われわれはどのように対応するだろうか．認知症が病的な記憶力の低下だけで，本人にとっては全くそのことが苦痛ではなく，たんに「今，言ったことを忘れて同じことを聞き返してくるだけ」であるのなら，認知症と向き合う介護者の負担感は少し軽いかもしれない．でも，それだけではなく，認知症の人のなかには初期の段階で自分の症状に気づき，悩む人がいる．その姿を見る介護者もどのように対応すればよいのかわからずに悩む．大切な家族の誰かに病的なもの忘れが出てくることは，介護者にとって大きな心の傷になる．それは若年認知症でも高齢者の場合でも同じである．

　介護者にしてみれば，当事者にはいつまでも元気でしっかりとした知的機能をもち続けてほしいと願うはずである．しかし現実はそうではない．筆者の診療所でのデータであるが，2009年6月までに初診受診した認知症の人2,443名のカルテの記載からみると，そのうちの約72％，1,759人は自分のもの忘れが病的になっていることに自ら悩み，苦悩している姿が記録されていた（図5-2）．

　彼らは認知症の進行とともに「私はこれまでの自分と違ってしまった」「これまでで

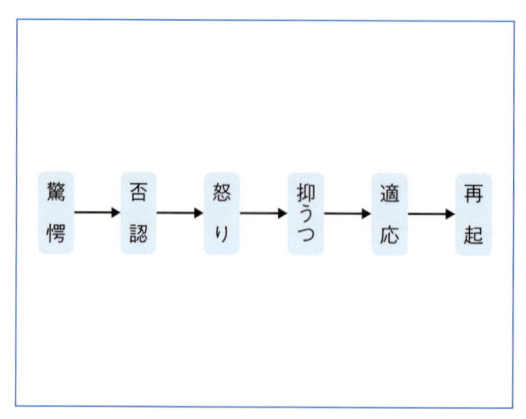

図5-1　対象喪失とこころの回復
〔後藤雅博（編）：家族教室のすすめ方—心理教育的アプローチによる家族支援の実際．p14, 金剛出版，1998より〕

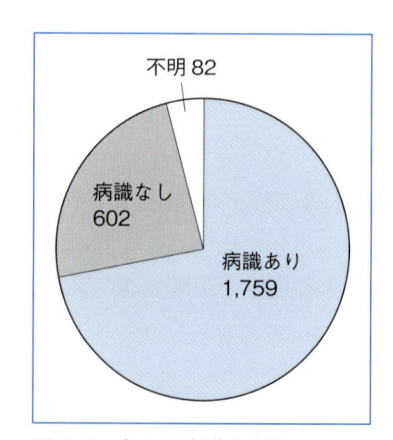

図5-2　本人の病識の有無
2,443名のカルテをみると，1,759名が記憶減退を認識．

きたことができなくなってしまった」と嘆き，そんな自分への自信を喪失していく．一方で，約25%の人には認知症になっているという自覚がない．

　当事者に認知症の自覚がある場合には，その人の喪失感への限りない共感的理解が求められる．一方で，その人が自らの認知力低下や状況判断ができなくなっていることへの自覚がない場合，それでも介護者として何らかの支援をしようとすれば，たちどころにその人は「自分でできる，助けなどいらない」と拒絶してくるだろう．

　その相反する状態いずれも認知症なのである．だからこそ介護者が認知症の人と向き合うためには，本人に起きている病変によりどういった症状が現れてくるか理解したうえで関わらなければならない．そうでなければ介護者が思ったこととは全く違う認知症者からの反応が返ってくるため，介護者のこころはより混乱しやすくなる．

1 | 初期

正しい情報提供がカギ

　ではまず，自らの認知症に気づいて悩み始める最も初期の場合を考えてみたい[4]．

　認知症者本人が「これまでの自分とは何かが違う」と思い悩む場合，介護者にとって親しい人であればあるほど悩むことだろう．介護者が認知症者をいとおしく思うほど，症状が軽いがゆえに，より悩み苦しむ．介護者は常に「もの忘れを本人に指摘することで，大切なあの人の症状がより悪くなっていくのではないか」と，恐怖や不安と向き合っている．だからこそ，病的なものかどうか思い悩む程度の軽度においてこそ，介護者のこころが開示できる場が必要である．

　一方で，自らの記憶減退や了解の悪さを自覚できない人をケアする介護者の場合はどうだろうか．こちらも多大な負担を感じる．いくら介護者が本人の病変に気づき，そのことを正そうとしても，当の本人には全く自覚がなく「そのようなことはない．自分はできている」という反応に終始するからである．あまり介護者が指摘しすぎると「私を病気扱いするな！」と怒りの反応が返ってくることになる．介護者が本人の病的な面に気づいているにもかかわらず，そのことを誰にも共有してもらえないなかでのケアは介護者にとって過重な負担となる．

　このような場合に重要なのは介護者に初期認知症の人のBPSDにどういった症状が出ているかを把握させることである．初期には不安感や気分の沈みなどのBPSDが表面化する[5]が，これらの症状は不安障害やうつ病の際にも表面化する精神症状である．それぞれの疾患だと思われて治療を受けていることが多い．介護者もまたそのように「不安」「うつ」として認識しているはずである．

　それゆえ，より正確な医療情報を介護者に伝えることで，介護者がその人の不安やうつが「不安障害」や「うつ病」からくるのではなく，認知症の初期にみられるBPSDであることを理解し，対応できるようにすることが大切である（図5-3）．

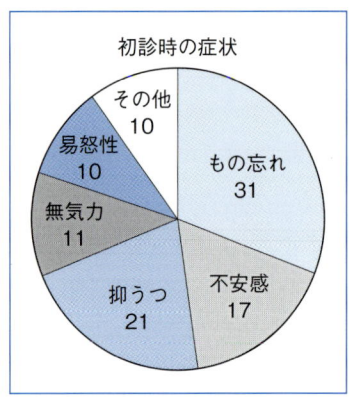

図 5-3 家族が気づく認知症者の症状
2008 年 11 月に当院受診者 100 人のデータ（無作為に選別）．

初診時の症状
- もの忘れ 31
- 不安感 17
- 抑うつ 21
- 無気力 11
- 易怒性 10
- その他 10

2 | 中等度

(1) 介護者間で症状のとらえ方に違いがある

　中等度になると，BPSD は不安や抑うつ状態から幻覚・妄想などの症状に変わっていく[6]．これらの症状は認知症の本人と日頃から密に接している介護者に向けられやすい．普段は生活をともにしていない家族や知人がその日だけ認知症の人に会いに来れば，その人には本人はまとまったことを言い，しっかりした行動をとるが，いったんその人が目の前からいなくなって，普段から接している介護者だけになると，認知症の人はよりいっそう幻覚・妄想などがひどくなるのである．例えば離れて暮らす息子が半年ぶりに認知症の父親を訪ねてきたとする．非日常の興奮もあってその日はしっかりと受け答えをしていた父親の前から息子がいなくなると，その日の晩にいつも一緒にいる娘やその家族に対して，さっきまでまるで病気ではないかのようなしっかりとした面をみせていたはずの父親が，「お前，今晩の食事には毒を入れていないだろうな」などと疑い深い言葉を向けることもある．

　以上のケースでは，息子に父親の病状を聞けば「たいしたことありません」という返事が返ってくるだろう．しかし娘に聞けば全く異なる父親の実像が返ってくることになる．つまり，接し方によって症状のとらえ方も異なるのである．認知症の診療に際して家族のなかのさまざまな介護者から意見を聞き，本人の状態を把握することの大切さはここにある．

　中等度の人のケアをする介護者の負担を考えるとき，支援者はこうした家族間の受け止め方の違いがあることを把握したうえで支援しなければならない．

(2) 介護者を追いつめる昼夜逆転

　BPSD は少しずつではあるが変化していく．幻覚・妄想だけにとどまらず，昼夜逆転や興奮などの行動障害が加わるとき，介護者の負担は頂点に達する．筆者のこれまでの経験から得たイメージでは，介護者が認知症の人の昼夜逆転と向き合うことでケアが破綻してしまうのにかかる時間は 1 週間ほどである．場合に寄っては 2〜3 日で

在宅ケアが破綻してしまうこともある．介護者が寝られないなかでケアをしなければならない状況は，それほどまでに介護者を追い詰める．介護者支援が最も緊急性を帯びてくるのはこの時期である．介護者は日々繰り返される「心の傷：対象喪失」と向き合いながら介護を続けていると表現しても過言ではない．

3｜重度

チームによる介護者支援を

重度になれば中等度まで介護者を振り回していたBPSDは表面的には消えてくる場合が多いが，それでも身体的には元気で認知症の症状だけ重度になっている人の場合にはBPSDがなくならない場合もある．一般的には激しかった症状が軽くなるようにみえて，その一方で脳の変化が確実に進行するために誤嚥や脱水，急激な体温変化，血圧変動など介護者が「目を離せない」突然の変化が訪れる．いつになっても気が休まらないなかで，介護に割くことができる人手に限りがある場合，介護者はストレスにさらされることになる．

その先では介護者が認知症者を見送るための準備をし，一歩ずつ近づいてくる「終末期ケア」という，長い時間をかけた別れに備えなければならない．認知症が重度化するほどに本人の状態は急変しやすくなる．それゆえ介護者は本人の急変に対して咄嗟の対応を求められることも増えてくる．よって支援者は重度の人をケアする介護者に対していつ何時でも連絡がとれるようなチームによる支援体制を考えなければならなくなる．

精神医療の世界では，在宅の人がいつでも誰かに見守られることで入院をせずに生活できるための支援が大切であることが認識されるようになり，少しずつではあるがACT（assertive community treatment，包括型地域生活支援プログラム）のような対応チームができつつある．誰かがしっかりと目を注いで，本人に必要なときにはチームにいる看護師や精神保健福祉士，医師などが交代しつつその人を見守る．そのような体制が認知症末期の人をケアする介護者にも必要である．本人の急変や夜間の対応も含めて支援できる体制が求められている．

介護者のこころの段階

これまでに述べた介護者のこころをもう少し詳しく段階別に説明すると次のようなプロセスになる．

1｜驚愕から否認への移行

介護者に最初に訪れるのが，大切な家族が認知症と告げられたときに迎える「驚愕」の時期である（図5-1）．どんな人でも家族が認知症になったことを「告知」されれば驚

愕してあたりまえである．しかし，この時期は長く続かず，あっという間に家族のこころは次の「否認」の時期に移行していく．この時期の特徴は，家族の否定が無意識のうちに行われていることである．例えば親の認知症が進み，何度も同じ質問を繰り返していても，息子はそのことに対して「年齢相応のもの忘れだ」と主張しているが，息子以外の家族は本人の状態が年齢相応のもの忘れなどではなく，明らかに病的な状態になっていることに気づくような場合がある．

　では，この親の認知症を否定している息子は「道理のわからない無理解な介護者」なのだろうか．筆者はそうではない例を多数みてきた．大切な人が「認知症」という大変な病気になったことを，何の抵抗もなく受け入れる介護者などいない．ある意味ではその「否認」の時期こそ，介護者が認知症者の疾患とその症状を受け入れるために必要な段階でもある．支援者は否認の段階であると認識しつつも，あえてそのことを指摘せず，介護者のこころが次の段階に移行していくための時間経過を見守る姿勢が求められる．

2｜やり場のない怒りがまねく抑うつ

　その後，介護者が認知症者のBPSDのためにゆっくりと傷つきながら，認知症者の認知症による症状を否認しきれなくなる時期になると「怒り」のプロセスに移行する．「怒り」のプロセスは，介護者の怒りが外に向けられる場合と，介護者自身（内面）に向けられる場合の2通りが考えられる．怒りが外に向けられる場合の対象として考えられるのは医療，看護，介護，福祉や行政などである．

　一方，内向きの怒りで気をつけなければならないのは，「怒り」を抑えた結果，反応性の「抑うつ」がその後介護者に襲いかかってくることである．介護に追い詰められ，「うつ」になった介護者は，かなりの高確率で介護に破綻する．はじめは本人を一生懸命に介護しようとしていたにもかかわらず，やり場のない「怒り」を，それでも抑えながら日々の介護に没頭することで，介護者はいつの間にか「抑うつ」の時期に追い込まれ，多くの場合には介護者自身さえ気づかないうちに，不適切な行為をしてしまう．

　追い詰められた結果，「不適切な行為」，場合によっては「虐待」と呼ばれても仕方がないほどの行為に及んでしまう人のことを，筆者は「善意の加害者」と定義しつつ支援するよう心がけてきた[7]．

　もちろん最優先は被害を受けた認知症の人の保護であり，たとえ追い詰められたとしても，そのような行為はやってはならないことを確認した後に，介護者のストレスケアをすることで，新たな不適切行為が繰り返されないように支援する必要がある．

3｜支援により適応，そして再起へ

　それらの基本的なことをきっちりと抑えた後に，介護者が周囲から傾聴と共感による理解によって，傷ついた介護者のこころが立ち直るとともに「適応」の段階に移行す

ることができる．そして認知症者を看取り終えた後には，傷ついた介護者のこころが「再起」してもう一度社会生活に戻っていくが，それにかかる時間は決して短くない．

　注意すべきは，これら一連のこころのプロセスは決して一度の経過で終わるとは限らない点である．認知症は慢性の経過を経て悪化する．それゆえ一度は本人の状態を受け入れてケアに適応できたようにみえた介護者のこころも，新たな症状に出会うと再び否認や怒りの段階に戻ってしまう．新たな症状が出るたびに介護者は再び傷つき，喪失のプロセスが繰り返されるためである．何度も挫けそうになる介護者の心を受け止める支援者の存在が求められる[8]．

告知について

1 するかしないかの判断は慎重に

　医療者は病名告知について認知症者に対する配慮はもちろんのこと，介護者に対しても熟慮することが必要である．筆者がこれまでに担当した多くの認知症者は，自らの内面を語ることができる程度でかつ自分から受診をしてきた人に限定すれば，「残される家族のために準備をしなければならないから，私が認知症であるなら，そのことを教えてほしい」と，告知を受けることを希望する人が多かった．しかし，本人の知る権利を尊重しながらも，告知は必ずしもすべての人に行うのではなく，場合によっては家族のみに行うこともある．

　本心から自分の病状を聞きたいと考えている人に対しては告知を行ったほうがその後の心理的安定につながるのに対して，本当は認知症者が告知を受けることを望んでいなかったにもかかわらず，家族が不安になり，まるで認知症者が告知を望んでいるかのように伝えてきたために医療機関側が告知してしまい，結果的に認知症者が混乱と絶望に追い込まれてしまった例も過去にはあった．

　現在でも一方的な病名の通達を受けてこころに傷を受けている認知症者と家族もいる．そのようなことを考えると，介護保険の導入時に「認知症になっても安心して暮らせる体制」が到来すると期待されたほどには，現実のサポート体制が整わないために全面的な安心感には至っていないこと，認知症がまだ完全に治療できないために「病名を知っても仕方がない」と誤解している人が今なお多いことが示唆され，必ずすべての人に告知ができる状況とは言い難い．

2 告知後のサポートが重要

　大切な誰かが認知症であるとの告知を受けた介護者にとって，それが心の傷となるような体験であるからこそ，たとえ「早期発見と早期対応が認知症へのかかわりの基本」ということがわかっていても，ただ単に通告するだけでその後告知を受けた認知症者や家族のこころに寄り添うこころのケアがない告知は，真の告知とは言えないだ

ろう．

　言い換えれば，「告知を早期に行って病気と向き合う姿勢が大切である」という早期発見・対応の効果を期待する大前提として，告知後の認知症者と家族のこころの傷を支え，病気の進行に伴う状況をその時々にケアしていく体制が不可欠であるということである．そのためには，以下が重要と考えられる．

- 本人がこころから告知を希望していることを(守秘を守りつつ)家族や周囲の複数の人からから確認すること(家族の不安から告知を望んでいるかのように話が展開していないかの再確認も必要)
- 本人や家族の状況から，告知すべき時期に細心の注意を払うこと
- 訪問看護師や介護福祉士など，本人と家族の生活を知る支援職とも話し合うこと

家族が特に悩むこと

1 | 認知症の悪化をくい止められないとき

　誰にも共通したことだが，認知症の介護者にとって最大の悩みは，認知症の悪化をくい止められないと悟ることである．理屈としてわかってはいても介護者が自らの人生の大きな割合をケアに捧げている以上，できれば認知症を進行させたくないと思うのは自明のことである．しかし現実には病状が進行する．

　筆者のもとに通院する認知症の人の介護者を対象にしたデータから，その介護者の悩みが浮き彫りになった．2009年8月に集計したデータ(図5-4)では，その時点でクリニックに継続受診している認知症の人の介護者で，「この半年間で悪化したように感じる」と答えた人が302名中183名いた．

　そのなかでも主治医である筆者に対して「信頼している」と答えた介護者は139名であったが，101名は「本人が悪化して主治医を恨む気持ちがある」と答えている．担当医を信頼したいと思う反面，本人の悪化を目の当たりにすると担当医への否定感情が出ることは介護者の「あたりまえ」の反応であると考えられる．

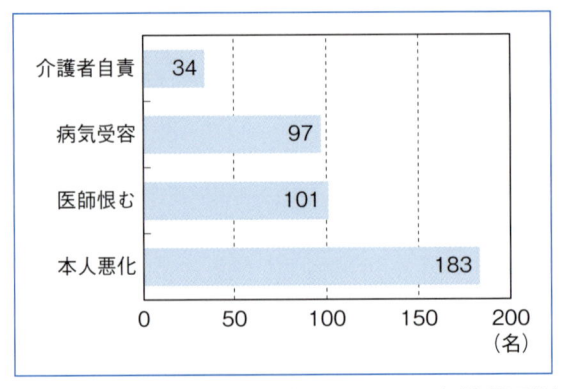

項目	人数
介護者自責	34
病気受容	97
医師恨む	101
本人悪化	183

図5-4　介護者の発言(2009年のカルテから)(複数回答)

一方で，97名が「本人の悪化は仕方がない（病状の受容ともとれる発言）」と答えている．また「本人の悪化は介護者の力が足りないせいである」と答えた人も34人いた．本来なら恨みに思う対象は医療機関だけで十分である．にもかかわらず，介護者のなかで医療機関を信頼しつつも本人の悪化をみるたびに「自分の介護が不十分」であると感じる人が少なくないことを物語っている．

2 | 他の親族や周囲の人にわかってもらえないとき

筆者が日々の診療を通して最も配慮すべきであると考えているのはこの点である．先にも書いたように，認知症の症状は普段から生活をともにしている介護者には混乱をみせる一方，時に出会う相手に対してはしっかりと対応する傾向がある．ゆえに主介護者だけでなく，親族や知人など，認知症の人の周囲の人が同じように本人の状態像を理解していることが大切である．周囲の人からすると何気ない一言が介護者にとって大きなこころの傷になることにも配慮しなければならないからである．家族，親族，地域に対して包括的に関わることが認知症を支えるためには必須条件である．

3 | 社会制度や支援の手続きがわからないとき

どの介護者にとっても認知症のケアをすることはそう何度も経験することではない．なかには数十年にわたって家族を次々に介護している介護者もいるが，一般的には「初めての経験」として支援する必要があるだろう．

医療面，介護面についてはもちろん，社会面や経済的な面に関しても，認知症になることで認知症者や介護者を巻き込んだ家族が受ける影響は大きい．役所への手続き，介護における介護保険手続きや民間の保険会社への連絡など，いくつもの手続きの煩雑さに介護者は無力感を感じている．そこに求められるのは社会福祉士や精神保健福祉士などソーシャルワークを専門とする人々の関わりである．彼らが医療と協力することで，ケアに必要な諸手続を介護者はケアマネジャーと協力し合いながら進めていくことができる．

4 | 経済的な負担

特に若年認知症において，認知症になった人がその家の家計を支えている場合など，経済面への支援が急務となる．介護者の立場から考えても，認知症者を介護しなければならなくなることに加えて，これまで認知症者が得てきた収入を介護者が補填しなければならなくなることが多い．

筆者のクリニックのデータでは，若年認知症の夫をケアすることになった妻の場合，ほぼ全例において介護者である妻が働きに出ている．それゆえに「家族会」を平日の午後に開催すると若年認知症の介護者だけが仕事を空けることができずに参加で

ない．「せっかくの機会なのに自分は仕事で家族会に参加できない」と悩む介護者も多く，自責の念に駆られることも多い．土日に開催し，参加者の利便をはかるなど，介護者の社会的背景を考えたうえでの支援が求められる．

5 | 認知症者の BPSD と向き合うとき

これについては他章（156頁参照）でくわしく述べられるのでそちらに委ねたいと思うが，不安，抑うつ，他者への疑い，興奮，昼夜逆転，排泄の困難など認知症のBPSD が繰り返し表面化することで，介護者は心身ともに疲弊する．介護者にとって日々のケアはいつまで続くのか見極めができない無限の繰り返しでもある．われわれが医療，看護，介護の情報を少しずつ，しかし系統的に伝えることができれば，介護者の不安は軽減されていく．ケアの際の不安に向きあうとき，介護者が目の前で起きていることに少しずつ対処できるスキルを高めることができるからである．

6 | 認知症者に「嘘をついた」と感じるとき

認知症の人は BPSD のために，介護者には思いもよらないような事態が表面化することがある．親しい人への「もの盗られ妄想」がその代表である．それゆえ介護者は常に事実をありのまま認知症者本人に伝え，指摘することができない．介護の世界では支援職が認知症の人に対するとき，その人が病気のために独特の解釈をしているとわかれば，その世界に沿った対応をする．あえてその人の世界を壊すことなく対応することで，本人の安定が安心感を得るためのパーソンセンタードケアがそれである．

しかし介護者の多くはプロではなく，あくまでも家族として認知症の人に接しているだけに，客観的な対応ができない場合がある．認知症者が事実を間違ってとらえているとき，専門職なら対応できる場合があっても，家族介護者は事実を曲げて対応することができないこともある．「その人に対して嘘を言っている」ように感じるからである．

筆者はそのような介護者に対しては「その対応は決して嘘を言っているのではなく，その人の世界に合わせることで認知症の人を守っている行為である」と説明している．誰でも大切な人の前では嘘をつきたくはない．しかし時にはその人のことを思うからこそ真実を伏せなければいけないときもある．

世間では簡単に「認知症の人の『勘違い』には話を合わせてあげましょう」と言う．常に介護者がほほえみをもっておだやかに対応することは大切ではあるが，いつ何時でもそのような対応ができると考えるのは理想論にすぎる．その人が傷つかないように配慮するからこそ，あえて真実を伏せて，その人の世界を大切にして話を合わせることも大切である．

かつて「認知症の人は事実を忘れてしまうのだから，嘘をついて話を合わせているほうが，事実をはっきりさせるよりも話がややこしくなくてよい」などと説明する人

もいた．そのような解釈は，認知症者の気持ちを考えていないだけでなく，認知症者のこころを大事に思うがゆえに悩んでいる家族にとっても乱暴な解釈であろう．

　介護者も「あり得ないこと」を信じている認知症の人に，本当なら真実を伝えて知らせたいのである．すでに亡くなった人を探す認知症の人に対しても，真実を告げてその人が安心するなら，その事実を明らかにするはずである．しかし事実を明らかにして，あるいはその人の考えが「思い込み」であることを告げて混乱することを避けるために，あえて介護家族は話を合わせている．そんなとき，その「嘘」は文字通りのウソではない．少しでもよい状態を願う家族がその言葉のなかに「祈り」を込めているのである．

　もちろん，認知症の人にも真実を知る権利がある．何も知らずにすごすのが幸せと言っているのではない．事実を再確認して新たな気づきをもてる人もたくさんいることも忘れてはならない．時には事実をしっかりと伝えたほうがよい例もあるからである．

7 | 終末期のケア

　認知症の人の症状が重度になるにつれ，BPSDは表面化しなくなるとともに，その人の全身の状態は悪化していく．脳の器質性疾患である認知症の経過を考えるとあたりまえのことであるが，この事実を介護者が受け入れるには時間がかかる．精一杯のケアをすることで，できるなら認知症が悪化せずにいてほしいと願うことだろう．しかし，残念なことだが誤嚥が増え，体温調整はできなくなる．終末期まで在宅ケアを続ければ続けるほど，介護者は何か小さなきっかけから認知症の人の状態が急激に悪化する状況に直面する．

　その際，これまでのケアが熱心であればあるほど，介護者は自責の念に襲われて「自分のケアが悪かった」と自らを責める．

　本来ならそこまでケアをし尽くした介護者に満足感があってしかるべきである．人生の大切な時間を費やして認知症者のケアを続けた介護者が，もうこれ以上ケアできなくなったとしても誰も責める者はいない．しかし，介護者の多くは自らを責める．その傾向は筆者のこれまでの20年に及ぶクリニックでの聞き取り調査が物語っている．

　認知症の人を半年以上ケアした介護者456人に，その人を見送った後の心情を聞いた結果をみると，客観的には十分すぎるほどのケアをした介護者であっても，「自分のケアが至らなかった」と自らを責める発言をした人が329人（72.1％）に及んでいた．介護者は認知症の人を見送った後にも自責感をもちながら生活しているのである（図5-5）．

善意の加害者とは

　前述したように，認知症の人の状態像が変化するにつれて介護者のこころにもさま

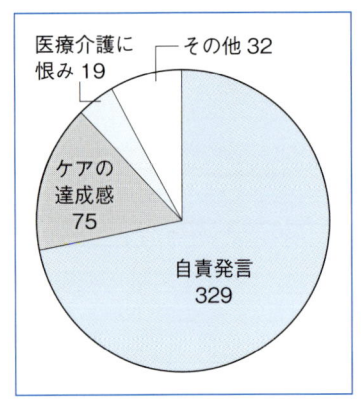

図 5-5 認知症者を見送った家族の心情
認知症者を半年以上ケアして見送った介護者(456名)の発言．重複回答あり．

(円グラフ：自責発言 329，ケアの達成感 75，医療介護に恨み 19，その他 32)

ざまな変化が起きてくる．適切に自分のことをみつめ，過剰なストレスから自分を守るためにいい意味で「手抜き」ができる介護者なら，これから展開するような話には追い詰められないだろう．しかし生真面目で実直な介護者であるほど，日々の介護を「よりよいものにしなくてはならない」との思い込みが強くなっていくものである．

1 無意識のうちに夫を…

かつて支援した63歳の介護者は，夫の介護を8年にわたり続けていた．最初は脳梗塞で倒れた夫は，右半身の片麻痺を残したが，それ以降も血圧の動揺が激しく，何度も一過性の脳虚血発作を繰り返しながら微小脳梗塞を増やしていったのだろう．6年ほど前から脳血管性認知症が始まり，記憶，理解が悪くなるとともに，いつも介護している妻に対して攻撃的な態度をとるようになった．夫婦は2人だけの生活であり，息子と娘は結婚して遠方の県に在住，年に数回，実家を訪問する程度のつきあいになっていた．

当時はまだ介護保険がはじまる前のことで，地域の保健所の保健師と当時，嘱託医をしていた筆者が1か月に1度程度，自宅を訪問しながら夫婦のケアを見守っていた．

• 妻の夫への献身的介護

妻は夫に対して献身的なケアをしていた．「これまで夫に支えられてきた自分は，何も苦労せずに生活してきたのだから，こうして夫が倒れた後は自分が夫を支える」と妻はいつも覚悟を語っていた．

熱心にケアしすぎる介護者である．保健師と筆者はできる限り妻が夫から離れて自分の時間がとれるようにはかったが，当時，地域で活用できる社会資源も少なく，ほとんど妻1人がつきっきりでケアしていた．

そしてある日，地域の民生委員は何気なく妻に言った．「おたくは奥さんのケアがすばらしいから，ご主人は幸せですね」と．運悪くその時期，夫は昼夜逆転になり，ここ数日，妻は十分に眠れない日々が続いていた．

- 妻が気づかぬうちに夫の顔に枕を

その賞賛を受けた日の夜も夫は何度も興奮して妻に向かってつかみかかろうとしたらしい．その夜半，妻がふと気づくと自分が夫の顔の上にまたがり，夫の顔面に枕を押しつけている自分に気づき，悲鳴を上げたという．ふと気がつくまで妻は自分がそのような行動に及んでしまったことに気づかずにいた．泣きながら彼女は後に保健師と筆者に語った．「私は夫を殺そうとしたとんでもない介護者である」と．幸いなことに夫の命に別状はなかったが，妻のこころには大きな悲しみが残った．深い傷は簡単に癒えるものではなかった．

しかし，われわれは普段の彼女がいかに熱心に夫のケアを続けてきたかを知っている．このことがなければ決して責められるような点はない．この人をほめた民生委員もまた責められるべきではない．あたりまえの気持ちで賞賛しただけである．

2 熱心な介護者ほど自分を追いつめてしまう

それなら何がこの辛い結果を導き出したのだろうか．

熱心な介護者は，ほめられることで自分のケアのイメージを極端にまで高めていく．そのために周囲からみれば十分であると思えることでも，介護者自身は「もっと，もっとうまくケアできなければならない」と思い込む．そのためこころにゆとりがとれなくなって，いつの間にか思ってもみない行為に及んでしまう．

言い換えれば善意にあふれてケアしていた介護者でも，認知症の諸症状の繰り返しに出会い，それに耐え続けながらケアしていると自分を追い詰めてしまう．その結果として「不適切行為」と呼ばれても仕方がないような行動を，無意識のうちにしてしまうのである．先にも書いたように昼夜逆転から介護者が疲弊してこのような行為に及ぶまでにかかる時間はたったの1週間である．

このように介護者は誰もが「善意の加害者」になる可能性を常に秘めているのである．

● 善意の加害者と本人の死亡

筆者の手元のデータによると，悪意をもって認知症の虐待をする介護者の場合よりも，善意の加害者が追い詰められて行う行為の結果のほうが，本人が死亡する大事故につながりやすい．悪意をもった介護者は自分の気持ちが虐待によって収まれば，それ以上のことをせずにセーブするのだろう．しかし善意の加害者の場合には，意識してやっていないだけに力をセーブすることができない．「ふと気がつくと騒ぐ母親を階段の最上段から真っ逆さまに突き落としていた」と泣きじゃくりながら筆者に語った介護者もいた．最大限の善意をもってケアしようとしていた介護者が，自分で考えもしないような行為に及ぶとき，介護者は徹底的に追い詰められている．多くの介護者が「ふと気づくとこのような行為に及んでいた」と言っているように，その行為に及ぶ瞬間のことを後になって覚えていないこともある．それゆえ自らの行為に対する自

省ができなくなった結果，最悪の結末につながることが多いのであろう．

善意の加害者を少しでも減らす努力をすることは，被害を受ける認知症の人を守るだけでなく，思いもよらなかった行為で介護者が加害者となって「第2の被害者」となるのを防ぐことにほかならない．

● 介護者の行動パターンと介護の破綻

介護者自身が「自分はどのような行動パターンをとるのか」「自分はどのようなタイプか」を知ることから，自らのストレスをコントロールするように心がけると，介護の破綻を防ぐことができる．

以下の4つのうち，自分が介護者になった場合をイメージしていただきたい．いくつ当てはまるだろうか．
①私はなぜか人によく頼られる
②人が嫌がることを自分が引き受けていることが多い
③私は(基本的には)陽気なタイプである
④他人と対立したときには自分が一歩引きさがる

これらの4つがすべて当てはまる人の場合，人のことを考えて自分を二の次にして働く，とても気のいい人といえるだろう．「家族のなかでこの人と家族だけがどうしていつも主介護者になっているのだろう」と不思議に思うほど，他人のために働く人の性格には「メランコリー親和性性格」の傾向がある．

この性格の介護者は「他の人にはまねができない」ほど，しっかりとしてケアができる人たちで，「あの家にはあの人がいるから大丈夫」と言われることも多い．しかし，この人たちの「よい面」である①〜④がすべて当てはまる条件下でその介護者が頑張りすぎてしまうと，日々のケアにバーンアウト(燃え尽き状態)となり，メランコリー，すなわち気分の沈みを訴えることにもなりかねない．

● 介護者自身のストレスケア

ではこのような面が4つとも当てはまる介護者が自身でできるストレスコントロールにはどのようなものがあるのだろう．4つとも当てはまる場合には気分が沈む可能性があるのだから，意図的にそのうちの1つを外すことが効果を生む．

言い換えれば介護者自身がその4つのポイントに注意し，重ならないように気づくことができれば，メランコリー親和性の傾向がある介護者も自らを追い込んでいく危険性から遠ざかることができるはずである．しかし，このようにして自らにかかる過剰なストレスを自身がコントロールすることは実際のケア現場では難しい．

例えば常に認知症者のことを考えて介護者が自分を後回しにしていることが負担となり，その積み重ねが介護者の心身の破綻，すなわちバーンアウトにつながることを頭ではわかっていたとしても，その状況に出会った介護者が何度かに一度でもそのこ

とを見て見ぬふりをできるだろうか．実際には不可能である．

　自らが「過剰な負担になる」とわかりきっていても，そこで拒否できるのなら認知症のケアはこれほど困難にはならない．夜中に何度も目を覚ました認知症の人がトイレに行こうとして部屋を間違えた場合，それをみている介護者が何度かに一度は対応せずに寝続けることができるはずがない．

　だからこそこのストレス軽減については，介護者に対して診療の際にわれわれ支援者がさりげなく指し示すことも必要だろう．過剰なストレスがかかりやすいメランコリー親和性性格をもっていることを，その介護者が自覚しながらケアを続けるのと，そのことに気づかずにケアを続けるのでは，結果的に大きな差が出てくるからである．そのためには次に記す3つの「介護者の発言」に注意しながら，常に介護家族の声に耳を傾けて傾聴することで，介護者が追い詰められることを防ぐことができると考えている[9]．

1 注意すべき介護者の発言1：「私は介護で辛い思いをしたことがない」

　非常に熱心で善意にあふれた発言であるが，反面，介護者の過剰適応を感じさせる発言でもある．「よい介護者」と周囲から評価される介護者がこのように発言している場合には，その一方で彼らから無言の悲鳴とも呼ぶべき身体症状が出ていないかを観察したい．介護者が自らも「辛くない」と思いこんでいる反面，過剰なストレスで体の変化をきたしていることが多いからである．

　体の反応は大きく分けると3つの段階になる．最初は「ふらつき」「けだるさ」「軽い頭痛」など身体不定愁訴で表現される．介護者は自分でも不思議に思いながらドクターショッピングを繰り返しているかもしれない．次の段階になると体中の慢性疼痛になって訴えやすい．ケアの際に体を使っても痛みが悪化しない反面，朝起きると最も痛むような疼痛である．さらに進むと胃炎，膵炎をはじめ高血圧など体が実際に変化する状況になる．この段階になると介護者自身の体が悲鳴を上げてしまい，長期にわたる通院が必要となることが多い．

2 注意すべき介護者の発言2：「私の人生は〜の介護に捧げる」

　介護者として頭が下がる発言である反面，本人と介護者の心理的距離が近すぎることは危険な徴候である．介護者はそのことを自覚していないかもしれないが，情緒的な結びつきが大きすぎると，本人のちょっとした変化でも介護者が疲労困憊して思いがけない不適切行為を誘発してしまう危険性が高くなる．

　過剰な情緒的巻き込まれすぎを起こすと，そのような状況になっている介護者が自分を見失いやすいだけでなく，他人からの助言に対して過敏になっているため，「介護を批判されている」ととらえがちになる．そのため認知症者と介護者との心理的距離を保つことができなくなり，自分の日常生活を二の次にしてまで目の前にいる人の

介護に身を捧げようとするかのようなケアの状況が生まれてくる．その結果，気がつかないうちにその介護関係に追い詰められていくことにつながる．

支援者は介護者が常にそのような情緒的な状況に追い込まれやすいことを日ごろから注意して見守るようにしたい．介護者が冷静になれるよう，時には客観的なデータなども示しながら，認知症者と介護者の心理的な距離がとれるようにサポートしていきたい．

3 | 注意すべき介護者の発言3：「私は誰の力も借りずに介護する」

孤立した介護も結果として破綻しやすい．周囲との連絡を絶って1人で介護者がケアを続ける状況で介護者の視野が広がるはずがない．当然の結果として追い詰められてケアが破綻しやすくなる．共感のなかで仲間と分かち合うことの力が最も必要とされるのは，孤立した介護者がケアに追いつめられるからである．積極的に家族会などを紹介し，介護者がさまざまな人から助言を得ることができるように支援することも重要である．同じ介護者の立場を経験する人からの共感に満ちた支持的サポートは，誰の言葉よりも介護者の「今」を理解している．

● 適切な情報提供と共感の支え合い

先に述べたメランコリー親和性で責任感が強い介護者が，自分の力だけでケアを続け，誰にも頼ることなく自分の人生を捧げ続けるとすれば，次に待っているのは多くの場合，その介護者の心身の破綻である．

これを防ぐために筆者が最も強調したいのが，情報を得たうえで共感的に支えられることの大切さである．

かつて介護保険もなく一部の人だけが措置を受けていた時代には，介護者がケアの情報を受けることそれ自体が不可能な状況にあった．例えば子育てを経験していなかった夫が妻の排泄についてどのようにケアすればよいのかわからずに，布製のおむつをぐるぐると巻き付けていただけでおむつ交換ができていると誤解していたケースにも出会った．彼の場合には同じような男性介護者から実際の方法を学び，そのときの困惑を共感してもらうことで，ずいぶんとケアの際の気持ちが楽になった．

最近では逆にさまざまな情報が多方面から入りすぎることが，かえって介護者を負担に陥れてしまっている．これでもかと言わんばかりに不安をあおる情報が氾濫することで，介護者は恐怖を感じるかもしれない．それゆえ，そのケアにとって必要なことは何か，どういったことは心配しなくてよいかを取捨選択できることが，介護者の安心に最も大切なこととなる．診療の際の情報提供に心がけたい．

心理教育アプローチと家族支援プログラム

　筆者は精神科医になった当初から，家族を支援する臨床を続けてきた．認知症者の症状が改善して社会に復帰するためには，認知症者ともども家族への共感と理解が不可欠だと思うからである．そして具体的な支援方法の1つとして心理教育アプローチ（図5-6）を取り入れている[10]．心理教育アプローチというのは，大きく分けると単一家族を対象としたもの（数人の家族が認知症の人の自宅などに集まり，そこで心理教育を行う場合）と「家族のつどい」のような形をとりながら複数の家族を対象とするものがあり，それぞれに本人が参加する形式と介護者（多くの場合には家族）のみが参加する形式がある．

　ここでは最も代表的な複数の家族を対象として介護者のみがつどう形式を説明しよう．

1│病気への理解と他者への共感で孤立を防止

　介護者と家族が病気の理解を深めること，同じ病気の認知症者や家族としての共感を活用した心理療法，精神療法的な支援である．統合失調症やうつ病など，精神疾患とともにある家族を対象として始められたもので，一般的には何家族かが家族会のような形で一堂に集まり，その席に同席する専門職が，①病気への理解を深めるための情報提供をすること，②同じ立場に立つ家族が共感の場をわかちあうこと，③介護の技能を高めること，の3点に重点を置いた集団的な家族への支援として発展してきたが，今では慢性の病気やひきこもりなどさまざまな領域に適用できるほど広がりをみせてきた．筆者はこれを認知症介護者にも当てはめて1993年から展開してきた．

　家族が病気を理解することで共感をもってその人や別の家族に対することにより，孤立しなくなり，結局は認知症者の病気の経過にもよい結果が得られることが実証されている．

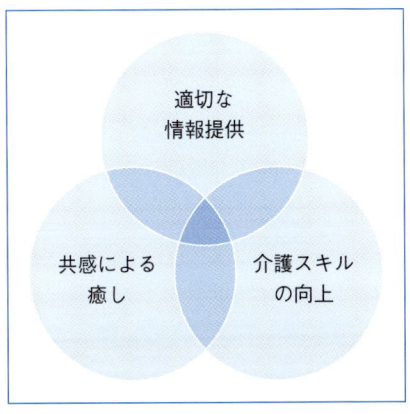

図5-6　心理教育アプローチの三本柱

2 専門家が同席することによるメリット

　前述したようにわが国では複数の家族が集まって「家族のつどい」のような集会をもち，「家族会＋専門家による情報提供」といった形で開催されることが多いが，心理教育には自助的家族会(セルフヘルプの会)とは大きく異なる点がある．それは自助的家族会があくまでも家族のみの集まりであるのに対して，心理教育では専門家からの情報提供の時間があり，集会にも最後まで同席する点である．

　そのことが家族を支配すること(パターナリズム＝家父長主義)につながらないかとの疑問があるが，専門家は家族だけでは解けない疑問に対して，「問われればさりげなく答える」程度の援助にとどまり，あくまでも家族が主体で全体の進行ができることがポイントである．

　筆者はここ10年ほどは単一の家族を対象として，その家族成員相互の理解と共感を目指した「単家族への心理教育」を積極的に行うようになったが，普段は一緒に暮らしていない家族が認知症者の自宅に集まり，こちらから提供する情報提供を何度も受け，お互いが自由に話し合う時間を共有するのは，簡単そうでいて実は難しい．多くの場合はお盆や年末など社会全体が休みになる時期を含めて休日に行っている．そのため医療者側の休日も割かなければならず，負担は大きくなる．

　そういった事情もあって，現在のところ心理教育プログラムの主流は数人から10人程度の介護家族が一堂に会して2時間程度をかけて行う場合が多い．

　これまでに行ってきた心理教育プログラムでは毎回の集まりを「家族のつどい」と名づけて開催し，毎月1回行ってきた．当初，月2回の開催が好ましいと考えたが，実際に集まる頻度が多くなると，固定した参加メンバーの定期的な集まりになりにくく，毎回参加者が異なってしまうこともあり，月1回で開催することが多くなった．

　プログラムは2つの部分に分けられ，最初の30分は系統的に認知症についての情報を得るための時間とする．言い換えれば介護者が「得たいと思う情報」を段階的に順番通り知ってもらう機会を提供する．系統的に疾病に対する情報を得ることで，介護者がその場その場で対応してきた事態を理解でき，咄嗟の対応にも慌てることなく対処できるようになることを目的としている．月に1度ずつ，例えば，①認知症の疫学や有病率，②脳の変化について，③症状と対応，④薬の情報や副作用，⑤社会資源の活用，⑥介護者にできること，といった順で情報提供を展開していく．このときに情報提供が一方的な講義にならないように心がけるとともに，一連の情報提供が終わった時点で介護者の系統的な疾患理解が進むように心がけることが大切である．言い換えれば，目の前に「困った事態」がある場合に，その時々の疑問に答える情報提供ではなく，あくまでも6回を終えた時点で認知症という疾患に対する理解が深まっていくことが効果的で，介護者が「腑に落ちた」と感じることが大きな対処能力向上につながるのである．

　続く90分間は一堂に会した介護者が自由に意見を交換しながら自らの内面を語り，お互いの支え合いによる共感的理解を進める時間である．筆者の経験では，薬の話や

BPSDへの対応の話など，介護者が困った経験をもつ話題の情報提供があると，その回に参加した介護者同士で話が盛り上がり共感的な雰囲気になりやすくなる．

その場に情報提供を行った専門家も同席するのが心理教育プログラムの特徴であり，その点がセルフヘルプグループ，ピアグループと異なっている点である．「専門家が介護者の自由な意見交換の場にまで同席することはよくない」との意見も多いが，あえて同席することで介護者だけでは結論がみえにくい場合にも何か「この先につながる明かり」がみえるように配慮する．言い換えれば介護者がお互いに話をしても答えが出ないことも多いが，少しでも解決に向けたヒントがみえるように情報提供することが支援者には求められる．単純な家族教室ではなく，そこに参加した介護者が情報の取捨選択をして，その結果，安心のなかでケアできるような雰囲気を作りあげることも大切な役割である．

家族支援が認知症の人の昼夜逆転を改善する（図5-7）

これまでに述べてきた心理教育プログラムを中心とした介護者支援を行うことが，結果的に認知症の人の昼夜逆転を軽減する力となる場合がある．このことを理解すれば，たとえ認知症者への直接的な支援ができないと思うときであっても，介護者支援こそが結果的には認知症の人の昼夜逆転を改善し，本人を支援することにほかならないことに気づくだろう[11]．

筆者がかつて行った臨床観察では，認知症の人の初診時から本人と家族へのインフォームドコンセントを行った65例に対して初診時から24か月，心理教育アプローチを主とする家族支援を行った．一方で，さまざまな理由により積極的な家族支援ができない場合，例えば親類がいなくて独居である場合や，遠距離介護で普段のかかわりが思うようにできない65例にも，臨床観察のことを説明して同意を得た．家族支援の関わりができない群に対しては，そのことで本人への支援が少なくなるといった

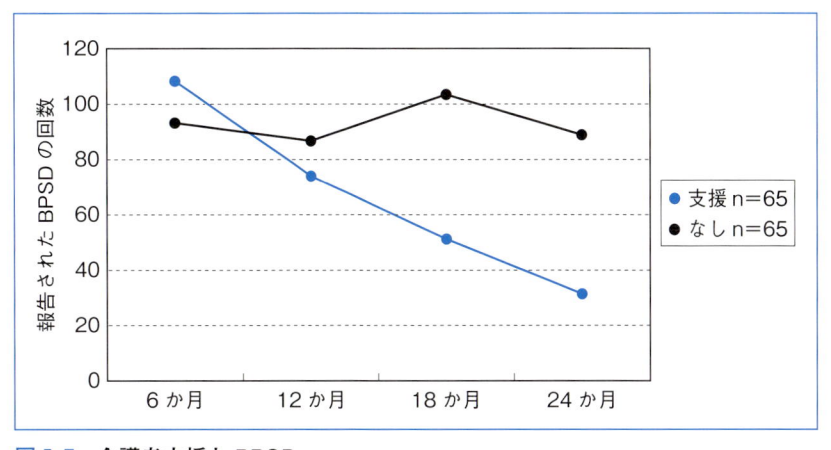

図5-7 介護者支援とBPSD
家族を支援すると本人の昼夜逆転が改善．

不利な状況をできる限り避けることを約束し，緊急時の対応には対応すること，この臨床観察に参加することで何らかの際に医療，介護，福祉面で不利益なことがないように心がけるとともに，個人情報の守秘をはじめ人権面への配慮も行った．

　1994年に行ったこの臨床研究からは以下のようなことがわかった．すなわち，心理教育プログラムによる情報提供，共感のなかでの支え合いを行った群では，介護期間が長くなるにしたがって，たとえ認知症者がBPSDを呈したとしても介護者の狼狽や混乱がなくなっているためか，「慌てずに」対応する介護者が増えてくる．その結果，介護者から無意識に出ていた否定的な表情や困惑といった「否定的な非言語的メッセージ」が軽減され，結果的には認知症の人自身のBPSD（昼夜逆転）が改善する傾向にある．

　一方で，そのような家族支援ができなかった群では介護者の対応スキルは変わらず，18か月をピークとして介護者の心身疲労が頂点に達していく．常に最も注意を払わなければならない「熱心すぎる介護者」に対しては，BPSDの出現とともにその介護者の過剰なストレスは上昇し続け，結果的には18か月（1年半）の期間ごとに燃え尽きやすくなる傾向が出た．

　換言すれば，介護者が安心感と共感による支えのなかで認知症をケアする場合には燃え尽きることを未然に防ぐことができるのに対して，支え合うことなく孤立した介護者が自分ですべての介護をやり遂げようとするとケアはきわめて追い詰められやすくなっていることがわかる．

介護者がおかれている状況から，特に留意しなければならない場合

　これまで述べてきたような介護者への支援によってケアが破綻するのを防ごうとする試みを繰り返してきたが，それでも次に述べるようなケアの状況では介護者が行き詰まってしまうことが多く，特に留意が必要である．

1｜老老介護の場合

(1) セルフネグレクトへの注意が必要

　高齢になった介護者がケアをしているからといって，決してケアの力がないといいたいのではない．高齢者同士のケアでは，ケアされている人，ケアしている人が行き詰まると周囲からの支援を断り，自分たちだけで孤立して食事をとらないようなことが起きるので留意しなければならないのである．老老介護のなかには自ら世間と決別し，生きることをやめてしまうような場合がある．高齢者虐待のなかでも特に注意しなければならない，セルフネグレクトのような形になることも多い．

　高齢の男性がアルツハイマー型認知症の妻の介護をしていたのに，ある日を境にあらゆる介護保険のサービスを断るようになってしまった例があった．電話1本で「もうこれからは一切の支援はいらない」と事業所に告げてきたのである．慌てたケアマ

ネジャーが自宅を訪問して玄関の扉越しに夫の話を聞いたところ（実際には扉は開けてもらえなかった），夫は「ケアに疲れ果てたので妻と2人で今後はケアを受けず，食事も絶って死のうと思っている」との返事が返ってきた．セルフネグレクト，すなわち自ら一切のケアを受けることを拒否するようなケースであった．

(2) 介護者が認知症者の場合もある

　幸いなことに警察や消防の協力も得て，夫婦の命に別状はなく保護することができたが，その後の検査で驚くべきことがわかった．これまでは認知症の妻の介護者であったはずの夫が，保護された後に検査を受けてみると脳血管性認知症が進んでいたのである．しかもその程度は妻を追い越して悪化しているような状況になっていた．このような表現はできるだけ使いたくないが，世間でいうところの「認認介護」になっていたにもかかわらず，そこに気づかずにいると，介護者，本人ともに現在自分たちが置かれている状況を把握することができず，このような事態になることがある．

　老老介護では介護者の健康面にも注意を払いながら支援しなければならない．

(3) ケアの放棄は事前に何らかのサインが出ているケースも多い

　今1つ留意が必要なのは，このように介護者が認知症になって判断力が低下しているようなケースではない場合でも，老老介護では介護者がはっきりとした意志をもってケアを受けることをやめてしまうことがあるという点である．生きることへの前向きな気持ちをなくして，ケアを受けることを放棄するような場合が当てはまる．

　寝たきりで脳血管性認知症の夫を介護していた妻がケアを拒み，夫婦だけで自宅にこもって食事も水も絶って「心中」を図ったこともある．そこまでケアに絶望したのか，それとも「不満をもったのか」と家族，支援者が理由を聞いたところ，妻は「自分たちで人生にけりをつける，人生の幕引きを自分で判断したいと思った」と述べてきた．このような場合には数か月前から介護者から何らかのメッセージが出ていることが多い．例えば訪問看護師にわざわざ介護者が感謝のプレゼントを渡すなど，いつもの仕草とは異なる丁寧な別れの挨拶などをした場合，介護者のその行為は支援者に対するものではなく，むしろ自分とケアを受けている人の生に対する決別のサインの可能性もあるので注意が必要である．

2 遠距離介護の場合

(1)「距離の遠さ」より深い悩み

　遠距離でケアしている場合，介護者の負担はケアのために遠距離を行き来しなければならないことだと思われがちだが，実際にはそれよりも負担になることがある．それは「今，ここで」本人に何かの支援が必要な場合，例えば認知症者が独りで住んでいる家で転倒して起き上がれないことを携帯電話で告げてきた場合に，すぐさま介護者が本人のところに駆けつけることができないという悩みである．筆者はこれまでに数

多くの遠距離介護を支援してきたが，本人と介護者の距離が遠ければ遠いほどケアがうまくいかないものだと仮定して支援してきた．しかし，たとえ距離が離れていてもケアがうまくでき，介護者の負担もそれほど強くならない一群の介護者がいることに気づいたのである．そこで遠距離にもかかわらずケアがうまく続けていられる理由は何か調査したところ，次のようなポイントが浮かび上がってきた．

(2) 限界を悟ることの重要性

　まず，遠距離でのケアには人手がかかる．たとえ距離が離れていなくても在宅で認知症の人がケアを受ける際，介護者に過重な負担がかかりすぎないようにするためには，最低でも2.5人の人手を要するものである．まして遠距離であれば，遠くから来る介護者，近くに住む介護者が協力し合わなければケアは行き詰まりやすい．

　しかし，遠距離でしかも本人の近くに住む介護者の人手が全くないような場合にもケアがそれなりにうまく続けられるコツがあった．それは介護者が遠距離にいるという事実を認め，「自分にできることには限界がある」と悟って，足りないぶんを本人の住む地域の支援者に任せることができた場合である．

　筆者がこれまでに支援した遠距離介護のなかには，介護者がニューヨークに移り住んで30年になり，日本にいる父親が80歳でアルツハイマー型認知症になっているというケースもある．その際，介護者である息子は自分の仕事の関係でどうしてもニューヨークを離れることができない事実から目をそらさなかった．父親もこの歳でニューヨークに呼び寄せるわけにはいかない．そこでその息子は，日本の父親が生活している地域で医療，介護保険のサービスをできるだけ活用して，自分ではできないことを見極めて，支援者に委ねる決意を固めたのである．息子は筆者に言った．「こうして遠方にいると，自分にはできることに限りがあると自覚し，家族ほどではないが家族に準じて私が信頼感をもつことができる父親の近くの専門家にお任せすることで心の整理ができました」．

　息子が遠距離をおしてでも自分だけでケアすることは不可能であっただろう．むしろ他人に任せることができて初めて心にゆとりができたのである．このような場合，家族ではないが家族に準じて信頼感をもつことができる支援者をもつことで，その父と息子は拡大家族ネットワークを作りあげたのである．

悪意のある虐待者への対応

　本章ではここまで，ケアをしている認知症に対して悪意などなかったにもかかわらず追い詰められてしまう介護者に対する支援を長々と書いてきた．しかし，ここで筆者の専門ではないが，やはり世間では最も数の多い虐待についても少し書かせていただきたい．

　介護者が追い詰められることでやり場のない負のエネルギーが表面化すること，すなわち「善意の加害者」ができないようにすることの大切さと並んで，悪意のある介護

者からの虐待にもわれわれは対応しなければならない．

　もしその虐待が身体的なものであれば，もちろん診察の際に医療機関で発見されることが多い．またホームヘルパーや介護福祉士が虐待を疑う事態に出会ったときに「自分が通報したものが虐待でなかったらどうしよう」と悩んでいる姿をみるにつけ，診療における悪意ある虐待への気づきの大切さを感じるからである．

　介護者支援をしている立場にいると，悪意の虐待も「介護者負担」から起きたものと考えがちだと思われるかもしれないが，実際，筆者は悪意のある虐待に出会ったときには，速やかに被害者となっている認知症の人を保護するよう，医療者や支援者に依頼している．そして現在のところは緊急ショートステイなどで被害者を一時的に保護するしかないが，措置入所など被害者の保護を徹底することが必要だと考えている．

　児童虐待とは少し異なったものになるが，それでも悪意を悪意と気づいていない介護者のもとに戻されて，結局は同じ状況になるとすれば，いったん影を潜めていた虐待は再燃する．介護者の考え方や行動が変わらない限り，同じところに戻るのは再虐待を誘発させているようなものである．徹底的に被害者を守り，時には法律家の積極的な参加によってケアの環境を徹底的に変えることが，悪意の虐待の再燃を防止する．そのきっかけをみつけられる立場にある医療機関が果たすべき役割は大きい．

共感の源としての「家族会」の役割

　これまで述べてきたように介護者が日々の過剰なストレスに耐え，ケアを続けるさまを目の当たりにしたとき，医療者に何よりもまず思い出していただきたいのは地域にある家族会のことである．先ほどは筆者の診療所で開催してきた心理教育について記したが，そのような対応が日本全国でいつでもできるわけではない．昨今では地域包括支援センターや施設において家族支援の試みとして実施されることも増えてきたが，多くのものはケアのただなかにある介護者同士が共感のなかで支え合う形になっている．なかには認知症の本人が参加するものや，本人だけの集まりなどもあるが，一般的なものは筆者も会員となっている公益社団法人「認知症の人と家族の会」の「家族のつどい」である．若年認知症の人を支援する「彩星の会（ほしのかい）」「愛都の会（あーとのかい）」やレビー小体型認知症の家族会など，ここ数年で多くの自助的グループが増えてきた．30年前に「認知症の人と家族の会」が京都で設立総会をしたときには全国から90人が集まったと聞いているが，今や地域で展開される小さな家族会などを含めると，認知症に関わる介護者の会は数万人の規模になっている．

　認知症の介護者支援を考えるとき，その人々がもっている共感の力を活用していただきたい．先に述べた心理教育が情報提供と共感の部分に大別できるとすれば，医療機関から安心できるような情報を診療の際に得ることができ，診療を通して家族会を紹介された介護者が家族会から支えられて共感のなかでケアを続けていくことができるとすれば，診療の際にそのような会の存在を介護者に伝えていただくだけで大きな家族支援となる．

介護者を支え，明日の希望につながる言葉がけとは

　以上述べてきたように心理教育アプローチは共感と情報提供によって介護者が安心でき，ケアを乗りこえていくツールの1つと考えられるが，介護者1人ひとりに対する支援の際にわれわれ支援者側が心がけていなければならない点がある．
　まず考えるべきは，介護者への支援は支援者の属性（職種）や所属先によっても異なることをしっかりと理解することである．例えば医師であれば，認知症という疾患への理解につながる医学情報や，新薬をはじめとする薬に対する疑問にさりげなく，しかも適切に伝えることであり，介護者が「今，ここで」自分が関わっている認知症ケアへの不安を払拭し，自信を深めることである．社会福祉士であれば，その人の役割は介護者がともすると忘れがちな諸手続や行政との接点を見いだし，やはり介護者が安心してケアできる体制を作ることに協力することである．「介護者支援」といっても，そこに関わる専門職がどのような領域での専門家かによって関わる内容は異なるはずである．また，支援職がどのような環境の職場で介護者を支援しようとしているかも考慮しなければならない．例えば認知症疾患医療センターの外来担当医であれば，精神保健福祉士と協力して介護者教室などを開催することによって，より正確な情報を介護者がもつような支援ができるだけでなく，地域に向けた啓発が大きな役割を果たすだろう．また地域包括支援センターに勤務する主任ケアマネジャーであれば，認知症の人に対する人権面や代弁行為の話を介護者に提供できるはずである．要するに自分が専門としている分野の「強み」を活かして，いくつもの介護者支援が重なり合っていくことが，よりきめ細やかな支援体制の構築を実現する．

1｜介護体験がなくても支援者になれる

　次に，支援者の属性に限定されることなく，支援者に求められる支援とはどのようなものか考えてみたい．そこで最も大切なものである共感性について，筆者は最近，若手の支援者と話していて気づくことがある．それは，若い医師，臨床心理士や介護福祉士が真摯に介護者支援を考えてそれを実行しているとき，彼ら自身が同じケアの体験をしたことがないため，「自分は本当の理解者にはなれない」と悩んでいる姿である．一部の介護経験のない支援者は自分の介護経験のなさを否定的にとらえがちであるが，それは全くの考え違いである．なぜなら支援者からの共感というものは，たとえ自分は同じ経験を積んでいなくても得られ，介護者に示すことができるからである．かつて介護家族であった筆者自身が悩み苦しんだとき，その体験をもっている支援者が自分と辛さを分け合ってくれることは最高の支援であった．しかし，その支援者のケア体験と自分の体験とは全く同一の体験ではない．だとすれば，たとえ支援者が自分の家族や知人をケアしたことがないとしても，介護者の立場に立とうと努力してこちらに近づいてくれること自体に共感の価値があるのである．同じ体験をもっていないことは，何もその人にとってハンディキャップにはならない．

もし，介護者が支援者を非難し，「介護を経験した人でなければ私の気持ちはわからない」と主張する場に出会ったとき，支援者にはぜひ理解していただきたい．その一見すると非難がましく聞こえる言葉のなかには，これまでの介護体験のなかで支援を受けることができなかった介護者の苦しみと，次の世代の介護者のために少しでもたくさんの支援者に共感的理解をしてほしいと願う「切なる気持ち」があるということを．その言葉には介護者の祈りが込められているのである．

2 | 支援者として自分以外の人の力も借りる

　さらに考えたいのは，支援者がすべての範囲を網羅できるわけではないという点である．介護者支援の現場ではケースバイケースで考えなければならない場合も多い．それゆえわれわれ支援者は他の支援者のことも認め，職種の違いによる考え方の相違に対して，きわめて寛容な姿勢が求められる．

　医学の世界で指導が求められるのに対して，ケアを含めた認知症介護者支援では，パーソンセンタードケアを中心とした関わりが大切である．判断能力がないようにみえる場合でも，BPSDがおさまればかなりはっきりと自身の意思を伝える認知症の人も多く，介護者はそのような認知症の人の様子を知っていて代弁する存在であることをしっかりと認識してチームによる支援を行いたい．

3 | 支援者こそ認知症者にとって「伴走者」である

　最後に強調したいことは，支援者はむしろ支援そのものよりも認知症の人や介護者にとって「伴走者」としての役割を期待される点である．介護者が直面している「今，ここ」の介護に戸惑っていることに気づいてくれる人の存在は大きい．そして自らの問いに対する「答え」よりも，ともに悩もうとする支援者の姿勢こそ重要である．自分がケアで困った際に，自分とともにその課題を考え，たとえ答えが出ない場合にもともに悩み続けてくれる支援者の「まなざし」こそ，ケアに欠かせない支援なのである．

　視力の「障害」をもつ人が1人でフルマラソンを走りきることは難しいかもしれない．走路を視覚的に認識しながら競走を続けなければならないのは至難の業である．しかしその人と間接的につながった「細い紐」で手をつなぎながら，その人が走る道を一緒に走ってくれる伴走者がいれば，その人と伴走者は競走の間に何度もぶつかりながらでもレースを終えることができる．

　介護者は長いケアの期間を通して孤独であり，常に自分が間違っているのではないかと考える．時には自分の役割に対して否定的になることもあるだろう，自分の人生を否定することもあるだろう．そんなとき，「それでも無理をせずにできることからやってみよう」と，どのような状況にあっても言葉をかけ続けてくれる支援者が介護者に寄りそいながら，一方では客観的な目を向けてくれれば，介護者は自らが巻き込まれたケアという荒波のなかでほんの少しではあるが先に明かりを見いだし，「それ

でも人生にイエスという」気持ちになれるのである[12].

●文献

1) 後藤雅博(編)：家族教室のすすめ方―心理教育的アプローチによる家族支援の実際．金剛出版，1998
2) 和気純子：高齢者を介護する家族―エンパワーメント・アプローチの展開に向けて．川島書店，1998
3) 飯田紀彦：介護家族のQOL．現代のエスプリ437号「介護家族という新しい家族」，pp 71-79，至文堂，2003
4) クリスティーン・ボーデン(著)，檜垣陽子(訳)：私は誰になっていくの？ アルツハイマー病者からみた世界．クリエイツかもがわ，2003
5) 室伏君士(編)：老年期精神障害の臨床．金剛出版，1987
6) 新井平伊(編著)：最新アルツハイマー病研究．ワールドプランニング，2001
7) 大國美智子，津村智恵子，臼井キミカ，ほか：高齢者虐待の全国実態調査―主として保健・福祉機関調査より．大阪高齢者虐待研究会，1997
8) 厚生労働省精神・神経疾患研究委託費 外傷ストレス関連障害の病態と治療ガイドラインに関する研究班(編)：心的トラウマの理解とケア．じほう，2001
9) 松本一生：家族と学ぶ認知症．金剛出版，2006
10) 安西信雄，池淵恵美：サイコエデュケーションの概念と展開．臨床精神医学 26：425-431，1997
11) 松本一生，工藤 香，木下利彦：老年期せん妄の疫学．老年精神医学雑誌 10：901-905，1999
12) V. E. フランクル(著)，山田邦男，松田美佳(訳)：それでも人生にイエスと言う．春秋社，1993

〔松本一生〕

第 6 章

生活上の障害への対処法
家族へのアドバイスを中心に

認知症の介護者とは

　介護には苦労がつきものだが，特に認知症患者の介護者は，他の身体疾患をもつ患者の介護者とは異なった苦労を体験する．

　1つひとつの簡単な行為ができない，とんでもない失敗の連続で後始末に追われる毎日．さらに認知症に伴う心理・身体的症状（behavioral and psychological symptoms of dementia；BPSD）が加わると，周囲を巻き込む騒ぎは大きくなり，苛立ちの波が波及していく．「嫌がらせでやっているのでは？」と腹も立ち，堪忍袋の緒も切れかかる．

　しっかりしていた頃の姿と比較して，「なぜ思い出せないの？」「なぜできないの？」「どうしてこんなことするの！」と責め続けてしまう時期もある．また就労している家族介護者であれば，仕事を辞めざるを得なくなる．これは単に経済的損失という以上に，仕事で得られていたリフレッシュ効果や生きがいの喪失につながる．さらに最近増えつつある「認認介護」，つまり介護者である配偶者も認知症というケースでは，夫婦の生活基盤が危険にさらされる．頼みの介護保険制度も，こと在宅の認知症高齢者には，不十分な制度といわざるを得ない．

　このように認知症の人をケアする介護者の負担には格別のものがある．

　介護に派生する心身，社会・経済的な多くのダメージが介護負担の原因となって，昨今話題になりつつある介護うつにもつながる．時には自死，心中に至ることもある．このような悲惨な事態に陥らないためには，認知症介護に関する知識も技術も必要である．けれども，それだけでは乗り越えられない場面もある．そこを乗り切ることとは，介護者が希望を見出すことにほかならない．そのような希望を一緒になって探すことが，認知症診療の場で求められる大きな役割だと思う．

介護負担の生まれる背景

　認知症患者をケアする介護者の苦労は，一般的な身体疾患の患者をケアする介護者のそれとは異なることが強調されてきた．そして，「介護者は認知症の第2の犠牲者（the second victim）」「介護者の介護（care of the caregiver）」といった観点の重要性が

説かれてきた．

　なぜ認知症患者をケアする介護者が大変なのかについては，次のような理由が思い浮かぶ．

　まず，中核症状である認知機能障害以上に，行動異常・精神症状に振り回されがちだということである．たとえ当事者は，「よかれかし」と思ってやったにせよ，介護者にとっては思いもかけない迷惑行動・行為が直撃する．それらは概して周りにも本人にも危険性が高い．さらに食事，排泄，入浴といったそれまで当たり前と思っていたことさえうまくいかなくなり，ついにはできなくなってしまう．病状が進むと睡眠-覚醒リズム障害や，せん妄も加わって，ろくに眠れなくなる．また多くの場合，当事者には病識がないので感謝されることはまれである．それどころか一番心をこめて看ている人が一番恨まれるのが常である．しかも現時点では，一部の例外を除いて，改善は期待できず必ず悪化していくのが認知症である．つまり，介護者には，未来永劫希望がないのである．だから，介護者は「考えたくない，考えていない，考えがない」という刹那的な心理にいつしかなっていくという．

　このような状況に24時間・365日対処しなければならない．だから，家族介護者がうつ病になったとしても無理はない．既報をレビューすると，認知症介護者がうつ病になる危険性は一般人口の3倍だとされる（表6-1[1]）．うつ病ばかりではない．認知症の介護状況とは，患者と介護者が絶え間なく相互に反応しあう過程である．だから，どのようにして患者と家族に平穏な生活をもたらすかが，認知症医療に関わるも

表6-1　認知症介護者におけるうつ病性障害

Study	Prev	95% CI	Prev (95% CI)	RR	95% CI	Control group
Bodnar et al., 1994	0.18	0.12~0.24		38.68	2.38; 627.71	Matched control group (gender, age, education; n=86)
Cohen et al., 1988	0.26	0.13~0.39		—		
Coope et al., 1995, Ballard et al., 1996	0.29	0.20~0.38				
Dura et al., 1990	0.15	0.07~0.23		27.00	1.63; 447.14	Matched control group (gender, age, education; n=86)
Dura et al., 1991	0.18	0.09~0.27		29.00	1.76; 477.82	Matched control group (gender, age, education, income; n=78)
Gallager et al., 1989	0.18	0.07~0.29				
Livingston et al., 1996	0.32	0.12~0.52		2.94	1.46; 5.91	Co-residents (living with healthy person; n=277)
Lowery et al., 2000	0.30	0.21~0.39		—		
Kiecolt-Glaser et al., 1991	0.25	0.15~0.35		35.00	2.15; 570.74	Matched control group (gender, age, education, income; n=69)
Russo et al., 1995	0.18	0.12~0.24		2.80	1.15; 6.80	Matched control group (gender, age, education; n=86)

Prev：prevalence, 95% CI：95 percent confidence interval, RR：relative risk
(Cuijpers P：Depressive disorders in caregivers of dementia pctients：a systematic review. Aging Ment Health 9：325-330, 2005)

のにはきわめて重要な課題になる．

● 介護殺人と介護心中

わが国では昭和30年頃の約3,000件をピークに，殺人事件の件数は減り続けており，近年は年間1,000件程度になっている（図6-1）．ところが，子どもが親を殺すように親族による「介護殺人」のケースは近年増加しつつある（図6-2）．その背景には介護のなかでも認知症介護の問題があるといわれている．これについて，加藤悦子が体系的な取り組みをしてきているので，この概要を報告する[2]．

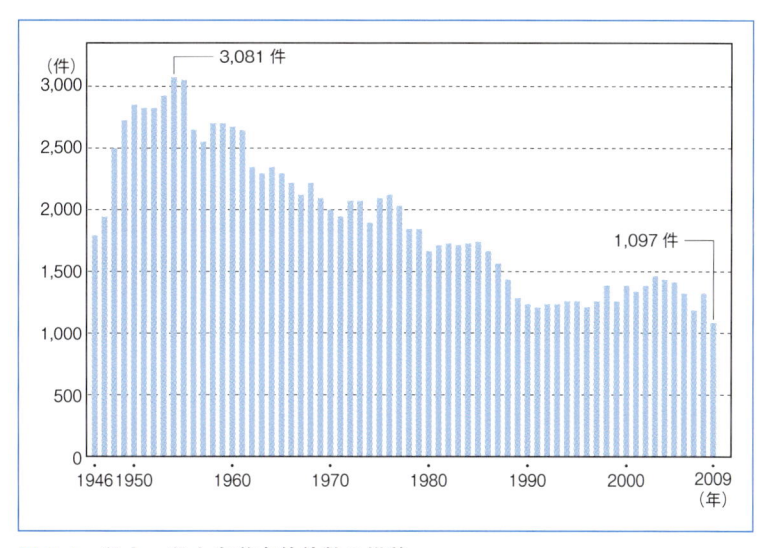

図 6-1　殺人・殺人未遂事件件数の推移
〔読売新聞2010年1月26日（火）より〕

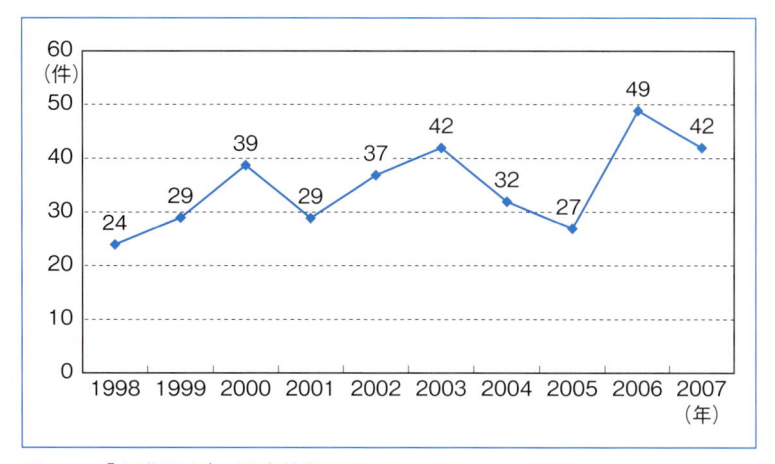

図 6-2　「介護殺人」の発生件数
親族による，介護をめぐって発生した事件で，被害者は60歳以上，かつ死亡した．

まず，1998～2007年の10年間に報じられた「介護殺人」は350件あり，355人が死亡していた．加害者の続柄として最も多いのは実の息子で，その次が夫であり，この2つの続柄で事件全体の7割弱を占めていた．一方，被害者の73.5%が75歳以上の後期高齢者で，加害者が60歳以上の「老老介護」事例が6割弱であった．また事件後に自らも後追い自殺する覚悟で被介護者を殺害した心中，あるいは心中未遂は148件（42.3%）と高率であった．家族形態では，親ひとり子ひとり，または老夫婦など2人暮らし世帯が122件（34.9%）であった．

事例の背景としての共通点では，加害者自身に障害がある，あるいは介護疲れや病気など体調不良がみられた事例は176件（50.3%）に及んでいる．また介護が加害者1人に集中していた事例が97件（27.7%）あり，さらには加害者自身に障害あるいは体調不良がみられたにもかかわらず介護が加害者1人に集中していた事例は，前述の176件中61件（34.7%）と高率であった．

被害者の特性では，認知症がみられる事例が115件（32.9%），寝たきりが111件（31.7%）であり，まさに「寝たきり・ボケ」と言われるとおりである．

支援サービス面では，社会資源の活用は，病院を利用していた事例が70件（20.0%），介護サービスを利用していた事例が57件（16.3%）と思いのほか利用率は低い．また経済的困窮がみられた事例は46件（13.1%）ある．発生件数には地域差があり，事件発生件数で最も多いのは大阪府で35件と全体の10.0%を占めるのに対して，1件も発生していない都道府県は2県のみである．

以上のように想像以上に厳しい現実がある．

● 介護者の心のうち

「どうしていつも私が我慢しなくちゃいけないの？」

どんどん怒りが溜まっていくことが介護者心理の基本だと思う．その一方で，多くの介護者は「苛立ち，怒ったことへの自己嫌悪で涙する」，あるいは「これがずっと続くのかと思って涙することもある」という．そして「苦しさは，介護には終わりがないこと．治るという希望がないから苛立つ．気持ちがいったり来たりしますね」と心が揺れる．

だから，「その日暮らしの精神，その場だけで刹那的に生きる」という気持ちにもなってゆく．あるいは「嫌なことは考えたくない，考えない，考えまい．努めるわけではない，いつの間にかそうなっている」という方も少なくない．それだけに「24時間・365日は無理です．ショートステイなど利用して自分の好きなことをして息抜きしましょう」という方針が基本となり，また健全である．

このような介護者にどう接してあげたら，またどのように励ましてあげたらいいのだろうか．まず，当事者に残された意外に高い能力を発見して誉めてあげるということがある．介護者さえも気づいていないことならもっといい．なぜなら「これはできるはずと期待していることができないから私は苛立つ．あきらめられたら，子どもに

対するように接することができるのに」という気持ちは認知症介護者であれば誰しもがもっているからだ.

例えば，まだ比較的軽度な人なら，集団の場での気配りやリーダーシップの発揮などがある．少し進行したケースであれば，デイケアの場で観察される協調性や他人への援助の姿勢である．つまり患者さんに健全な社会性が残っていることを確認できたときに介護者(特に配偶者である介護者)は喜ぶ．筆者が経験した悲喜劇的状況を紹介しよう．

かなり進行したレビー小体型認知症の男性患者，まだ60歳である．あるとき，ご夫婦でバラ園のフラワーフェスティバルに行かれた．詳細不明ながら，些細なことでご主人がひどく被害的となり，その場から走って逃げ去ってしまった．すでに方向感覚などはないに等しく，このままでは行方不明になってしまうことは必定である．必死で逃げていくご主人を，その名を呼びながら追いかけていった奥さんだが，階段を2段跳びで逃げていったご主人の姿をみて嬉しさのあまり涙がでたという．なぜなら，体力もめっきりと落ちスポーツマンだった昔の面影などもはや失ってしまったと思いこんでいたご主人に残された驚くべき能力を再発見されたからにほかならない(図6-3)．

あるいは元呉服店勤務の59歳男性．筆者らが行っている若年デイケアの場では参加者全員にさまざまなアクティビティ(活動のメニュー)を企画立案してもらっている．例えば近所の森林公園内のキャンプ場でバーベキューをするようなプランである．このようなとき彼は，必ず「女性が喜ぶ，女性が楽しめてお喋りが弾む企画にしましょうね」と述べてアイデアを考え始めるのが常である．残念ながら多くの場合，まとまらなくなって不発に終わるものの，ちょっとしたヒットアイデアが出ることも

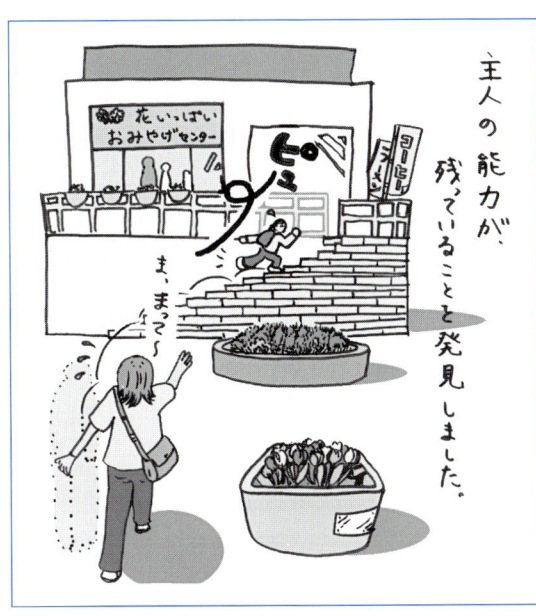

図6-3　思いがけない夫の能力

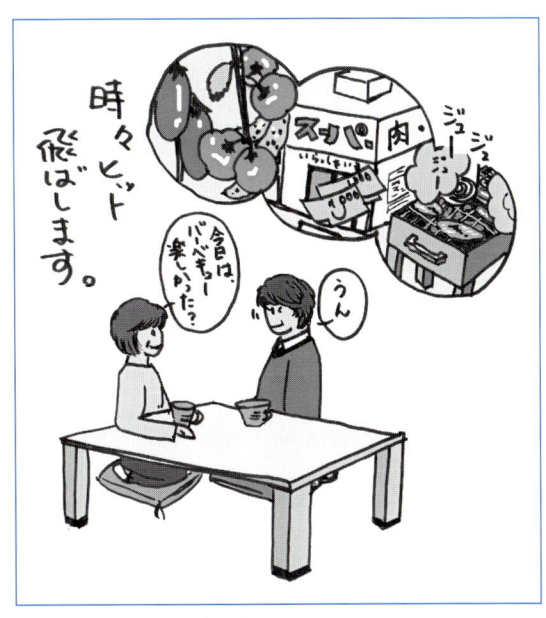

図6-4　実はアイデアも出せるよ

ある．例えば，まず彼らが耕すミニ農園に寄ってキュウリやトマト，それに女性好みのサラダ菜など夏野菜を収穫して，次に肉屋でこれも女性が好む脂身の少ない肉の買い物をしてからバーベキューに行こうといったものである．このようなレベルの報告でも，「自宅では何も考えようとしない，ちっとも考えられない夫」からしたら嘘のようだと奥さんは満面の笑みを浮かべる（図 6-4）．

当事者の心のうち

　介護者だけではなく，当事者も，実に辛い日々を送っている．上述の若年デイケアでは，当事者から漏らされる思いがけない本音を聞くことがある．
　「自己診断では正常なつもり．もの忘れは，お酒飲んだからかなと思う」と主張する気持ちはよくわかる．その一方で，「家内には，まだ働いてもらっているので，私も口では（いろいろ）言いますけど悪いなと思っている」という発言もある．しかし「コミュニケーションないから．家庭内別居です．会話は『ご飯』『金くれ』だけですね（笑）．（妻は自分を）よく思ってないでしょうね」という感想には，当事者の日常の実態と悲しさがこもっている．
　逆に配偶者は次のような観察もしている．「できないことが自覚できなくなる，だからいろいろ言われるとうるさい！　と反発するばかり」．その一方で，1つひとつの失敗に落ち込み続ける人もいれば，「そうか，俺はできないのか」と言う人，あるいは「私は馬鹿だから」とつぶやくだけの人もいる．認知症の人で真の病識を有することは意外に少ないのだが，できなくなった自分を認識してさめざめと泣かれる方もいる．あるいは夫婦喧嘩の最中に，「それが病気なんだ！」と叫んだ方もいる．
　そのような発言を日々聞いていると，「頑張っていれば病気の進みはスローダウンするんだ」と自分に言い聞かせる人に対し，本当に微力を尽くさねばという思いに筆者もなる．

BPSD への対応に関するアドバイス

　この 20 年余りの間に，認知症の人をケアする家族介護者の介護負担に関する多くの研究がなされてきた．それらは，この負担に最も寄与する要因は BPSD であるとした点で一致している．そして認知症の人へのケアの基本は，対応の仕方と介護環境の整備にあるとされてきた．つまり BPSD は，「対応の仕方次第」で改善できると強調された．逆に BPSD が発生するのは介護に非があるからという暗黙の前提がこめられていたのかもしれない．とすると認知症ケアを論じるうえでは，BPSD への具体的な対応法を教示することが基本になるはずである．ところがこれまでは，「優しさをもって」「相手の立場に立って」「個別性を重んじて」などと理念的に語られがちであった．

1 | BPSDのとらえ方

　BPSDは，これまで中核症状である認知機能障害に対して辺縁症状と呼ばれてきた．中核症状に派生し，二次的なさまざまな要因が加わって生じるという意味なのだろう．そしてこの二次的な要因に処するエッセンスが「対応の仕方次第」という言葉で語られてきたのかもしれない．

　ところで，認知症になっても人の思いに変わりはない．「人の役に立ちたい・認めてもらって，自尊心が満たされた生活をしたい」と願う．ところが，記憶力はもちろん，判断力や注意力，その他の認知機能が悪化する．こうなると本人の意図とは裏腹に，やることなすことが裏目に出る．

　排泄や食事といった毎日繰り返される行為についても失敗が重なる．これらを以下では「生活機能障害」と呼ぶ．こうした失敗が日常的になることから，当事者と介護者の間には緊張関係が生まれる．介護者側が不断にイライラしているところに，排泄の失敗や妄想的な言動が生じたとすると一気に怒り・憎悪が炸裂するかもしれない．そのような態度に，認知症の当事者が大いに反応する．ここで両者に暴言・暴力が生じたとしても不思議ではない．

　しかし，この種の暴言・暴力もBPSDなのだろうか？　家族介護者に，このような状況における思いを尋ねると必ずといっていいほど返ってくる回答がある．

「怒りの後の自己嫌悪が何よりつらい」

「何度このような思いを繰り返してきたことか」

　当事者と家族に対して，われわれができることは何だろうか？　まずは介護者の思いに耳を傾け，今後のために心の制御方法を教示することかもしれない．そのためにはBPSDとはいかなるものかをわかってもらわなければならない．もっと重要なことはBPSD発生と深く関わっている「生活障害」への対処法を教示することではなかろうか．いずれであっても，いかにして患者と家族に平穏な生活をもたらすかの具体的な対応法の提示が求められる．

　このようなBPSDについて，その概要と対応のあり方を考えてみたい．① BPSDは個人差が大きいが概して中期に最も目立つ，②対応の仕方次第といわれるBPSDだが，なかには脳因性といわざるを得ない中枢神経傷害の直接表現もある．軽度なら，周りの人の察しと心配り次第で事なきを得ることも可能である．しかし重度になると，大脳傷害のストレートな表現としてのBPSDが多くなる．それだけに本人の生理的レベルの欲求や快適さへの注意が必要になってくる．例えば，便秘や痛みの不快さを言葉では訴えられないので，それが攻撃性や徘徊という形で現れることもある．このようなBPSDスペクトラムの考え方を図6-5に示した．③ BPSDが発生する基盤には，日々の生活機能障害がある．これゆえに家族介護者はストレスを溜め込み，些細なことから爆発してBPSDを誘発することもしばしばある．

　さらに認知症にみられるBPSDは，原因疾患により，また重症度によってもさまざまに異なる．本来の人柄あるいは性別によっても異なる．つまり，もの盗られ妄想

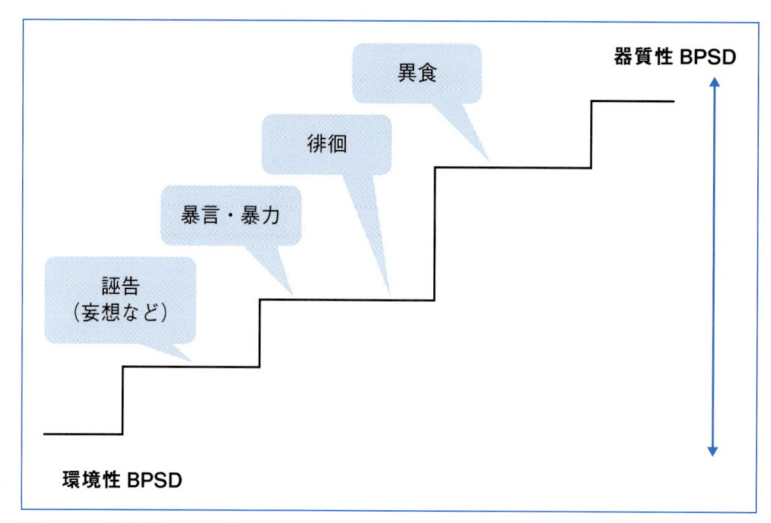

図6-5 器質性と環境性BPSD

のようにほぼ女性にしかないものがある一方で，これは男性にしかないというものもある．そして薬が効くもの・効かないものがある．このようにいろいろな要素があるので，個別的に対応していくにははたしてどうしたらいいものやら，という思いがスタートになる．

このような基礎のうえに，認知症に関わる医師は家族介護者に対してどのような指導をすればよいかについて，具体的に述べたい．

2｜介護者へのアドバイスの基本

以下では介護者(家族)へのアドバイスの基本事項・原則について述べる．個々の生活機能障害やBPSDへの対応については，別誌を参考にされたい．

(1) 当事者の発言を否定してはいけない？

例えば早口，苛立ち口調，急かせる，などがBPSDをもたらしやすいことは現場ではよく知られた事実である．認知症でなくともこういう対応をされれば，誰しも苛立つことだろう．「否定」についても同様で，理詰めであっても否定されれば不愉快になるだろう．そのうえで，他の選択を強いられれば，たとえそれが真実であっても，言い負かされたという悔しさだけが残る．「認知症当事者の発言を否定してはいけない」とは，そのような心理への対応を示している．要するに，相手の面子が立つものの言い方が求められるのである．

(2) 介護専念のため仕事を辞める？

認知症が重度になるにつれ，就労している女性の家族介護者であれば，いつの日か仕事を辞めざるを得ないという考えに至る．しかし，仕事を辞めてしまうと，経済的

に大変になることはもちろん，それ以上に仕事をすることで得ていた気分転換という効果も失ってしまう．

それだけに，個々の事情にもよるが，「できる限り辞めないで」とアドバイスすることが，介護者のメンタルヘルスには有用かと思われる．

(3) 音楽が効果的

これは，福井医科大学の元教授の伊崎公徳先生の伝授である．弄便行為(便こね)の後始末はプロの介護者でもつらくて容易に取り掛かる気になれないものであり，家族介護者ならばなおさらである．そこで先生の施設では，スタッフを鼓舞するために後始末の開始にあたって「軍艦マーチ」を館内放送する．確かにファイトが沸いてくることだろう．

そのほかには，患者が沈みがちなら，年齢層にもよるが，「365歩のマーチ」やビートルズの有名ヒット曲なども効果的だろう．

(4) マッサージとタッチ

少なからず女性の家族介護者は，マッサージとタッチが苛立ちや攻撃性への対応に有用だと知っている．特に男性患者の怒りや更衣介助の抵抗などに対しては，配偶者によるオイルなどを手に塗って行うマッサージも効果的なことがあるそうだ．

通常は偶然わかったといわれるが，患者によっては快適さを覚えていて，要求してくる人もあるそうだ．筆者は，イソップ物語「北風と太陽」の太陽療法だと認識している．

実はマッサージとタッチは不安，焦燥，うつを始めとする認知症のBPSDに有効ではないかと期待されてかなり以前から臨床研究がなされてきた．すでにメタアナリシスさえも報告されているのだが，残念なことにその結果として有効性は示されていない．

もっとも大いに注目に値する2つの実践的な観点が記されている．すなわち焦燥状態にある人に対しては，その手をマッサージしてあげることが効果的だという．短時間ではあるが，イライラを鎮める即効性の効果があるとされる．また食事に際してどうしても食べ始めようとしようとしない人には，励ましの言葉をかけつつタッチするのがよいそうだ．客観的に有効性を示す結果が報告されている．

3 熟練介護者の発言から学ぶ

多くのベテラン介護者が，介護は「己の怒りに克つ」ことを求め続けられる場だと述べる．怒れば，怒り以上につらい自己嫌悪に沈んでしまうからである．そこで怒りに克つ工夫を凝らされている．

例えば「言いたいことは先に延ばしたほうが効果的」と強く自分に言い聞かせ，場を変える．そして5分くらいその場を離れてから戻ってくるのである．いわば「克己型」

あるいは「振り上げた手の下ろし方技術」が代表的である．類似のものに下記のようなものがある．

- 「腹を立てても何も解決しない」と自分に言い聞かせる
- 「結論を延ばしたほうがうまくいく」と自分に言い聞かせる
- 同じ言葉でも場所や時間が異なれば効果も全く異なる
- お互いに「カッ」となったとき，私はとにかく謝ります
- 責めても駄目よ，これというとき以外は否定的な発言はしない
- （我慢しとおすことで）1つの達成感

あるいは下記のように言う方もいる．いわば「ガス抜き型」であろう．

- 怒りをこらえて，小さな声で思い切り悪態をつく．これだと相手は怒りの反応を示さない
- 本人がいないときに独り言を言って，怒りを吐き出す

その他「ぶつかり合ってもいいが，少しずつクールダウンを」という声も．もっともである．

かなり高級技術になるが，以下のようなものもある．

- オーバーに誉めて自信をもたせる．萎縮させると失敗の連鎖から，開き直りにつながる．特に何かをしてくれたときに誉めるとよい

最後にピアの効用に言及したい．「私だけじゃない，同じ思いの仲間がいる」という思いが安心の基本である．「思い切り喋って憂さ晴らし」「私たちは明るさや希望を求めているの」．どうもこの種のピアが功を奏するには次のようなことに留意する必要がありそうだ．まず年齢を中心にして類似の集団であることが望ましい．また同じ医師に診てもらっていることが大切かもしれない．

なお逆説的ながら，「（従来型の）家族の会の話し合いは収束しない」とか「介護卒業生は先のことを言うから絶望を与える」といったご家族のご意見は医師が心すべきものだろう．

このような上級レベルの介護者へのアドバイスは，医師も主客転倒と感じて気が引けてしまうかもしれない．それなら素直に「凄いなあ，よくそこまでお考えになりましたね」と言うべきかもしれない．「意識して介護者に涙を流させるのもよい」と前述の伊崎公徳先生はいう．男性はともかく女性は言われなくともこの涙の功徳をご存じの方が多い．泣いた後のカタルシスやこれから頑張ろうという清々した気持ちが，「涙と一緒にストレスも流れる」という表現で語られる．あるいは，「怒らせまいとひたすら謝って悔しい思いをした後で，悲劇のヒロイン気分に浸って涙を流すのよ」と述べる方もいる．

● 生活機能障害と介護者へのアドバイス

認知症の介護の場で，BPSD以外で重視されるものにいわゆる家庭や社会活動における生活機能障害がある．例えば手足は自由に動くのに自力で衣類を着られない，食

事のたびに食べ物をこぼすなどの問題がある．当初はある生活行為，例えば図 6-6 に示すような「上着を着る」ことができるときとできないときとがある．しかし徐々に成功する確率は低下していく．自分にはできないことがわかっている人もいるが，わかっていない人や時期もある．初期はできないことでイラ立ちがちだが，イライラは次第に消えて大人しくなっていく．またできないことそのものが自覚できなくなる．だから介護者にいろいろ言われると立腹し，そのうちできなくて当然，やってもらって当然になりがちである．その一方で，認知症が進行した後も 1 つひとつの失敗に落ち込み続ける人もいる．

　介護者からみると，指示してもそれが頭にインプットされなくなっていく．特に排泄のように何段階かの複数の動作からなる行為，複数の料理を食べることのように並列進行させる行為は難しい．自分でやって失敗し，それを自覚すると落胆が大きい．しかも何が駄目であったかは残らず，失敗した・自信を失ったという悪い印象だけが刻まれるのでさらに厄介になる．

　対応の原則として重要なことは，指示は矢継ぎ早に繰り出さないことである．ステージにもよるが，「言ってみて，やらせてみせて，駄目なら途中から手を添える」のがよいとされる．いずれにせよ介護者は，こうした生活機能障害とその対応に苦悩し続ける．

　このように生活機能障害が不断にみられるところに，BPSD が加われば，堪忍袋の緒も切れてしまう．

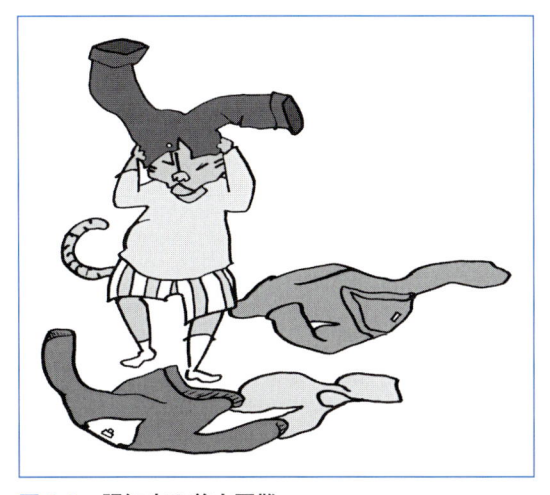

図 6-6　認知症の着衣困難

認知症の日常生活

1 | 介護者は日常生活障害をこうみている

(1) 続かない

何かの行為をやろうとしても，すぐに目的を失ってしまうようだ，つまり瞬時に忘れる．また指示で始めたことはすぐに止めてしまう，「飽きる」と「眠い」はほぼ同義語である．ところが強い意志のある行為なら1時間でも続くのは何とも不思議である．

(2) 視聴覚のポイント

まず音源がどこにあるかがわからないから，的外れな方向を探す．人間が得る情報の80%は視覚から入るといわれるだけに，視覚上の障害は多い．おそらく神経心理学的な意味で視野が狭いのだろう．だから視力・視野障害はないのにものが見出せない．若年性アルツハイマー病の人ではよくあることだが，腰かける椅子と自分の体との距離感や位置関係がつかめなくなる．他人の膝の上に座ってしまったり，応接セットのテーブルの上に座ってしまうこともある．

壁の上の目印は短期的には役立っても，すぐ景色の一部となる．視線は真っすぐには向かない，どうも下を見る傾向があるようだ．さらには「あっち」と指さしてもその意味がわからない．

(3) 失行・失認

失行とは，筋力，感覚，協応に問題がないのに，熟練した日常的な動作ができない状態である．つまりこの症状のある患者は，身辺の日常的な物品を使って目的に適った行為をし得なくなる．着衣失行が代表的だろうが，鍵穴に入れて回すとか，ドアのロックも難しくなる(図6-7)．さらには爪楊枝を食べ物に刺すこともできなくなる．

(4) 左右の協調

右利きの人は左手が使えない，あるいは柄杓の使用など左右間の持ちかえができなくなる．だから左手で食器を押さえずに，右手で箸を使って食物をこぼしがちである．また手袋は左手にははめられるが，右手にははめられないという現象もみられる．

あるいは排泄の後で両手を使ってズボンを上げられないので，パンツがズボンの中に埋まったままでズボンが斜めになってしまう．

(5) 複雑な行為

以上の障害からいうまでもないが，何段階かの行為，同時進行の行為は特に難しくなる．

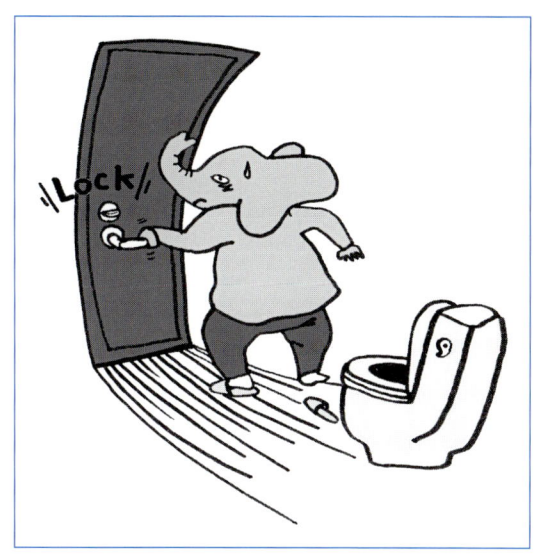

図 6-7　鍵の操作は難しい

2 | 対応法の原則

　このような状態にある患者への基本対応は，まず「一緒にやろう」という態度である．「言ってみて，駄目なら途中から手を添えて」が原則である．手を添える際には体や頭をその方向に向けてあげることも必要である．なお，介護者の手助けは，患者本人にとって喜びであるということは大切な視点である．
　多くの介護者からこれに関して寄せられる質問に次のものがある．
- 訓練しても，学習能力はあるのか？
- かえって悪影響はないのか？　本人には難しい課題を出せば本人は混乱しイラ立つ．そこでこちらも反応し，お互いに感情的になる

　こうした問いに対する回答の原則は以下であろう．
- 学習能力はステージにもよるが，多少とも期待できる
- 目標は実力よりちょっと高いところにおこう
- うれしい刺激がいい．適度に考えさせることはリハビリになる．できたから嬉しい，これが一番の刺激だ
- 個人差が大きいから，できなくてもめげない人にはどんどんやってもらおう

　また，患者さんの内面で生じるパニック，つまりすぐに平常心を失いがちという問題も重要である．このような問題の基本にあるのは以下のことかと思われる．
- 順序立て，複数の行為の並列進行ができない
- 心理的視野狭窄状態にあって，周囲に注意も視線も向けられない
- 立ち止まれない，モード転換できない
- 遂行の手順を容易に見失う

　これらがあいまって容易にパニックに直結するのではないかと思われる．そこでパ

ニックの予防と対応が重要になる．

　まごつきながらやっている行為を「ちょっと待って，ストップ」，と止めてあげるのが基本である．といっても動いてしまうようならパニックにすでに陥っている．コミュニケーションのうえでもパニックは生じがちだ．その対応としては，話しかけていることをいったんやめさせて，後で再開してもらうのが基本となる．その際，区切りのよいところまでいってもらってそこで止めると，スムースで感情的なしこりも残し難い．

個々の生活機能障害

　まず認知症介護の場では，当事者・介護者間の心理的緊張の高まりがあることを知り，その発生背景と実態を客観的に理解することが生活障害対応の基本となる．

　行為の種類に注目すると，生活機能障害は食事，排泄，着脱，衛生・整容，移動，家事に便宜的な分類をされる．発生背景には，認知症に由来する認知機能，精神機能，身体機能，そして介護者との相互反応があり，これらによって本来の行為は歪められ本来の機能を失う．行為は一瞬の間に崩壊するのではなく，年余の経過において徐々に破綻してゆく．

1│食事関係

　食事は365日，1日3回の行為だけに多くの問題点や障害がご家族から報告される．例えば，「日中1人でいると定まった食事時に食べられない」「そもそも食べるという行為を忘れたみたいだ」，そして今食べたことを忘れて「食わせてもらっていない」などさまざまである．ここでは主だったものについて解説する．

(1)「一点集中食い」という問題

　多くの介護者が気づかれるのが，満遍なく食べられない，箸をつけるものとつけないもの偏りが大きいということである．どうも全体が見渡せない，個々の認識ができないらしい．自分に近いところから1つひとつ平らげていく．指示された食物を探すがみつけられないこともあり，まさに灯台下暗し，のように直下がみえない．目の前にお皿が4つ並んでいても，例えばおつゆならおつゆ，ご飯ならご飯と，1つに目がいったら，大抵はそれを持ってそればかりを食べる．普通は，ご飯を食べ，おかずをとり，ときにおつゆを吸って，満遍なく進行するのだが，それが一点集中食いというパターンになってしまう．周囲はお皿が見えないのではないかと感じる．せっかく考えた料理も何の役にも立たないので残さず食べさせるためにはどうしたらよいのか？と悩む．

　介護者の方からいただいた回答にはこういうものがあった．

　「これは，1つの丼にご飯とおかずを入れて，混ぜてしまえば完食できます．食べ

られれば，大きな器で1つでも，いくつかの小さな食器でも同じことです．きれいに5つ並べても，それがわかってもらえないなら，大きな器で1つのほうがよいのです．要は見た目をきれいに盛り付けるか，中身を重視し，栄養バランスを考えるかの違いです．どうしても食べさせたい，完食をさせたい場合は，1つの丼に入れて混ぜる方法をお勧めします」．実に現実的でいいアイデアだと思う．

(2) 食べるという行為を忘れたみたい

これも認知症が重度になると，しばしば認められる障害である．基本的ながら，結構成功率が高いとされるのが，「向かいに座って食べてみせる」と刺激されてその動作をぴったり真似るという方法である．同じことだろうが，正面の人が食べ始めると自分の食べ物を探して食べ始めるというのもある．あるいは嗅覚の利用法として，食器ごと手に持たせて鼻の下まで持ち上げさせるという手法もある．こうすると臭いが刺激になって食事が始まるという．

(3) 飲み込めなくなってしまった？

認知症の進行とともに，食事動作は遅くなる．また，いわゆる「ながら」(テレビみながら，喋りながら)で食べられなくなる．どうも咀嚼ばかりして飲み込まなくなる傾向があるらしい．いわゆる嚥下障害かというと，それとも違う．失行と同様，タイミングによっては難なくできるのに，別のときは全くできないこともある．そして飲み込まないまま口腔内にどんどん溜め込んでいく現象が頻繁にみられるようになる．

口溜めの対応には，まず普通食とゼリー系あるいは片栗粉を混ぜたスープなどを交互にスプーンで入れてあげる．あるいは中華丼のもとを購入して卵の白身と混ぜてジューサーで撹拌し，これをご飯とよく混ぜてほどよい粘り気を作ってスプーンで与える．

またこれでも駄目なときには，膨らんだ頬の上を人差し指でリズミカルに軽く叩いて(タッピング)あげるとゴクッと飲み込むこともある(図 6-8)．なお，口が開いていてこぼれやすくなっていることが多いので，口元をティッシュで押さえて閉じてあげることも大切である．

2 | 排泄関係

排泄行為は多くのプロセスからなる．尿意，着脱，排泄行為，後始末，施錠と開錠とある．概して患者は，個々の行為はなんとなく覚えていても全体の流れが次第にわからなくなるようである．

(1) 排泄の準備

まず次第に，ベルトのついたズボンは下げられなくなるので，ゴムベルトが望ましい．便器の蓋が開けられず，「トイレはどこだ？」とか，蓋への放尿・放便も珍しくな

図 6-8　嚥下障害への対応

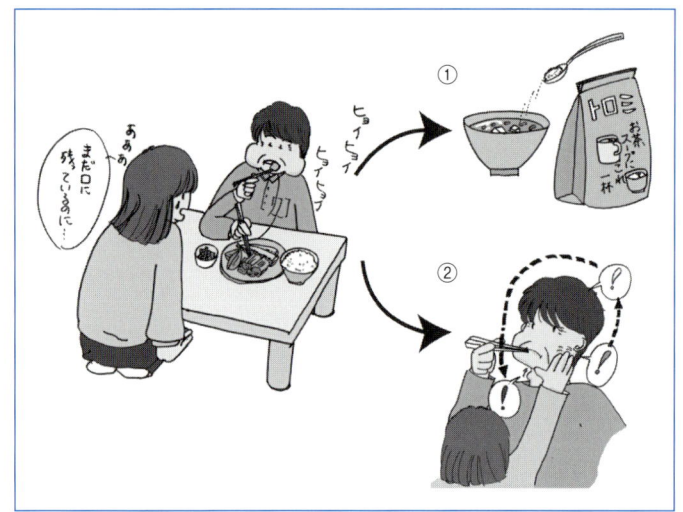

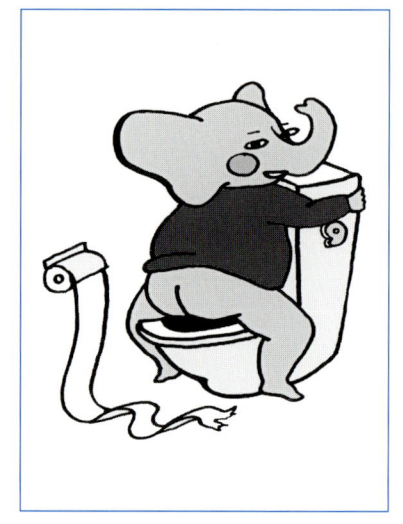

図 6-9　私と便器の位置関係

い．大便では便座も上げて，便器に直接座ってしまうこともあれば，便器と自分の位置関係がわからなくなることもしばしばある．このように便器に対して自分のとるべき位置がわからなくなるので便器の外への排泄となり汚してしまう(図 6-9)．

このような状態に至った人への指示では，「前後」とか「左右」とかは言ってはならない．むしろ「こっち向いて」などと言って優しく，軽く体を回せばスムーズにいく．たとえ排尿であっても下着を下ろさせ，座らせれば周囲を汚さずにすむ．

(2) 夜のトイレ

なぜか認知症になると頻尿になりがちである．そして介護者は，夜間は特に，トイレ通いに付き添うことで疲れ果てる．寒い，眠い，汚れやすい，後始末もと本当に大変になる．まして一晩で5回も，となると放置したくなる．対応用に，トイレから離れるとブザーが鳴るタイプのマットセンサーもあるが，これは「今一つ」という評価もある．そこで寝室からトイレまで通路はドアを開け放ち，至る所に電気をつけてわかりやすくしておくという対応法がある．ところが尿意に駆られる行きはよいが，すませてしまうと次の行動目標を失って帰りは手間取るのが常だそうだ．

そこで帰り道の目印としての，ベッドの下の常夜灯という対応方法が生まれる．認知症が重度になると電気をつけっぱなしでも平気で眠れるそうである．ずっと有効とはいえないまでも，ある期間は使える方法である．

(3) 排泄全般へのアドバイス

排泄介助において，手を出すべきタイミングをとらえるのは難しい．日時によってもタイミングは異なる．特に本人にさっき失敗した経験が残っていると容易に混乱してしまう．相手の好みと能力を知ることが対応の基本である．

なお，失禁対策にはトイレ誘導という方法がある．これは介護者が率先してトイレ

へ導くことである．しかし一定時間ごとにトイレ誘導しても，空振りが多くて駄目らしい．抗利尿ホルモンの分泌パターンを考慮して，尿の生成が少ない午前中は数少なくても，多くなる午後に頻回に誘導するのが望ましい．なお，ウォシュレットなどのボタン系は操作が難しいので，誤操作（流すつもりがお尻に放水など）で本人がびっくりしてしまう．一緒にトイレに入って，「後は行為だけ」のところまで一緒にいてケアしてあげればよい．

認知症が進行して施錠・開錠が怪しくなれば，鍵は外したりドアを開けたままにしたりしておけばよい．このようなステージでは，列車や飛行機であっても一緒にトイレに入るのが望ましい．

3 | 更衣

ここでは，社会的状況と気候条件に合わせて順序立てて衣服と履物の着脱を手際よく扱うことについて述べる．具体的には①衣服の着脱，②履物の着脱，③文化的・社会的あるいは気候条件に合わせた適切な衣服の選択といった要素も含まれる．

(1) 衣服の着脱

「着る」に関わる障害は，認知症ケアに関与した人であれば誰しもが経験するものと言っても過言ではないだろう．「重ね着，着る順番もひどい」「後ろ前，セーターなどは裏表もわからない」「ズボンを頭からかぶってしまった」（図 6-6）といった障害が代表的である．あるいは「袖口がボタンタイプは面倒なのかよろしくない」とか「ジャンパーのファスナーははめられないので，イラつきの原因になる」といった各論的な指摘もある．多くの場合，着衣障害はまさにボタンの掛け違えから始まるという介護スタッフもいる．

着脱の失敗への対応だが，特にアルツハイマー病患者のビギナー介護者には以下を説明しておきたい．「考えても着方がわからないのか？」という基本的だが重要な質問がよくなされる．これに対して，「考えればわかるかもしれないが，やってみてもできない失行という症状なのだ」という，失行という不思議な症状についての説明をしっかりと行うべきだろう．

指導するうえでのポイントとしては，多くのことを並列して指示するとわからなくなるので１つひとつ直列方式で指示することが望ましい．また「複雑なことを先に，簡単なことは後で」が基本といわれる．比較的初期であれば，行き詰まったときには「はい止めて，初めからやり直そうか」とスイッチの入れ直しが有効である．再チャレンジで成功率が結構高まるものである．リセットのポイントは，失敗を忘れる時間をつくることである．失行症状がさらに顕著になるので，本人に考えさせてはいけない．そこでは無関係なことを挿入するのがコツである．

中等度以上に進行してくると，介護者が「声かけしながら」動作を押し出すという方法が望まれる．特に重要なのは，「左右」とか「上下」は言ってもかえって混乱させると

いう事実である．また多くの場合，衣類を手渡しても，渡した状態から回転させてしまってうまくいかない．手渡すなら向かい合う位置ではなく，横並びになって目前に正方向で置いてあげるのがよい．

ズボンは座ってもらって穿かせるのが楽だが，当事者はこれを嫌がる．「どうしても立ってやりたい」にこだわりがある．「馬鹿にされている」とか「やってもらうのは俺流でないから」という理由が多い．

(2) 履物の着脱

靴下の重ね履き，あるいは靴下がしかるべき位置にきていない，例えば靴下の踵の位置が足背にきているというようなことはざらにある．また靴の不揃いもまれでない．これも座ってもらって穿かせるのが楽であり，履物も身体障害者用のものが扱いやすいだろう．

靴を脱ぐ動作も難しくなる．例えば靴を脱いでから上にあがることができなくなる．両足を上げられずに，いったんは後ずさりしてしまったり，床面に足をじかに下ろしてしまって，汚れても平気になったりする．

対応は，まず一方の踵を上げさせて半脱ぎ状態にして，次に反対足で同じことをしてもらう．そうしておいて，改めて足を上げてもらえばよい．上がり框（床面から家の中に上がるステップとなる玄関の台）と垂直方向に手すりをつけてこれを利用するとぐっと楽になるそうである．

(3) 文化的・社会的あるいは気候条件

夏に大汗をかいているのに，重ね着，セーターの上にシャツをまとうなど，「TPOがわかっていない」着衣もきわめてありふれた現象である．多くの場合，脱がせてもいつの間にかまた着てしまう．なぜ認知症の人は重ね着をするのか？　誰にも納得のいく説明は難しいだろうが，以下のようなことが言われる．「沢山着込むと安心できる」「防衛になる」と思っているのか，あるいは着るという行為に固執して，一種の仕事になっているようなケースもある．

対応としては，衣類はできるだけ本人の目につかないところに置いて隠す，家族が言っても駄目だが，デイケアのスタッフに忠告してもらうと素直に受け入れるという人もいる．認知症がかなり進んでも，他人の目は結構気になるものである．人前では繕いたいという心理はかなり残る．このような「社会性」が残存している場合には，ここに注目した対応が結構有効である．重ね着ばかりでなく，ほかの場面でも応用できるだろう．

あるいは着たいものに好みがあるような人もいる．そこで本人の好きな衣類は隠して，嫌いなものだけを残しておいたら，重ね着の程度は軽くなったという経験談もある．

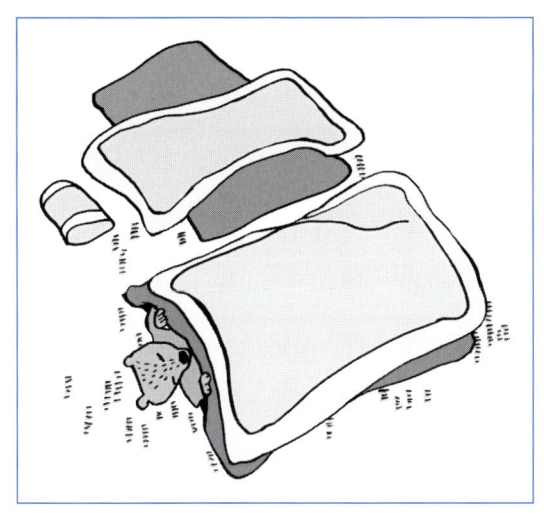

図6-10 布団が敷けない

(4) 布団で寝る

　布団を敷くという行為についても着脱の障害に類似した現象がみられる．敷布団と掛け布団，あるいは毛布の敷き方がわからないとか，枕などを適正な位置に置けないという障害である（図6-10）．

　ベッド上で横になるという行為ですら怪しくなっていく．図6-10のような敷布団の下に潜り込む，本来の方向とは垂直の方向で臥床する，あるいは折りたたんである布団の中に潜っていることもある．特に冬場は，このような事態が起きていないかと慎重な気配りが求められる．

4 | 整容・衛生

　顔が洗えない，「水をかける」がわからない．多くの場合，正面でやって模倣を促しても難しい．水をためたりすくったりができない，しまいには蛇口すらひねれなくなる．あるいは歯ブラシの毛先にパウダーをつけることもできなくなる．進行すると，口の横についた歯磨き粉を注意してあげると鏡のなかの自分の顔の付着部分を拭こうとする人もいる．しかもうがい水を，ペッと吐くのも難しい．うがいをやって終了とはならない，ともすると再度最初からスタートしてしまうこともある．こうした障害には，構成失行や保続症状が強く関わっているのかもしれない．

　洗顔の対応では，「こうだよ」と手を添えて動作を示すべきである．さらに進行すると濡れタオルを渡して代用させたり，パウダーのついた歯ブラシを手渡したりすることも必要になってくることだろう．

　男性の髭剃りも問題が多い．剃りやすいところだけ一点集中となりがちなので，左右どちらか，しかも特定の部位に偏ってしまう．顎の下は特に難しいようで，やろうとしない人も多い．指示や鏡を渡されても駄目で，前と同様にできるところだけやる

のが常である．それだけに対応では，介護者が剃るべき顔の部分に髭剃り器をあてて指示することになる．

入浴には多くのプロセスがある．脱衣だけで大変である．また浴槽に脚を入れるという動作，またぐという動作がわからない．特にシャワーを浴びる，洗体する動作に際して保続が出やすいのではないかという介護者もいる．

多くの患者は，シャンプーを一番嫌がる．これに対して家族介護者は，「シャンプーは1つひとつの段階で区切って進めていくのが基本です」「シャンプーキャップを使えば楽々です．水やシャンプーが目や耳に入らなくなるので，本人の抵抗がずっと減ります」と答える．あるいは「メロディをつけて流れ作業でやっています．『はい今度は手を挙げて，手が終わったら足あげて，足が終われば，シャンプーだ』という感じ」．乗りやすいリズムで，にぎやかに楽しそうにやること，そして協力してもらえたら褒めてあげるのがコツだそうだ．

認知症が進んでくると，「一緒に風呂に入って全体を洗ってあげる，さもないと1か所だけを繰り返し洗っている」という状態に至る．そうなっても「スポンジやタオルではなく，手に洗剤をつけて体を洗わせるとうまく行く．洗いすぎないので皮膚の乾燥防止にもなる」という実践的な対応法もある．

さらに進むと，「すべてやってあげているが，イライラして大声を上げる．そもそも入浴の場所という概念を失いつつある」という状態になる．こうなってくると，デイケアなど他人の力も借りることを考えるべき時期なのだろう．

5 | 家の中で迷う

認知症の人の方向感覚の悪さや徘徊は地誌的見当識とか視空間失認ともいわれるが，多くのケースで早晩現れてくる．多くの家族介護者は排泄行為に際して家の中で迷うという問題が露呈しやすいと述べる．

注意の障害の現れであろうが，視線が一直線に向いてしまい，さまざまな方向に向かう複雑な探索はできなくなる．だからトイレにつながる視野の中の障害物を除く必要がある．あるいは，トイレのドアは24時間開け放しとかトイレにつながる経路には常夜灯を設置するという方法もある．さらに場合によっては，見通しをよくするために襖も取り去る必要がある．

一方で，ドアのノブの下にトイレの絵を貼っておけば，トイレは「ここよ」という意味を持つ．これは浴室や，食堂などでも応用が可能である．

6 | 家の外で迷う—徘徊

認知症の人にみられるさまざまな行動異常や精神症状のなかでも，徘徊は最も対応困難なものかもしれない．なぜ徘徊するのかの理由はわからないが，認知症のステージによってその背景はさまざまに異なるようである．単なる方向感覚の誤りから，す

でに亡くなった両親や実家を訪れようとした結果が徘徊となるものもある．進行すると全く目的は感じられず，歩き回ること自体が目的になっているとしかみえない．

ただ本人なりに理由があるようで，例えば「夕暮れ症候群」のように，夕暮れ時になるとそわそわし始め，「家に帰ります」と出かけようとする．「お父さんやお母さんが心配するから」などと言う方も多く，子どもだった頃にタイムスリップしていると思われる人もいる．

認知症の経過において，徘徊が活発な時期がある．多くの期間は半年程度だが，その時期には何度もふらっと家を出て行き，行方不明となって家族総出で捜索という破目になる．

(1) 徘徊予防

直接的に徘徊を抑えることは難しいので，まず「安全な徘徊」ができるように対策を立てておくことが必要である．洋服に名前や連絡先を入れた名札をつけることは基本である．あるいは，GPS機能（global positioning system：全地球測位システム，衛星測位システムで地球上の現在位置を測定するためのシステムのことである）のついた携帯を本人に持たせておくと徘徊したときに助かる．

また玄関や出入り口に赤外線センサーをつけておくことで徘徊を事前に防ぐのに役立つ．あるいは外出を連想させる靴やバッグ，帽子などを目のつくところに置かないという発想も有効かもしれない．

一種のガス抜き療法だが，徘徊しやすい時間帯にある程度の傾向がある場合には，介護者から誘って散歩してみることもよい．最近では全国各地で，地域における取り組みも始まった．商店街や交通機関，住民などが連携して，徘徊の連絡があった場合はネットワークを組んで情報を集める，ラジオ放送や市のホームページで捜索情報を提供し合う，居場所や方角の目印となる建物をマークし，捜索の模擬訓練や住民対象の認知症講座を開催するなどの方法がある．

(2) 徘徊・行方不明に気づいたときの対応

徘徊・行方不明の結果，死亡したり行方不明になったりする人は年間900名を超えると新聞報道されたことがある．

筆者自身わかっているケースに限っても，担当した患者のうち，このようにして5名が亡くなっている．もっとも多くの場合は，24時間以内に発見される．概して疲弊しきって見知らぬ民家の軒下にうずくまっているような状態でみつかるものである．大小さまざまな外傷や血豆は必発である．特に夏場は脱水などの危険性も高く，要注意である．

それだけに気合いを入れた対応が求められる．このような知らせを受けた際の対応では，まず家族介護者に「大丈夫」と心を強くもってもらうことが肝心である．まずはしっかりと意を決してもらうことがとても大切である．そのあとは，例えば以下の手順で進める．

1) 以下を確認する
   ① いつまでここにいたか
   ② 服装はどうであったか
2) 履物(靴はあるか)を確認する．持参したであろう物品の点検
3) 内外の人からの情報収集
4) 自宅の内外を捜す．同時に近くの家や知人に捜索協力を要請する
5) 手分けして，車などを使って近所や考えられる行き先を探してみる
6) 警察への捜索願いを出す際には，上記の情報，特に1)の①，②と持ち物の情報を添える

7 | 洗濯

多くの女性にとって洗濯は長年の熟練した家事である．ところが認知症になると，洗濯機を使うことは初期の頃からできないし，やろうともしなくなるのが常である．

一方，洗濯ものを干すことはできても，多くのミスを伴いがちとなる．例えば個々の衣類を吊るす間隔がわからない，対称性に吊るせない，衣類をピンと伸ばせず，部分的に団子状態にしてしまう．もっともかなり進行しても取り込みはできるが，いざ取り込めても今度は仕分けができない．畳むことは比較的よくできる．洗濯関連の行為はリハビリの手段としても利用しやすい．そこで例えば，仕分けはできなくても積み上げてもらうという方法もある．

8 | 掃除

早晩，整頓とか清潔といった概念は失われる．また掃除動作の障害は逐次進み，注意の分割や並列進行などは難しい．多くは掃除機やモップなどは使えなくなるが，雑巾は使える時期がある．もっとも次第に雑巾拭きも，隅を拭くことが駄目になって真ん中のみとなり，さらにはまだら状に拭くようになっていく．

雑巾の裏表はわからないし，汚れているところ，どこを拭くべきかもわからなくなる．さらに雑巾を洗い直して使うという考えもなくしてしまう．そもそもゴミがあっても見えないのか，それと認識した行動がとれない．ところが進行しても不思議と埃や毛髪や毛玉はわかって注意が向くので，むしろ逆手にとって作業に使うこともできる．対応の基本は次のようにまとめられる．

- 習慣化してある(ゴミ出し，犬の散歩も同様)とかなり長い間できる．しかし間があくと廃れてしまう．
- やらせてみせて誉めれば，気持ちがよくなったという記憶からさらなるやる気につながる
- 広いところは難しくてもトイレや洗面所など狭いところなら結構できる

9 | その他

(1) 爪切り

自分でするのは難しくなる．使うならペンチのように使うタイプの鋏の形をした爪切りがよい．

(2) 電子レンジやオーブン

道具は一切使えないと思うべきだろう．特に段階的な操作，例えばまずメニューを選び，次にセット，何分を入力して，やっとスタートを押すようなものはとても無理である．そもそもどこが電源か，スイッチかわかっていない．だからまずスイッチを入れてあげる必要がある．

(3) ガス機器

フライパンに火が入ってしまうなどの失敗は起こりがちになる．いったん失敗すると今度は恐ろしくて使えなくなる．また空炊きも多いだけに電磁調理器の使用が望ましい．

(4) 運転

多くの問題を生じるが，当初は注意不足や道を忘れたことに起因するトラブルである．あまり知られてないが，運転中にセンターラインに寄っていくという運転パターンは認知症の人では結構あるようである．注意すればしばらくの間は訂正できる．また1車線の道路では本人にとっての仮想センターラインがあるらしい．そこで次第に道路の左に寄っていくため側溝に落ちそうになるという話も家族介護者からよく聞く．

切れかかったらどうするか？

前述のように生活障害については，1年365日，1日に3回も5回も生じるわけだから，介護者はさぞかしストレスがたまっていくだろうなというのは想像に難くない．介護者が共通して強調するのは，「怒ってはいけない，優しく対応しよう，否定してはいけないということはわかってはいる．わかっているけれど，やっぱり私は切れて怒ってしまう．怒ってしまうと，それで傷ついた相手の顔をみるのも嫌だが，何といっても自己嫌悪感に陥ること，これが一番嫌だ．普段はこれだけ頑張って95%はよいことをしているのに，5%の怒り狂いで私はとめどなく落ち込む．だからいかにして切れないで平常心でいるかが最重要課題だ」という思いである．

筆者は，「予想もしなかったことが実際に起きてしまうと狼狽するあまり，われを忘れて暴力につながる怒りが込み上げてくることがありますよね．そのときあなたはどうしていますか」という質問をよくする．ある人は，「本人の姿がみえないところへ

いくことです．別の部屋でもいいし，外へ出てしまうのもいいです．本人の顔をみないようにします」と．また繰り返しの質問に我慢できずにカッとなったときは，おうむ返しに同じ質問をすると答えた人もいる．「今日は何曜日？」と聞かれたら「今日は何曜日？」と聞き返すのだ．

「もっと腹が立っているときは，褒め殺しをやる」と答えた方がいる．褒め殺しとは，例えば「お母さん，すごい．何て記憶がいいんだ．世界一の天才じゃない」と言うのだそうだ．普通なら「馬鹿にしているのか，お前は！」と怒られるはずだ．ところが，「うちの母の場合，もうちょっと進んでいるから，褒め殺しをすればするほど上機嫌になる．こっちもそういう皮肉をたっぷり言うと，少しスカッとして実害なし」だそうである．

あるいは怒りのままに，本人を怒って手をたたくのではなく，自分の手を叩いたり，頭をボンボンと殴ったり，あるいは自分の太ももを力一杯つねってみせる．するとお母さんはびっくりして，「何でお前，そんなことをするの．どうも自分が悪かったようだ．だから，もうそんなことはやらないで，やめて」と応じてくる．「そうすると少し胸がすっきりします」と．つまり，自分を傷つけるよりも我慢することのほうがもっと難しいわけである．

認知症医療に求められているもの

近年，認知症の原因解明研究と根本治療薬開発は目覚しく進行している．ところが，このような生活障害への科学的対策が注目されることはまれで，介護者の経験や勘により対応されてきた．今後，科学的に対応するうえで留意すべきは以下のことかと思われる．まず生活機能障害の内容は，認知症のステージ，基礎疾患により異なること，また障害の成因と治療標的は認知機能，精神機能，身体機能だと認識することである．そのような認識のうえで，まずは障害内容を脳科学の次元で抽出・整理する必要がある．

治療法開発では，まず脳機能を促進する方法仮説を構築する．生活行為に際して患者脳で生じる活動状態を機能画像により直視しながら，これを手がかりに効果を探索するアプローチが必要であろう．認知症の生活機能障害への支援技術開発には，広域の学際性とその融合のみならず，先端技術を臨床現場に持ち込むという実用的成果が求められる．基本となる症状評価では，臨床症候学から始まり，神経心理学へと至る広い科学的な裾野が必要である．また科学的発展の基礎として，脳計測科学領域の技術と知識が不可欠であろう．さらに臨床応用に当たっては，精神医学，老年学，神経内科学，認知リハビリテーション，臨床看護学，さらに福祉工学までもが連携する必要がある．ことに，認知症専門医，神経心理学・認知リハビリの専門家，fMRIや脳磁図など脳機能評価に精通した研究者の連携が重要と考えられる．

以上のように方法仮説の創設から始めて，脳計測科学領域の評価と介入研究を少数患者で試行し，これにより骨格となる方法論を確立へと運びたいものである．そのう

えで，複数の施設において，系統的に試行して洗練度を上げていく．このようなプロセスで最も有用性が期待できるものを見出し，広く社会に普及させることができたらと願う．

●文献
1) Cuijpers P : Depressive disorders in caregivers of dementia patients : a systematic review. Aging Ment Health 9 : 325-330, 2005
2) 加藤悦子：介護殺人―司法福祉の視点から 改訂版．クレス出版，2005

●参考文献
1) 朝田 隆，吉岡 充，木之下徹(編著)：こうして乗り切る，切り抜ける認知症ケア．新興医学出版社，2010
2) 宇野正威：認知症読本．星和書店，2010
3) 信濃毎日新聞取材班：認知症と長寿社会．講談社現代新書，2010
4) 日本神経学会(監修)，「認知症疾患治療ガイドライン」作成合同委員会(編)：認知症疾患治療ガイドライン 2010．医学書院，2010
5) 世界保健機構：国際生活機能分類，国際障害分類改訂版．中央法規，2002

〔朝田 隆〕

■索引

和文

●あ

アセチルコリン神経伝達系　26
アナルトリー　101
アパシー　29
　── に対する薬物療法　44
アマンタジン　44
アミロイドβ蛋白　82
アミロイド仮説　82
アリセプト　28
アルツハイマー型認知症
　──，症例　52,59,63
　── 患者の発言　75
　── 治療薬　25
アルツハイマー病（AD）　82
　── の危険・防御因子　2
　── のコリン仮説　26
　── の予防　1
アロステリック賦活作用　30
赤ワイン，認知症の防御因子　11
悪意のある虐待者　146
安心院プロジェクト　13
　── の転帰　17

●い

イクセロン　31
インスリン　5
衣服の着脱　167
易刺激性に対する薬物療法　38
意味性認知症（SD）　94,99,102
遺伝因子，認知症の危険因子　3
怒り，介護者のこころ　130
怒りがこみ上げたときの対応　173
一点集中食い　164
飲酒，認知症の防御因子　11

●う

うつ，認知症の危険因子　4
うつ状態に対する薬物療法　44
うつ病　99
うつ病性障害，認知症介護者における　152

嘘，認知症者への　134
運転，生活機能障害　173
運動療法　16

●え

衛生，生活機能障害　169
遠距離介護　145

●お

オーブン，生活機能障害　173
オランザピン　42
オリーブ油，認知症の防御因子　12
黄連解毒湯　40
音楽の効果，BPSD対応における　159

●か

ガス機器，生活機能障害　173
ガランタミン　30
仮性認知症　44
家族
　── との面接　54,60
　── についての発言　77
　── のつどい　142
　── の悩み　132
　── へのアドバイス　151
　── への説明　56,57
家族会　147
家族支援　143
家族支援プログラム　141
家族歴，認知症の危険因子　3
家父長主義　142
介護殺人　153
介護者
　──，認知症の　151
　── の過剰ストレス　126
　── のこころの段階　129
　── の質問，BPSD対応に関する　163
　── の悩み　132
　── の発言　132

　── の発言，注意すべき　139,140
　── へのアドバイス，BPSD対応についての　158
　── へのアドバイス，上級レベルの　160
介護者支援の必要性　123
介護心中　145,153
介護の破綻　138
介護負担　58,151
外来心理教育　52,64
外来診療でのコミュニケーション　49
学習レジャー　17
患者
　── との面接　52,59
　── の言葉，外来通院時の　71
　── のニーズ　79
　── への説明　56
患者同士のコミュニケーション　50
喚語困難　100
漢方薬　38
簡易心理テスト　53

●き

きょうだいの介護　125
危険因子，認知症（AD）の　1-3
季節感のなさへの対応　168
記憶障害　72
喫煙，認知症の危険因子　6
嗅覚の利用法　165
共感の支え合い　140
教育歴，認知症の防御因子　8
驚愕，介護者のこころ　129

●く

クエチアピン　42,43
クロナゼパム　43
グループホームケア　114
グルタミン酸神経伝達系　34
果物，認知症の防御因子　11
口溜めの対応　165

索引

● け

ケア
　——，告知後の　132
　——に関する発言　77
　——の放棄　145
経済的な負担，認知症の　133
継続的な関わり　80
傾聴　79
血管性危険因子　4
見当識障害　72
幻覚に対する薬物療法　42
幻視　85
言語能力，認知症の防御因子　8

● こ

コミュニケーション
　——，交流会・デイサービスでの　64
　——，若年アルツハイマー型認知症患者との　70
　——，診断初期の　80
　——，認知症患者との　48
コリンエステラーゼ阻害薬　25, 36, 91
　——の副作用　28
コリン仮説，ADの　26
こころ(心)のうち，介護者の　154
こころ(心)のうち，当事者の　156
こころ(心)の回復　126
呼吸調節機能の障害，DLBの　91
語義失語　100
誤認妄想　43
好塩基性封入体(BIs)　108
好塩基性封入体病　113
行動・心理症状〔→周辺症状(BPSD)も見よ〕　24
行動パターン，介護者の　138
交流会でのコミュニケーション　64
更衣，生活機能障害　167
攻撃性に対する薬物療法　38
抗コリン症状　37
抗精神病薬　37, 41
抗てんかん薬　40
抗不安薬　40
降圧薬治療　6
高インスリン血症　5
高血圧，認知症の危険因子　5
高脂血症，認知症の危険因子　6
興奮性神経毒性仮説　34
興奮に対する薬物療法　38
告知　59, 68, 71, 131
　——による反応　57

● さ

再起，介護者のこころ　131
細胞内封入体　95
魚，認知症の防御因子　12
錯語　100
三環系抗うつ薬　44
残存能力　74

● し

支持的な関わり　79
仕事に関するアドバイス　158
脂質異常症，認知症の危険因子　6
視空間失認　170
視聴覚のポイント　162
嗜銀顆粒性認知症(AGD)　112
自発性低下　100
時刻表的生活，FTDの　98
失禁対策　166
失語　74
失語症状　98, 101
失行　73, 162
失構音　101
失認　73, 162
実行機能障害　73
社会的に孤立しない，認知症の防御因子　10
若年認知症　124
受動的レジャー　10
周辺症状(BPSD)　24, 29, 74, 91, 134
　——に対する薬物治療　37
　——への対応に関するアドバイス　156
終末期ケア　129, 135
重度の問題，認知症介護の　129
初期の問題，認知症介護の　127
症状評価，認知症の　174
情報提供，介護者への　140
食事関係，生活機能障害　164
食事療法　7
職業歴，認知症の防御因子　8
心筋梗塞の回復期患者への薬物治療　37
心中　145, 153
心理教育アプローチ　141
身体運動，認知症の防御因子　9
身体不定愁訴　139
神経細胞性中間径フィラメント封入体病　113
信頼関係の構築，患者との　51
進行性核上性麻痺(PSP)　111
進行性非流暢性失語(PA)　94, 101, 103
診察，AD患者の　55
腎機能障害　35

● す

スタチン　6
ストレス，介護者の　126
ストレスケア，介護者自身の　138
睡眠障害に対する薬物療法　43

● せ

セルトラリン　44
セルフネグレクト　144
セロトニン1A受容体　41
せん妄　37
　——との鑑別，DLBと　86
生活機能障害　157, 160
　——への支援技術開発　174
生活習慣改善　19
生活上の障害への対処法　151
性，認知症の危険因子　3
精神賦活活動　10
整容，生活機能障害　169
積極的レジャー　10
洗顔の対応　169
洗濯，生活機能障害　172
前頭側頭型認知症(FTD)　45, 93, 96, 102
前頭側頭葉変性症(FTLD)　92
前頭葉型認知症(DFT)　93
前頭葉早期障害型AD　99
善意の加害者　130, 135, 137

● そ

ゾニサミド　41
ゾピクロン　43
ゾルピデム　43
掃除，生活機能障害　172

● た

タウオパチー　103
タッチ，BPSDへの　159
タンドスピロン　41
立ち去り行動　98
多価不飽和脂肪酸　12
対象喪失　126

● ち

地誌的見当識　170
地中海食，認知症の防御因子　11
知的レジャー活動，認知症の防御因子　10
知能指数，認知症の防御因子　8
治療に関する発言　77
治療法開発，認知症の　174
治療薬の変更　33

索引

●ち
着衣失行　162
着脱の失敗への対応　167
中核症状　72
　──，DLB の　84
中等度の問題，認知症介護の　128
昼夜逆転　128,143
釣藤散　40

●つ・て
爪切り，生活機能障害　173

デイサービス　78
　──でのコミュニケーション　66
低カリウム血症　39
適応，介護者のこころ　130
電子レンジ，生活機能障害　173

●と
ドネペジル　24,28,42,44
　──の副作用　29
当帰芍薬散　40
統合失調症　99
糖尿病（DM），認知症の危険因子　4
糖尿病患者への薬物治療　37
頭部外傷，認知症の危険因子　4

●に
ニコチニック APL 作用　30
日常生活障害　162
入浴の問題　170
認知機能ドメイン　87
認知機能の変動　84
認知症
　──，非アルツハイマー型の　82
　──の悪化　132
　──の介護者　151
　──の危険因子　1,3
　──の日常生活　162
　──の防御因子　1,7
　──の予防　1
　──への転換　16
　──への転換予防研究，MCI から　13
　──を伴うパーキンソン病（PDD）　83,87
認知症予防のための提言　19
認知症予防の取り組み　18
認知予備能力　7
認認介護　145,151

●ね・の
年齢，認知症の危険因子　3

脳内蛋白蓄積病　82

●は
バーンアウト　138
バルプロ酸　41
パーキンソニズム　86,92
パーキンソン病（PD）　26,83
パーソンセンタードケア　117,134,149
パターナリズム　142
パッチ薬　31
徘徊　170,171
排泄関係，生活機能障害　165
履物の着脱　168
発言に関するアドバイス　158
反社会性，FTD の　98

●ひ
ピアの効用　160
ピック型，FTD の　93
ピック病　92,103
　──患者の発言　76
　──の初期症状　109
　──の症状　100
びまん性レビー小体病（DLBD）　82
皮質基底核変性症（CBD）　111
皮膚症状　33
否認，介護者のこころ　130
非アルツハイマー型前頭葉変性症　93
非アルツハイマー型の認知症　82
非ステロイド性抗炎症薬　13
非定型抗精神病薬　92
非定型的 FTLD-U　95
非薬物療法　48
　──，FTLD の　114
肥満，認知症の危険因子　7
髭剃りの問題　169
病名告知　59,68,71,131
　──による反応　57
病理所見，DLB の　88
昼寝，認知症の防御因子　13

●ふ
ファイブ・コグ　14
ブチリルコリンエステラーゼ　31
プラミペキソール　43,44
プレコックス感　98
不安，仲間がいないことへの　78
布団で寝る　169
夫婦の介護　125
服薬管理　31
副作用　37
　──，コリンエステラーゼ阻害薬の　28
　──，ドネペジルの　29
　──，抑肝散の　39
　──，リバスチグミンの　33

●へ
ベンゾジアゼピン系睡眠薬　43
ペロスピロン　42
併用，メマンチンの　35
辺縁症状　157
変性性認知症　82

●ほ
ポリフェノール類，認知症の防御因子　11
包括型地域生活支援プログラム（ACT）　129
防御因子，AD の　2
防御因子，認知症の　1,7
本人の死亡　137
本人の病識の有無　126

●ま・み
マイネルト基底核　25,91
マッサージ，BPSD への　159
迷う，家の中で　170

ミルナシプラン　44

●め
メタボリック症候群の改善・予防　7
メマリー　34
メマンチン　34,40,43
　──の併用　35
メランコリー親和性　138
面接　51
　──，家族との　54,60
　──，患者との　52,59

●も
もの盗られ妄想　43,157
もの忘れカフェ　61
　──でのコミュニケーション　66
もの忘れ外来　48
妄想性人物誤認症状　86
妄想に対する薬物療法　43
問診時の配慮　51

●や
野菜，認知症の防御因子　11
薬物による認知症予防　13
薬物療法　24

——, BPSD に対する　37
——, FTLD の　113
——, 各症状に対する　38
——, 睡眠障害に対する　37

● ゆ・よ

行方不明に気づいたときの対応
　　　　　　　　　　　　171
予後, DLB と AD・PD の　92
予防, 認知症の　1
予防活動, 安心院プロジェクトの
　　　　　　　　　　　　15
抑うつ, 介護者のこころ　130
抑肝散　38, 43, 45, 92
　　——の副作用　39

抑肝散加陳皮半夏　39
夜のトイレ　166

● ら・り

ラメルテオン　43

リスペリドン　42, 43
リバスタッチ　31
リバスチグミン　31
　　——の副作用　33
緑内障患者への薬物治療　37

● れ

レジャー活動　15
レビー小体　88

レビー小体型認知症(DLB)　36, 82
　　—— 患者の発言　76
　　—— の中核症状　84
レビー小体病(LBD)　82
レボドパ　92
レミニール　30
レム睡眠行動障害(RBD)　36

● ろ

老人斑　82
老老介護　144, 154

● わ

わが道を行く行動　98
若い世代への介護　125

索引

欧文

数字

123I-metaiodobenzylguanidine (MIBG) 89

ギリシャ

α-インターネキシン 108
α シヌクレイン 88

A

aFTLD-U 95,107
ageing-associated cognitive decline (AACD) 13
Alzheimer's disease (AD) 82
── の危険・防御因子 2
── のコリン仮説 26
── の予防 1
amnestic Mild Cognitive Impairment (aMCI) 4
amyloid β protein (Aβ) 82
assertive community treatment (ACT) 129

B

basophilic inclusion body disease (BIBD) 108,113
basophilic inclusions (BIs) 108
behabioral and psychological symptoms of dementia (BPSD) 24,29,74,91,134
── スペクトラム 157
── に対する薬物治療 37
── への対応に関するアドバイス 156

C

care of the caregiver 151
Chicago Health and Aging Project (CHAP) 11
cognitive reserve (CR) 7
common form, DLBD の 84
corticobasal degeneration (CBD) 111

D

dementia of frontal lobe type (DFT) 93
dementia with argyrophilic grains (AGD) 112
dementia with Lewy bodies (DLB) 36,82
── 患者の発言 76
── の中核症状 84
diffuse Lewy body disease (DLBD) 82
docosahexaenoic acid (DHA) 12

F

FLD 型, FTD の 93
Frontal Assessment Battery (FAB) 101
frontal lobe degeneration of non-Alzheimer type (FLD) 93
frontal-variant AD 99
frontotemporal dementia with ubiquitinated inclusions linked to chromosome 17 (FTDU-17) 106
frontotemporal dementia (FTD) 45,93,96,102
frontotemporal lobar degeneration (FTLD) 92
FTLD-FUS 95,107
FTLD-tau 95,103
FTLD-TDP 95,104
── の初期症状 109
fused in sarcoma (FUS) 95,107

G

going my way behavior 98

I

IANA Task Force 12

L

Lewy body disease (LBD) 82

M

MCI から認知症への転換予防研究 13
MMSE 53
MND 型, FTD の 93

N

neuronal intermediate filament inclusion disease (NIFID) 108,113
NMDA 受容体拮抗薬 34
non-steroidal anti-inflammatory drugs (NSAIDs) 13

P

PAQUID study 11,12
Parkinson's disease with dementia (PDD) 83,87
Parkinson's disease (PD) 26,83
person centered care 117,134,149
PGRN 遺伝子変異 106
Probable PDD 87
progressive non-fluent aphasia (PA) 94,101,103
progressive supranuclear palsy (PSP) 111
PROGRESS 研究 6
pTDP-43 特異抗体 105
PUFA 12
pure form, DLBD の 84

R

REM 睡眠行動障害 (RBD) 36,86

S

semantic dementia (SD) 94,99,102
social network, 認知症の防御因子 10
SPECT, DLB の 90

T

TARDBP 遺伝子変異 107
tauopathy 103
TDP-43 95,104,106
The ACTIVE 研究 2
the second victim 151

V

VCP 遺伝子変異 107